Band 15, Heft 4, Dezember 1999

Chirurgische Gastroenterologie

mit
interdisziplinären Gesprächen

Hauptthema

E. Klar,
Heidelberg
W. Uhl,
M. W. Büchler,
Bern (Hrsg.)

Akute Pankreatitis

Eingeladene Beiträge

Interdisziplinäres Gespräch

Weitere Rubriken

Der interessante Fall

Briefe an die Herausgeber

Industrieforum

Buchbesprechungen

Tagungen und Kongresse

Jahresregister

KARGER

Basel · Freiburg · Paris · London · New York
New Delhi · Bangkok · Singapore · Tokyo · Sydney

Chirurgische Gastroenterologie

Band 15, Heft 4, Dezember 1999

Bibliographische Dienste:
EMBASE / Excerpta Medica
Reference Update

S. Karger · Medical and Scientific Publishers · Basel · Freiburg · Paris · London · New York · New Delhi · Bangkok · Singapore · Tokyo · Sydney

Die Zeitschrift erscheint dreimonatlich: pro Jahr erscheint 1 Band zu je 4 Heften. Bezugspreis für Jahrgang 15, 1999: DEM 220.– / SFr 172,– einschließlich MwSt., zuzüglich Postgebühren. Der Abonnementpreis ist im voraus zahlbar. Das Abonnement der Zeitschrift läuft weiter, wenn es nicht spätestens 4 Wochen vor Abschluß eines Bandes abbestellt wird.

Abonnementbestellungen können bei jeder Buchhandlung oder direkt beim Verlag aufgegeben werden:

Deutschland:
S. Karger GmbH
Lörracher Str. 16 a
D-79115 Freiburg
Telefon +49 761 45 20 70
Telefax +49 761 4 52 07 14
E-mail kargergmbh@aol.com
Postbank München 614 40-808

Übrige Länder:
S. Karger AG
Allschwilerstr. 10
Postfach
CH-4009 Basel
Telefon +41 61 3 06 11 11
Telefax +41 61 3 06 12 34
E-mail Karger@Karger.ch

Anzeigen: S. Karger
Verlag für Medizin und Naturwissenschaften GmbH
Lörracher Str. 16 a. D-79115 Freiburg, Tel. +49 761 45 20 70
Gültig ist die Preisliste Nr. 7 vom 1. Januar 1999

Verlagsleitung und presserechtlich verantwortlich:
Sibylle Hopf
Redaktionsassistenz: Dr. Hannelore Tenckhoff
Anzeigenleitung: Susanne Meister
Produktionsleitung: Georg Brunner

Herstellung: druckhaus köthen GmbH
Friedrichstraße 11/12, D-06366 Köthen/Anhalt

ISBN 3-8055-6832-0

KARGER

Fax +49 761 452 07 14
E-mail kargergmbh@aol.com
www.karger.com

Home Page der Zeitschrift:
www.karger.com/journals/cga

Chirurgische Gastroenterologie

Inhalt · Contents

Band 15, Heft 4, Dezember 1999 | Vol. 15, No. 4, Dezember 1999

Editorial

Hauptthema

Editorial

Main Theme

KARGER
Fax +49 761 452 07 14
E-mail kargergmbh@aol.com
www.karger.com

Artikel (Volltext) und Inhaltsverzeichnisse sowie das vorläufige Inhaltsverzeichnis des nächsten Heftes:
www.karger.com/journals/cga/cga_bk.htm

Chirurgische Gastroenterologie

Inhalt · Contents

Band 15, Heft 4, Dezember 1999 Vol. 15, No. 4, Dezember 1999

KARGER

Fax +49 761 452 07 14
E-mail kargergmbh@aol.com
www.karger.com

Artikel (Volltext) und Inhaltsverzeichnisse sowie das vorläufige Inhaltsverzeichnis des nächsten Heftes:
www.karger.com/journals/cga/cga_bk.htm

In Vorbereitung

Hauptthema des nächsten Heftes:
Die diagnostischen Schritte zur Krankheitsabklärung: rational, vernünftig, ökonomisch
Horn, J. (München) (Hrsg.)

Leiomyosarkom der Leber und Vena-cava-Kompressionssyndrom bei einer 66jährigen Patientin – eine Kasuistik
Kahlenberg, D.; Will, U.; Scheele, J.; Werner, B.; Katenkamp, D.; Bosseckert, H. (Jena)

Endoskopische Behandlung der Subtypen des frühen Magenkarzinoms
Shimao, H.; Hiki, Y.; Morise, M.; Kikuchi, S.; Kobayashi, N.; Sakakibara, Y.; Kakita, A.; Tanabe, S.; Saigenji, K. (Sagamihara); Tsutsumi, O. (Braunschweig)

Zystenkrankheit des Ductus choledochus und Karzinomrisiko – ein ungewöhnlicher Verlauf
Gottschalk, U.; Boden, G. (Berlin)

Peliosis hepatis – ein seltenes Krankheitsbild. Differentialdiagnostische Problematik und Indikation operativer Maßnahmen
Leinung, S. (Oschatz); Gütz, U. (Leipzig); Stölzel, U. (Döbeln); Klengel, S. (Riesa); Schwarze, J. (Oschatz)

Spätabszeß nach Cholezystektomie – Differentialdiagnose bei Raumforderungen der Leber- und Gallenwege
Callmeier, K.; Zinßer, E.; Hinz, S.; Werner, B.; Raabe, G.; Adam, G.; Bosseckert, H. (Jena)

Vaginaler Dünndarmprolaps mit Inkarzeration als Spätkomplikation nach Hysterektomie
Leinung, S.; Schwokowski, C. (Leipzig)

Eine neue, zentralisierte und gestraffte Arbeitsstruktur macht die Chirurgie effizienter
Hedenbro, J. L.; Rydén, C. I.; Staël von Holstein, C.; Ihse, I. (Lund-Landskrona)

Hepatozeluläres Karzinom in einem zusätzlichen gestielten Leberlappen im Unterbauch – Problematik der Differentialdiagnose
Leinung, S.; Würl, P.; Biesold, M.; Richter, K.; Frey, A.; Schönfelder, M. (Leipzig)

KARGER

Fax +49 761 452 07 14
E-mail kargergmbh@aol.com
www.karger.com

Artikel (Volltext) und Inhaltsverzeichnisse sowie das vorläufige Inhaltsverzeichnis des nächsten Heftes:
www.karger.com/journals/cga/cga_bk.htm

Chirurgische Gastroenterologie

Editorial

Chir Gastroenterol 1999;15:310–311

Akute Pankreatitis

E. Klar, Heidelberg W. Uhl, M.W. Büchler, Bern

Diagnostik und Therapie der akuten Pankreatitis haben sich in den vergangenen 15 Jahren weitgehend verändert. Nach der internationalen Klassifikation der akuten Pankreatitis, die von Bradley [1] aufgestellt wurde, ist der Stellenwert der kontrastmittelverstärkten Computertomographie (CT) in der Bildgebung der schweren akuten Pankreatitis heute weltweit akzeptiert. Im Vergleich mit allen anderen Methoden ist die kontrastmittelverstärkte CT nach wie vor das überragende Verfahren zur Einteilung des Schweregrads nach morphologischen Gesichtspunkten. Hiermit gelingt es in bis zu 90% der Fälle, die nekrotisierende Pankreatitis von der milden Form abzugrenzen.

Die Diagnostik der akuten Pankreatitis basiert auf der Bestimmung von Pankreasenzymen (Amylase, Lipase, Pankreaselastase) im Serum. Hiermit gelingt es unschwer, bei entsprechendem klinischem Krankheitsbild (akut einsetzende Oberbauchschmerzen) die Diagnose einer akuten Pankreatitis zu stellen. Der zweite wichtige Schritt nach der Diagnostik ist die Schweregradeinteilung (Staging), die innerhalb der ersten drei Tage nach Hospitalisation durchgeführt werden sollte. Beim Staging hat sich vorrangig das C-reaktive Protein im Serum (Werte über 120–150 mg/l weisen auf einen schweren Verlauf hin) bewährt. Die Nachweismethoden für die anderen Parameter sind für den täglichen klinischen Einsatz noch nicht ausgereift und bedürfen weiterer Evaluation. Neben dem kontrastmittelverstärkten CT erlangt die Magnetresonanztomographie zunehmend Bedeutung, hat jedoch ihre klinische Reifeprüfung gegenüber dem CT noch nicht bestanden.

Die Therapie der akuten Pankreatitis ist nach wie vor symptomatisch und nicht kausal. Auch der jüngst in mehreren multizentrischen Studien geprüfte «platelet activating factor receptor antagonist» Lexipafant ist nach neuesten Erkenntnissen ähnlich wie die anderen in multizentrisch kontrollierten Studien untersuchten Pharmaka Aprotinin, Gabexatmesilat, Somatostatin und Octreotid nicht erfolgversprechend.

Die Rolle der Endoskopie bei biliärer Pankreatitis ist noch nicht geklärt. Nachdem zwei multizentrische Studien sich für die frühzeitige endoskopische retrograde Cholangiopankreatikographie (ERCP) mit Papillotomie bei biliärer Pankreatitis ausgesprochen hatten [2, 3], konnten diese Ergebnisse durch eine kürzlich in Deutschland durchgeführte Multizenterstudie [4] nicht bestätigt werden. Daher muß zu diesem Zeitpunkt die Indikation zur ERCP mit Papillotomie zurückhaltend gestellt werden, d. h. nur bei eindeutigen Zeichen der Gallengangobstruktion (Cholestase, Sepsis) oder bei schwerem (nekrotisierendem) Verlauf der akuten Pankreatitis. Alle anderen Formen profitieren nach jetzigem Erkenntnisstand nicht von dieser Intervention.

Die Therapie der leichten akuten Pankreatitis (interstitielle ödematöse Form) ist heute streng konservativ, und die Ergebnisse jüngster Studien zeigen, daß diese Erkrankung ihren Schrecken verloren hat. Ihr Verlauf ist mild, und die Patienten verlassen das Krankenhaus nach 7–14 Tagen ohne wesentliche Folgen. Wichtig ist hierbei, daß die Cholezystektomie bei biliärer leichter akuter Pankreatitis während desselben Krankenhausaufenthalts durchgeführt wird, um einem Rezidiv der akuten Pankreatitis vorzubeugen.

Die Therapie der schweren akuten (nekrotisierenden) Pankreatitis basiert primär auf konservativ/intensivmedizinischen Konzepten. Ziel ist die Stabilisierung des Patienten in der frühen Mediatorphase der Erkrankung mittels adäquatem Volumenersatz. Experimentelle Daten zeigen, daß eine rasche Absenkung des meist erhöhten Hämatokrits mittels Kolloiden (insbesondere Dextran) die Pankreasmikrozirkulation verbessert und damit die Etablierung bzw. Progression von Pankreasnekrosen verhindert. Die Therapie des initialen Multiorganversagens erfolgt nach Maßgabe intensivmedizinischer Kriterien gegebenenfalls durch den Einsatz von Katecholaminen zur Kreislaufstabilisierung, von Nierenersatzverfahren (Hämofiltration, Hämodialyse) und, falls ein Lungenversagen vorliegt, durch maschinelle Beatmung. Durch diese Maßnahmen gelingt es in den meisten Fällen, das initiale Multiorganversagen zu kontrollieren. Das Hauptproblem der schweren akuten Pankreatitis liegt in der sekundären Infektion, die sich im Verlauf von 2–4 Wochen nach Erkrankungsbeginn mit den Zeichen der Sepsis (sekundäres Multiorganversagen) manifestiert. Daher ist es wichtig, Patienten mit nekrotisierender Pankreatitis initial antibiotisch zu behandeln. Dadurch kann die spätere Rate an Infektionen der Bauchspeicheldrüse und auch anderer Organe signifikant gesenkt werden, was durch zahlreiche multizentrische Studien belegt ist.

KARGER

Fax +49 761 452 07 14
E-mail kargergmbh@aol.com
www.karger.com

Accessible online at:
http://BioMedNet.com/karger

Trotzdem kommt es unter einer Antibiotikaprophylaxe bei 10–30% der Fälle von nekrotisierender Pankreatitis heute noch zu einer Infektion der Nekrosen. Patienten mit infizierten Nekrosen profitieren von einer chirurgischen Therapie. Alternative Behandlungskonzepte wie die interventionelle Drainage oder die konservative Therapie der infizierten Nekrose sind bisher nicht durch ausreichende Daten gestützt. Die sterile Nekrose scheint in der Zukunft eine Domäne der konservativen Behandlung (Intensivtherapie) zu werden. Neuere Daten größerer Studien zeigen, daß die Mehrzahl der Patienten mit sterilen Nekrosen unter rein konservativer Therapie, auch wenn ein Multiorganversagen vorgelegen hat, profitieren. Chirurgische Maßnahmen sind zum einen zur Behandlung von Komplikationen wie Arrosionsblutungen, Obstruktion des Gastrointestinaltrakts usw. indiziert. Des weiteren besteht bei vorliegenden Parenchymnekrosen eine obligate Operationsindikation bei sekundärer Destabilisierung des Patienten, unabhängig vom Infektstatus der Nekroseareale.

Diagnostik und Therapie der akuten Pankreatitis unterliegen derzeit einem stetigen und fortschreitenden Wandel. Evidence-based-Kriterien haben auch bei der Behandlung dieser Erkrankung Einzug gehalten, und wir dürfen beruhigt auf die kommenden 5 Jahre schauen, die weitere Evidence-based-Therapiekonzepte wie dasjenige der Antibiotikaprophylaxe bei schwerer akuter Pankreatitis erwarten lassen.

Die Herausgeber dieses Schwerpunkthefts danken allen Autoren für die überaus qualifizierte Themenbearbeitung. Dieses Heft gibt einen aktuellen Überblick zur Diagnostik und Therapie der akuten Pankreatitis und dient so der Weitergabe neuester wissenschaftlicher Erkenntnisse an die Praxis.

Literatur

1 Bradley EL: A clinically based classification system for acute pancreatitis. Arch Surg 1993;128:586–590.

2 Neoptolemos JP, London NJ, James D, Carr-Lokke DL, Bailey IA, Fossard DP: Controlled clinical triel of endoscopic sphincterotomy versus conservative treatment for acute pancreatitis due to gallstones. Lancet 1988;ii:979–983.

3 Fan ST, Lai EGS, Mok FPT, Zheng SS, Wong J: Early treatment of acute biliary pancreatitis by endoscopic papillotomy. N Engl J Med 1993;328:228–232.

4 Fölsch UR, Nitsche R, Lüdke R, Holgers RA, Creutzfeldt A, and the German Study Group of Acute Biliary Pancreatitis: Early ERCP and papillatomy compared with conservative treatment of acute biliary pancreatitis. N Engl J Med 1997;336:237–242.

Chirurgische Gastroenterologie

Hauptthema · Main Theme

Chir Gastroenterol 1999;15:312–320

Bildgebende Diagnostik und radiologische Graduierung der akuten Pankreatitis

H.-J. Brambs

Abteilung Röntgendiagnostik, Radiologische Universitätsklinik und Poliklinik, Universitäts-Klinikum Ulm

Schlüsselwörter
Akute Pankreatitis: Computertomographie, Kernspintomographie, Staging

Key Words
Acute pancreatitis: computed tomography, magnetic resonance imaging, staging

Zusammenfassung

Die akute Pankreatitis ist eine Erkrankung, die in erster Linie klinisch und laborchemisch diagnostiziert wird und häufig einen leichten Verlauf nimmt. Bei unklaren abdominalen Schmerzen und unspezifischen Labordaten ist eine Untersuchung mit bildgebenden Verfahren angezeigt. Bei der leichten Form der Pankreatitis reicht meist die Sonographie aus. Bei schweren Verlaufsformen und unerwartetem Wechsel im klinischen Verlauf ist derzeit die Computertomographie (CT) die Methode der Wahl, da sowohl Pankreasparenchymnekrosen als auch das Ausmaß peripankreatischer Veränderungen präzise beurteilt werden können. Im Prinzip ist es möglich, aus der CT-Morphologie eine Klassifikation nach Schweregraden zu entwickeln, die prognostische Schlüsse zuläßt. Dabei ist das Ausmaß der Pankreasparenchymnekrosen und der peripankreatischen Veränderungen der entscheidende Parameter. Da die klinischen Scores zur Bestimmung des Schweregrads andere Parameter benutzen, ist eine strenge Korrelation nicht unbedingt zu erwarten. Ein besonderes Problem moderner Schnittbildverfahren ist, zwischen sterilen und infizierten Nekrosen sowie einem Abszeß zu unterscheiden. Meist hilft für den sicheren Nachweis einer sekundären Infektion nur die Feinnadelpunktion, die Ultraschall- oder CT-gezielt durchgeführt werden kann. Die Kernspintomographie hat derzeit aus Gründen der Praktikabilität und Ökonomie noch keinen festen Stellenwert in der Diagnostik und Graduierung der akuten Pankreatitis, besitzt aber einige Vorteile, die in Zukunft mit der weiteren Entwicklung dieser Technik relevant werden könnten.

Summary

Patients suffering from acute pancreatitis are usually diagnosed by their clinical appearance as well as by laboratory means. Most frequently the acute inflammation of the pancreas is a disease of mild course. Equivocal abdominal complaints or unspecific laboratory data require the use of imaging techniques. Mild forms of acute pancreatitis are very well diagnosed by ultrasound as an adequate modality. Severe courses of this inflammatory disease and rapid changes of clinical appearance require more precise methods such as computed tomography (CT). CT images reveal necrosis of pancreatic parenchyma as well as peripancreatic fluid collections with high spatial resolution, allowing a decisive diagnosis of the severity of inflammatory damage. The ability to assess the severity of acute pancreatitis in a new classification using CT may have important consequences for further treatment and prognosis. Most crucial parameters are the amount of necrotic pancreatic parenchyma as well as the volume of peripancreatic fluid collections. Common clinical scoring systems are based on clinical appearance of the patient and corresponding physological parameters, and therefore a close correlation of these scores and the classification based on morphologic changes cannot be expected. An utmost challenging task in modern imaging of the abdomen is the differentiation between sterile or infected necrotic areas and pancreatic abscesses. Presence of secondary infection within a suspected area can preciously be confirmed by means of CT- or ultrasound-guided fine needle aspiration. Magnetic resonance imaging (MRI) still plays a minor role because of reasons of practicability and economy in the assessment and staging of acute inflammation of the pancreatic gland. However, promising developments in MR visualization of the abdomen are initiated which provide some advantages in diagnosing acute pancreatitis in the future.

KARGER

Fax +49 761 452 07 14
E-mail kargergmbh@aol.com
www.karger.com

Accessible online at:
http://BioMedNet.com/karger

Prof. Dr. H.-J. Brambs
Abteilung Röntgendiagnostik, Radiologische Universitätsklinik und Poliklinik
Universitäts-Klinikum Ulm
Steinhövelstraße 9
D-89075 Ulm
Tel. +49 731 502 74-00, Fax -09

Die moderne Schnittbilddiagnostik, insbesondere die Computertomographie (CT), hat entscheidend zum Verständnis der akuten Pankreatitis und ihres klinischen Verlaufs beigetragen. Auch ihr Einfluß auf die neuere Nomenklatur ist unbestritten. Das Kontrastmittel-CT konnte sich für die Diagnose der nekrotisierenden Pankreatitis durchsetzen und gehört heute zur Basisuntersuchung bei schwerer akuter Pankreatitis. Die Fortschritte bei dieser Form der Diagnostik erlauben ein rasches Erkennen von Komplikationen, verbessern die therapeutischen Entscheidungen und tragen dadurch zum Nutzen des Patienten wesentlich bei.

Klinik der akuten Pankreatitis

Die Erkrankung setzt meist abrupt ein und präsentiert sich mit akuten Bauchschmerzen, Übelkeit und Erbrechen, Fieber, Tachykardie, Leukozytose und erhöhten Werten der Pankreasenzyme im Serum und Urin. Das klinische Bild der akuten Pankreatitis reicht von einer milden Form bis zu schwersten Krankheitsverläufen mit Multiorganversagen und Sepsis. Die meisten Patienten haben eine leichte Pankreatitis, die einen selbstlimitierenden Verlauf nimmt und ohne wesentliche morphologische Schäden oder funktionelle Störungen ausheilt. Im Einzelfall ist der Verlauf jedoch schwer vorauszusagen, und milde Krankheitsbilder können unerwartet in schwere Verläufe umschlagen.

Die leichte Form der akuten Pankreatitis ist meist mit einem interstitiellen Ödem und nur begrenzten Nekrosen vergesellschaftet, während die schwere akute Pankreatitis in der Regel mit ausgedehnten Pankreasparenchymnekrosen und Fettgewebenekrosen einhergeht. Diese tragen eine große Gefahr in sich, sekundär zu infizieren und dadurch einen fatalen Verlauf zu induzieren.

Patienten mit schwerer akuter Pankreatitis können zunächst das klinische Bild einer leichten Form der Erkrankung bieten, entwickeln aber meist zusätzliche klinische und laborchemische Symptome, die ein Multiorganversagen anzeigen. Der Krankenhausaufenthalt ist länger und durch Kreislaufprobleme, Pulmonalinsuffizienz, Nierenversagen und Sepsis gekennzeichnet.

Die Mortalitätsrate beträgt bei schwerer akuter Pankreatitis etwa 30% [1]. Dabei lassen sich im wesentlichen zwei Todesursachen unterscheiden. In der frühen Phase (1–2 Wochen nach Krankheitsbeginn) ist das Multiorganversagen die häufigste Ursache, die vorrangig durch Ausschüttung von Entzündungsmediatoren und Zytokinen bedingt ist. In der späteren Phase hat die lokale und systemische Infektion überwiegend die Verantwortung für den letalen Verlauf.

Eine Infektion der nekrotisierenden Pankreatitis tritt bei etwa 30–70% der schweren Krankheitsverläufe auf und ist mit mehr als 80% am tödlichen Verlauf schuld [2]. Solange die akute nekrotisierende Pankreatitis steril bleibt, bewegt sich die Gesamtmortalität um 10%, vervielfacht sich aber bei Infektion [3]. Ebenso steigt bei sterilen Nekrosen die Mortalität erheblich an, wenn sich Multiorganversagen, Schock und Niereninsuffizienz (ablesbar an höheren Ranson- oder APACHE-II-Scores) einstellen [4].

Diese Beobachtungen zeigen, daß zur Beurteilung einer schweren akuten Pankreatitis neben den klinischen und laborchemischen Daten auch die modernen Schnittbildverfahren herangezogen werden müssen. Somit basiert die Diagnostik auf einer Kombination von klinischer Beobachtung, Labordaten und bildgebenden Verfahren, wobei insbesondere bei schweren Verläufen die CT eine herausragende Rolle spielt und das Verständnis für den Ablauf der Erkrankung wesentlich bereichert hat.

Da bei schwerer akuter Pankreatitis die Mikrozirkulation des Organs erheblich gestört ist, können nekrotisierende Areale durch eine fehlende Kontrastmittelanreicherung identifiziert und quantifiziert werden. Diagnostische Probleme können auftreten, wenn der Krankheitsbeginn untypisch ist und die Labordaten nicht eindeutig sind. Auch in diesen Fällen sind die modernen Schnittbildverfahren sehr hilfreich.

Ätiologie

Eine Reihe von Faktoren können eine akute Pankreatitis initiieren, unter denen die Obstruktion bzw. Überdehnung des Pankreasgangs und die toxische Schädigung die größte Rolle spielen. Dementsprechend sind übermäßiger Alkoholgenuß und Gallensteinleiden die häufigsten Ursachen, die meist aufgrund anamnestischer Daten zu differenzieren sind. Obwohl offensichtlich die Ätiologie den Verlauf und die Prognose der akuten Pankreatitis nicht oder nur unwesentlich beeinflußt, kann in schweren Fällen der Nachweis einer biliär induzierten Pankreatitis zu therapeutischen Konsequenzen wie endoskopischer retrograder Cholangiopankreatikographie (ERCP) und Papillotomie führen.

Die idiopathische Pankreatitis ist die zweithäufigste Form der akuten Pankreatitis. Kürzlich publizierte prospektive Studien legen den Verdacht nahe, daß zwei Drittel bis drei Viertel der Patienten eine Mikrolithiasis als wahrscheinliche Ursache haben [6, 7]. Hiernach sind kleinste, mit bildgebenden Verfahren nicht nachweisbare Konkremente für die Entstehung dieses Krankheitsbildes verantwortlich.

Die akute Pankreatitis ist eine seltene, aber schwerwiegende Komplikation der ERCP, die zwar meist einen milden Verlauf nimmt, aber auch zu einer akuten nekrotisierenden Form ausarten kann. Der Anteil der ERCP-induzierten Pankreatitiden liegt bei etwa 4%. Es gibt Hinweise, daß diese Form im Vergleich zu anderen Ursachen häufiger schwer verläuft und mit ausgedehnteren Pankreasnekrosen assoziiert ist. Diese scheinen ein erhöhtes Infektionsrisiko zu besitzen, da das Pankreas wahrscheinlich bereits zum Zeitpunkt der ERCP bakteriell kontaminiert ist [8].

Die Streitfrage, ob ein Pancreas divisum, das bei 5–7% der Bevölkerung zu finden ist, als Ursache einer akuten Pankreatitis gewertet werden kann, ist bislang nicht schlüssig gelöst. Jedoch ist seine Diagnose im akuten Stadium ohne Belang und kann auf die Zeit nach Abklingen des akuten Schubs verschoben werden, wobei sich heutzutage als Diagnostik der Wahl die Magnetresonanzcholangiopankreatikographie (MRCP) anbietet.

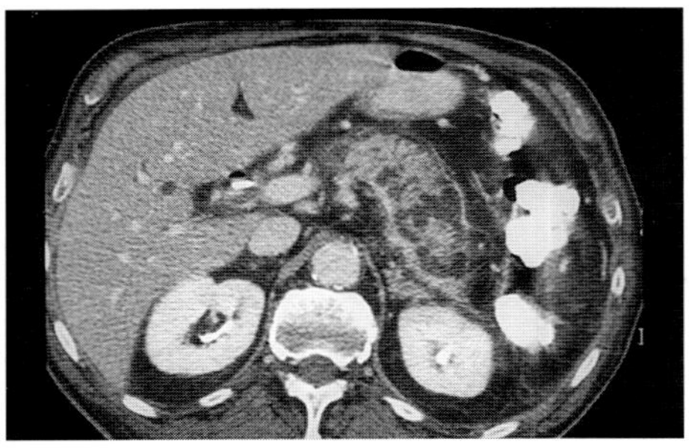

Abb. 1. In diesem eher seltenen Erscheinungsbild einer akuten Pankreatitis sind die Nekrosen weitgehend auf das Pankreasparenchym beschränkt.

Schweregrad

Therapeutische Entscheidungen basieren im wesentlichen auf dem initialen Schweregrad der Erkrankung, aus dem prognostische Schlüsse gezogen werden. In erster Linie werden hierzu klinische und laborchemische Daten in verschiedenen Score-Systemen zusammengefaßt, von denen der Ranson- und der APACHE-II-Score die bekanntesten sind. In ähnlicher Weise wurden Versuche unternommen, morphologische Daten aus der Bildgebung, z. B. mittels CT, zur Beschreibung des Schweregrads und zu prognostischen Abschätzungen zu verwenden [9]. Erstaunlicherweise nimmt die Literatur zur Bildgebung des Pankreas nur teilweise Bezug zum Ablauf des Geschehens, wie er aus der pathologischen Beobachtung bekannt ist. Die Einteilung der akuten Pankreatitis nach CT-Kriterien stimmt nicht in allen Stadien mit den Beobachtungen aus der Pathologie überein. Da sich hierbei aber Widersprüche zeigen, soll auf die Daten etwas ausführlicher eingegangen werden. Klöppel und Schlüter [10] unterscheiden drei Muster der Pankreasschädigung:

Typ I (über 95%): Bei der leichten Form der Pankreatitis finden sich neben einem interstitiellen Ödem disseminierte umschriebene Fettgewebenekrosen. Bei schweren Formen nehmen die peripankreatischen Fettgewebenekrosen zu, es treten im Pankreas interlobuläre Fettgewebe- und schließlich azinäre Nekrosen auf. Diese sind in der Lage, sich auf die Gefäße auszudehnen und führen zu Thrombosen oder Hämorrhagien. Wenn arterielle Thrombosen auftreten, können sie ischämische Läsionen des Pankreasparenchyms hervorrufen. Zuletzt greifen die Nekrosen auch auf die Pankreasgänge über, was Extravasationen von Pankreassekret zur Folge hat. Bei diesem Typ der Pankreatitis stehen die peri- und intrapankreatischen Fettgewebenekrosen offensichtlich im Vordergrund.

Der seltenere *Typ II*, der insbesondere in Folge von Schock und Koma zu beobachten ist, beginnt dagegen mit duktalen Nekrosen und schreitet zu periduktalen Entzündungen fort (Abb. 1).

Der ebenfalls sehr seltene *Typ III* wird bei infektiöser Pankreatitis beobachtet und durch einen direkten toxischen Effekt von Mikroorganismen auf Azinuszellen vermittelt. Dieser Typ ist durch verstreute azinäre Nekrosen ohne begleitende Fettgewebe- oder duktale Nekrosen gekennzeichnet.

Bildgebende Diagnostik der akuten Pankreatitis

Die primäre Aufgabe bildgebender Verfahren ist der Nachweis bzw. Ausschluß einer akuten Pankreatitis, die Suche nach der Ursache der akuten Erkrankung und die Festlegung des Schweregrads sowie der Nachweis von Komplikationen im Krankheitsverlauf.

Abdomenübersicht und Thoraxaufnahme
Die klassischen radiologischen Verfahren wie Abdomenübersicht und Kontrastdarstellungen des Gastrointestinaltrakts spielen bei dieser Erkrankung praktisch keine Rolle mehr. Die oft bei akuten Zuständen durchgeführte Röntgenuntersuchung der Thoraxorgane zeigt pulmonale Infiltrate, basale Belüftungsstörungen und häufig Pleuraergüsse. Diese werden bei schwerer Pankreatitis häufiger als bei leichten Formen beobachtet [11].

Ultraschall
Die Sonographie ist bei akuten Erkrankungen des Abdomens aufgrund ihrer breiten Verfügbarkeit meist die Untersuchung der ersten Wahl. In der initialen Phase der Erkrankung besteht häufig ein paralytischer Ileus mit luftüberblähten Darmschlingen, durch den eine übersichtliche Darstellung des Abdomens und Retroperitoneums oft erheblich erschwert wird. Dagegen ist diese Methode im weiteren Verlauf nach Rückgang des anfänglichen Beschwerdebilds ein ausgezeichnetes Verfahren, um kurzfristige Verlaufskontrollen durchzuführen. Bei Patienten, die auf einer Intensivstation überwacht werden müssen oder beatmet werden, ist die Möglichkeit der bettseitigen Untersuchung sehr hilfreich. Häufig gelingt mit dieser Methode eine Differenzierung einer leichten Pankreatitis von einer schweren Form mit ausgedehnten Nekrosen. Oft ist diese Methode auch ausreichend, wenn es um die gezielte Punktion von oberflächlich gelegenen Flüssigkeitsansammlungen geht.
Im Nachweis von biliären Erkrankungen ist die Sonographie mit einer Sensitivität und Spezifität von über 98% das Untersuchungsverfahren mit der höchsten diagnostischen Aussagekraft und im Nachweis von Gallenblasen- und Gallengangkonkrementen der CT weit überlegen. Beurteilungskriterien sind bei akuter Erkrankung Größe, Form und Struktur des Organs, die lokale Schmerzempfindlichkeit und die Darstellung peripankreatischer Begleitphänomene.

Endosonographie
Die Endosonographie hat bislang keine Bedeutung bei der Diagnose der akuten Pankreatitis, obwohl sie eine gute Darstellung und hohe Auflösung im Bereich der pankreatikobiliären Region erlaubt. Im Nachweis von Gallengangsteinen übertrifft die Endosonographie den perkutanen Ultraschall, der Hauptnachteil besteht jedoch in ihrer Invasivität. Weiterhin ist die Beurteilung ausgedehnter retroperitonealer Flüssigkeitsansammlung durch die limitierte Eindringtiefe beschränkt.

Endoskopische retrograde Cholangiopankreatikographie
Die ERCP ist zu diagnostischen Zwecken nur in seltenen schweren Fällen indiziert, wenn bei biliärer Genese durch eine Sphinkteroto-

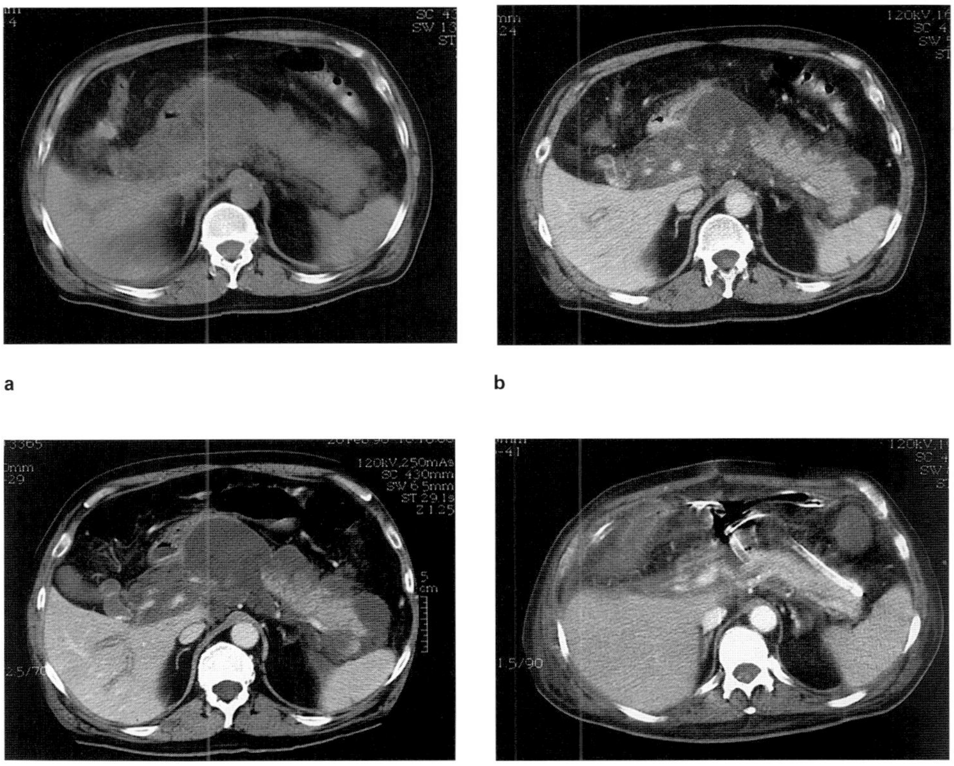

Abb. 2. a Ausgeprägte «Schwellung» des Pankreas im Nativbild. **b** Nach Kontrastmittelgabe läßt sich das perfundierte Pankreasparenchym gut von den nekrotischen Arealen im und um das Pankreas differenzieren. **c** Nach einer Woche beginnende Abgrenzung der Nekrose gegenüber dem umgebenden Fettgewebe durch einen zarten Granulationssaum. **d** Nach weiteren 6 Wochen beginnende Abheilung nach Einlage einer chirurgischen Drainage wegen einer bakteriellen Infektion.

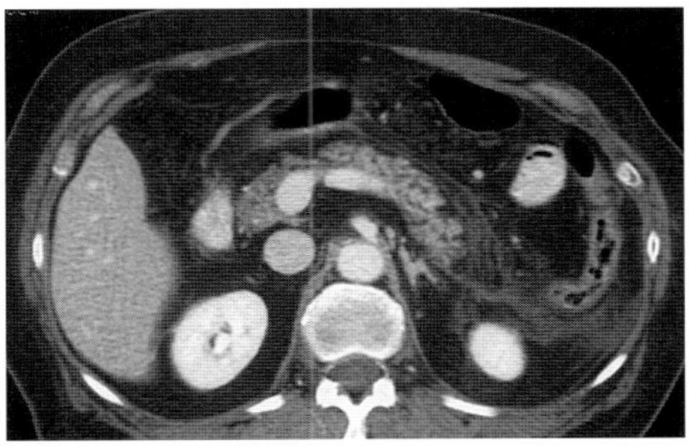

Abb. 3. Bild einer leichten akuten Pankreatitis mit nur geringen Veränderungen im Fettgewebe in der Umgebung des Pankreasschwanzes.

mie eine entscheidende Verbesserung des Krankheitsverlaufs zu erwarten ist. Dabei wird in der Regel vermieden, das Pankreasgangsystem zu kontrastieren. Die Veränderungen an den Pankreasgängen spiegelt nur unzureichend den Schweregrad der Erkrankung wider und rechtfertigen den Einsatz der ERCP aus diagnostischen Gründen im akuten Schub nicht [12].

Angiographie
Eine Angiographie ist nur bei Hämorrhagien induziert, die nicht durch Ulzerationen aus Magen und Duodenum verursacht wurden. Sie ist daher im akuten Schub der Erkrankung nur sehr selten angezeigt. Arterielle Pseudoaneurysmen, die als Spätkomplikation einer akuten Pankreatitis auftreten können, lassen sich über selektive Katheterisierung der befallenen Arterien embolisieren.

Computertomographie
Die Entwicklung schneller CT-Scanner und insbesondere der Spiral-CT ermöglicht eine hervorragende Darstellung des Pankreasparenchyms und selbst kleiner arterieller und venöser Gefäße ohne einschneidende Störungen durch Darmperistaltik und Atembewegungen. Nach intravenöser Gabe von nierengängigen Kontrastmitteln kann die Perfusion des Pankreasparenchyms sehr genau erfaßt werden.
Die parenchymatösen Veränderungen variieren stark mit dem Schweregrad der Erkrankung. Bei der milden Form ist das Organ in der Regel leicht bis mittelgradig vergrößert und kann in wenigen Fällen ganz unauffällig sein. Bei etwa 20% der Fälle stellt sich das Pankreas nur fokal vergrößert dar [9]. Fokale oder diffuse Areale der Drüse, die nach intravenöser Kontrastmittelgabe keine Anreicherung zeigen (Abb. 2), können zuverlässig als Nekrosen interpretiert werden [13–16]. Beträgt das Ausmaß der Nekrose mehr als 30%, erreicht die Spezifität der CT 100%, liegen jedoch kleinere, nicht kontrastmittelanreichernde Flecken vor, beträgt die Spezifi-

Tab. 1. Pathomorphologie und CT-Kriterien der akuten Pankreatitis

Pathomorphologie	CT-Zeichen
Leichte Form	
Interstitielles Ödem	leichte Vergrößerung des Pankreas
Intrapankreatische Fettgewebenekrose	fleckige Heterogenität des Parenchyms
Geringe peripankreatische Fettgewebenekrosen und Exsudationen	unscharfe Organkontur Dichtezunahme im peripankreatischen Fettgewebe und verdickte Faszien
Schwere Form	
Ausgedehnte peripankreatische Fettgewebenekrosen, Exsudationen und leichte Hämorrhagie	ausgedehnte peripankreatische «Flüssigkeitsansammlungen»
Parenchymnekrosen	fehlende Kontrastmittelanreicherung im Pankreasparenchym
Infizierte Nekrosen	Gasblasen (bei etwa 20%) ausgedehnter Kontakt zum Dickdarm (erhöhtes Risiko!)

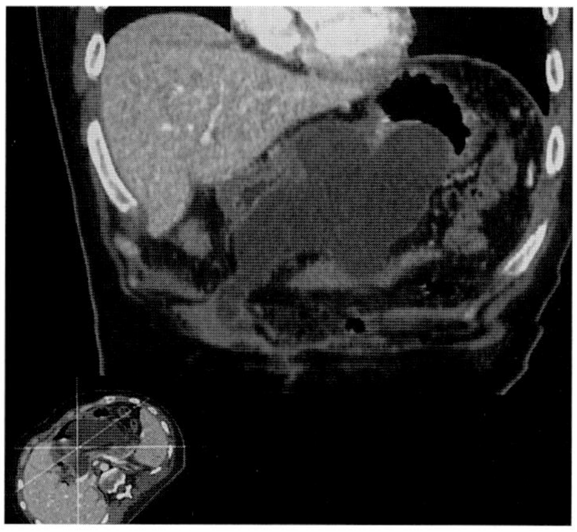

Abb. 4. Die Ausbreitung der Flüssigkeitsansammlungen und Nekrosenstraßen kann bisweilen in koronaren Rekonstruktionen besser abgeschätzt werden.

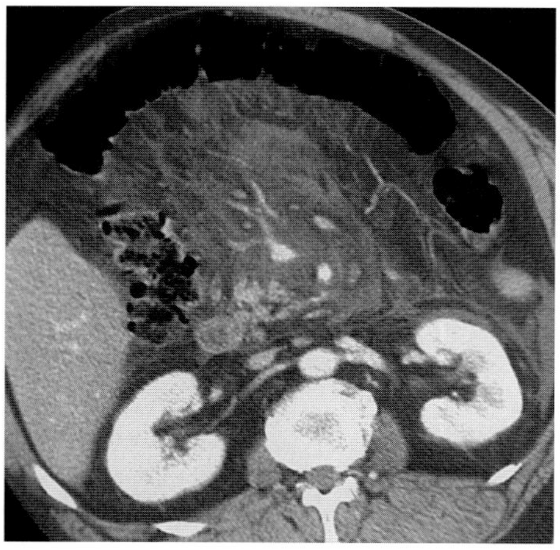

Abb. 5. Ausgedehnte frische peripankreatische Veränderungen («Flüssigkeitsansammlungen»), die Kontakt zum Dickdarm haben und im weiteren Verlauf zu einer bakteriellen Infektion führen.

tät lediglich 50% [17]. Vermutlich entsprechen diese Areale ödematösen Veränderungen, die im Verlauf auch reversibel sind [18].

Ein frühes Zeichen einer akuten Pankreatitis sind peripankreatische Flüssigkeitsansammlungen (Abb. 3), bei denen es sich um Exsudate, peripankreatische Fettgewebenekrosen und Hämorrhagien in wechselnder Zusammensetzung handelt (Tab. 1). Diese Flüssigkeitsansammlungen finden sich in unmittelbarer Nachbarschaft des Pankreas und breiten sich meist in der Bursa omentalis und im vorderen Pararenalraum (Abb. 4) aus, können sich aber auch in die Peritonealhöhle und bis ins Mediastinum ausdehnen. Ein Hauptproblem ist, daß bislang mit bildgebenden Verfahren nicht zwischen diesen Bestandteilen differenziert werden kann. Diese Flüssigkeitsansammlungen sind anfangs eher diffus und zunächst nur durch die anatomischen Grenzen in ihrer Ausdehnung beschränkt, bekommen aber im weiteren Verlauf durch Granulationsgewebe eine Art fibröse Kapsel (Abb. 2 c).

Eine bakterielle Infektion der pankreatischen und peripankreatischen Nekrosen tritt in bis zu 20% der Fälle auf und ist mit einer hohen Mortalität vergesellschaftet [2, 19, 20]. Die Keime kommen mit hoher Wahrscheinlichkeit aus dem Gastrointestinaltrakt, und es findet sich die interessante Beobachtung, daß das Ausmaß der Kontaktfläche der peripankreatischen Flüssigkeitsansammlungen bzw. Nekrosen (Abb. 5) mit dem Dickdarm und die Wahrscheinlichkeit des Auftretens von bakteriellen Infektionen miteinander korrelieren [21].

Gaseinschlüsse, die durch Anaerobier hervorgerufen werden, werden in bis zu 20% der Fälle beobachtet und sind ein relativ sicherer Hinweis für eine bakterielle Besiedlung (Abb. 6). Nur in seltenen Fällen werden sie durch Fisteln zum Magen-Darm-Trakt verursacht. Ansonsten ist die Diagnostik einer Infektion sehr schwierig und kann mit ausreichender Sicherheit nur durch eine Feinnadelpunktion objektiviert werden (Abb. 7).

Abszesse treten im Verlauf einer nekrotisierenden Pankreatitis noch später auf und sind durch umschriebene Ansammlungen von Eiter im Pankreas oder seiner umittelbaren Umgebung charakterisiert, die keine oder nur noch geringfügige Mengen von nekrotischem Debris enthalten. Im computertomographischen Bild sind diese meist rundlichen, flüssigkeitsdichten, deutlich abgrenzbaren Herde in der Regel gut zu differenzieren (Abb. 8). Aber auch hier gelingt die sichere Diagnose häufig nur durch eine Punktion.

Peripankreatische Flüssigkeitsansammlungen können über lange Zeit persistieren und sich frühestens nach 4 Wochen zu Pseudozysten entwickeln. Im CT erscheinen sie als umkapselte Flüssigkeitsräume mit unterschiedlicher Wanddicke und variierender Anreicherung nach Kontrastmittelgabe (Abb. 9)

Kernspintomographie

Die Kernspintomographie (MRT) ist, vergleichbar mit der CT, in der Lage, die Diagnose einer akuten Pankreatitis zu stellen und präzise Aussagen zur Schwere des Krankheitsbilds zu machen. Bei Verwendung T2-gewichteter Sequenzen und kontrastverstärkter T1-gewichteter Sequenzen sind die Ergebnisse ähnlich denen der CT, und die Terminologie kann entsprechend übernommen werden [22–25].

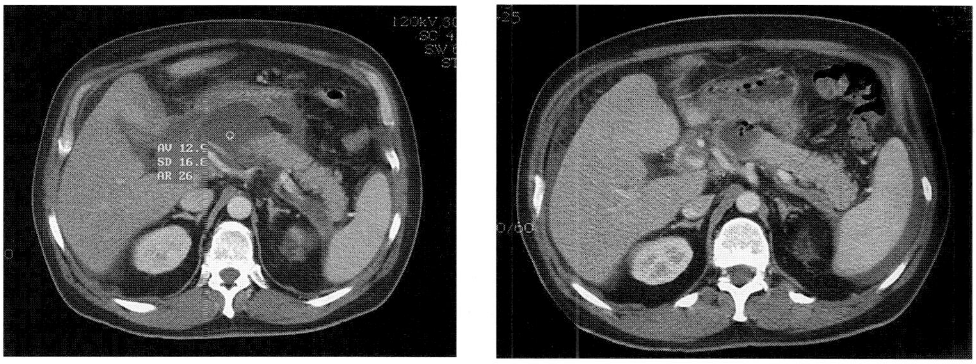

a b

Abb. 6. **a** Nekrotisches Parenchym im Übergang vom Pankreaskopf zum Pankreaskorpus. **b** Nach etwa 3 Wochen Entwicklung einer infizierten Nekrose mit Gaseinschlüssen.

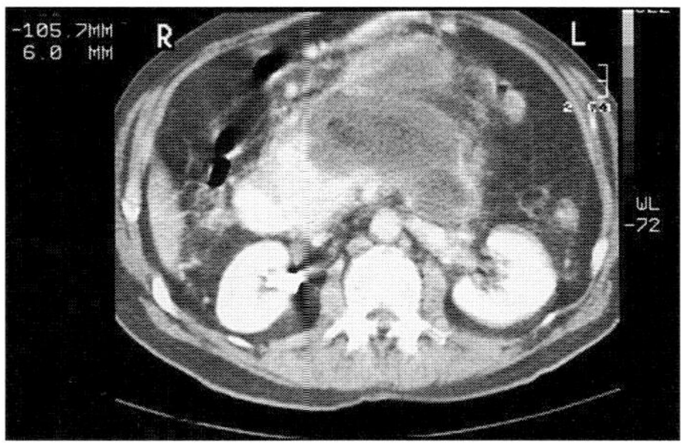

Abb. 7. Ausgedehnte Nekrosen des Pankreas und des peripankreatischen Fettgewebes. Die bakterielle Besiedelung dieser Nekrosenareale kann nur durch eine Feinnadelpunktion gesichert werden.

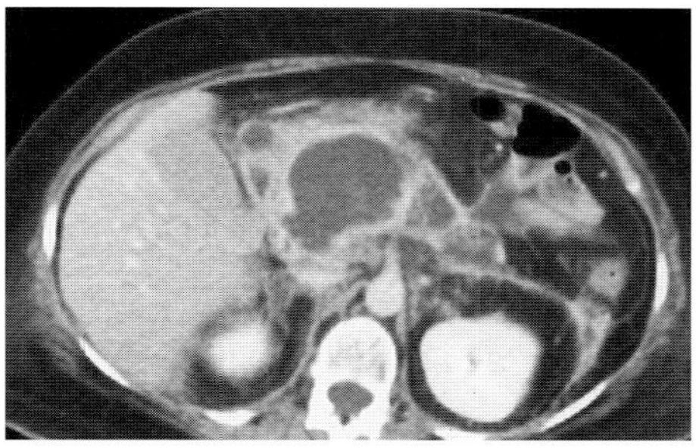

Abb. 8. Nach 4–5 Wochen zunehmend breiter Granulationssaum bei einem Pankreasabszeß. Die Punktion erbringt dünnflüssigen Eiter.

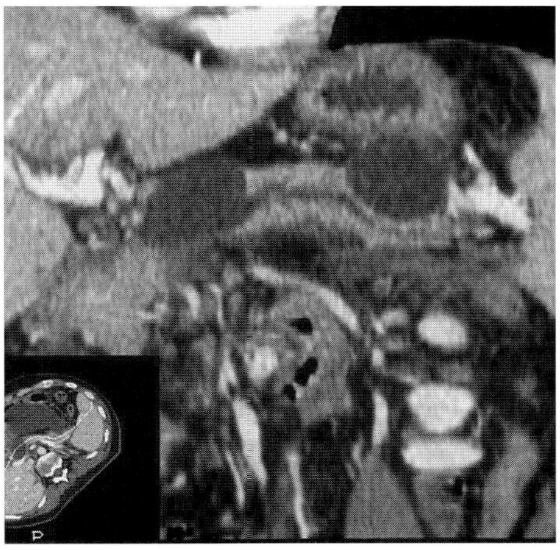

Abb. 9. Koronare Rekonstruktion. Nach Abheilen der akuten Pankreatitis verbleiben postentzündliche Pseudozysten im Pankreaskopf (mit Aufweitung des Pankreasgangs) und im Pankreasschwanz.

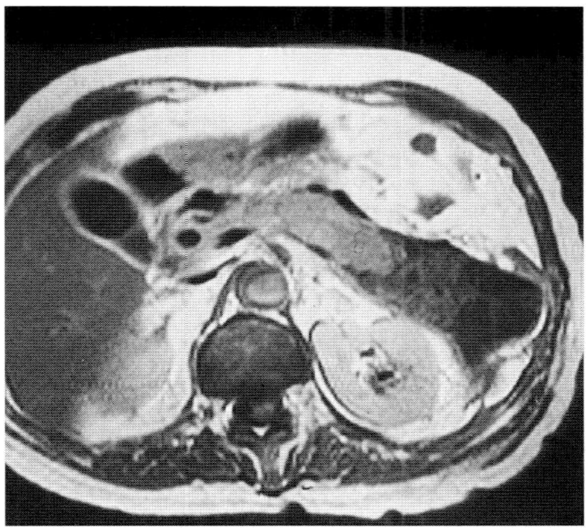

Abb. 10. MRT einer infizierten Nekrose, die sich vorwiegend um die Pankreaskauda konzentriert. Im signalarmen peripankreatischen Areal kann nekrotisches Debris identifiziert werden.

Ein wichtiger Vorteil der MRT ist, daß das Kontrastmittel (Gd-DTPA) deutlich weniger toxisch ist, so daß diese Untersuchung insbesondere bei Niereninsuffizienz die CT ersetzen könnte.

Ein Vergleich zwischen MRT, CT und Ultraschall ergab in einer neueren Studie einen weiteren diagnostischen Zugewinn durch die MRT, der zukünftig von Bedeutung sein könnte. T2-gewichtete Sequenzen erlauben eine bessere Differenzierung von Flüssigkeit und nekrotischem Debris in komplexen peripankreatischen Flüssigkeitsansammlungen als dies durch die CT möglich ist (Abb. 10). Dadurch sind zuverlässigere Angaben möglich, ob infizierte Nekrosen und Pseudozysten sowie Abszesse drainagefähig sind [26].

Es wird gern die Hoffnung geschürt, daß durch eine MRCP auch der Nachweis von Gallensteinen oder die Diagnose eines Pancreas divisum als Ursache einer akuten Pankreatitis gestellt werden könnte. Es ist jedoch wenig wahrscheinlich, daß in der Papille eingeklemmte Steine oder sehr kleine Konkremente, die häufig eine Pankreatitis auslösen, mit hinreichender Genauigkeit zu erkennen sind. Im akuten Schub einer Pankreatitis sind die Pankreasgänge durch Ödem eher komprimiert und dürften dem Auflösungsvermögen der MRCP entgehen, so daß auch Normvarianten wie das Pancreas divisum dem Nachweis durch die MRT entgehen dürften. Zudem ist diese Information im akuten Schub therapeutisch nicht relevant und kann nach Abklingen der akuten Symptomatik abgeklärt werden.

Insgesamt existieren noch unzureichende Erfahrungen mit der MRT bei akuter Pankreatitis. Dies ist im wesentlichen durch hohe Kosten, unzureichende Verfügbarkeit und unbefriedigende Praktikabilität bedingt. Die Untersuchung dauert im Vergleich zur CT relativ lange, und sie ist beim intensivpflichtigen Patienten mit erheblichem Aufwand verbunden.

Staging der akuten Pankreatitis

Verschiedene Klassifikationen zur Bestimmung des Schweregrads der akuten Pankreatitis wurden entwickelt, um die Patienten mit einem erhöhten Risiko für Komplikationen rechtzeitig zu identifizieren [27]. Der Ranson-Score bezieht sich auf elf klinische Zeichen, denen prognostische Wertigkeit zugeschrieben wird. Fünf dieser Zeichen werden zum Zeitpunkt der Klinikaufnahme gewertet, die sechs weiteren Zeichen in den ersten 48 h nach Einweisung. Der APACHE-II-Score basiert auf zwölf physiologischen Größen, dem Alter des Patienten, Hinweisen auf schwere Organinsuffizienz und der Beeinträchtigung der Immunitätslage. Die Einschätzung kann sowohl bei Klinikaufnahme als auch täglich im weiteren Verlauf erhoben werden. Eine schwere akute Pankreatitis wird angenommen, wenn drei oder mehr Ranson-Kriterien vorhanden sind, wenn der APACHE-II-Score acht oder mehr beträgt oder wenn eine oder mehrere der folgenden Komplikationen nachweisbar sind: Schock, Niereninsuffizienz oder Lungenversagen [27].

Während Ranson- und APACHE-II-Score im wesentlichen prognostische Indikatoren aus den physiologischen Reaktionen auf den zugrundeliegenden entzündlichen und nekrotischen Prozeß erschließen und systemische Komplikationen widerspiegeln, ist die CT in der Lage, Morphologie und Ausdehnung der pankreatischen und peripankreatischen Prozesse und Komplikationen zu erfassen. Während in einem ersten Ansatz im wesentlichen nur die peripankreatischen Veränderungen als Grundlage der Beurteilung dienten [13–15, 28], wurden in weiteren verfeinerten Analysen auch der Nachweis und das Ausmaß der Pankreasparenchymnekrosen in die Klassifizierung miteinbezogen (Tab. 1) [9, 29–31].

Balthazar et al. [9] fanden eine deutliche Korrelation zwischen dem Ausmaß der Parenchymnekrosen und der Entwicklung lokaler Komplikationen mit tödlicher Folge. Während Patienten ohne nachweisbare Parenchymnekrosen keine letalen Verläufe und eine geringe Morbidität von 6% zeigten, stieg die Morbiditätsrate mit zunehmendem Ausmaß der Nekrosen deutlich an.

Balthazar et al. [9, 15] entwickelten einen Schweregradindex (Tab. 2), den sie in drei Kategorien einteilten: 0–3, 4–6 und 7–10.

Tab. 2. CT-Klassifikation und Scoring der akuten Pankreatitis [nach 9, 15]

	Score	Definition
Stadium		
A	0	normales Pankreas
B	1	umschriebene oder diffuse Organvergrößerung und Heterogenität
C	2	Veränderungen im Pankreasparenchym und beginnende Verdichtungen im peripankreatischen Fettgewebe
D	3	einzelne Flüssigkeitsansammlungen
C	4	zwei oder mehrere Flüssigkeitsansammlungen oder Gas im oder um das Pankreas
Parenchymnekrosen		
Keine	0	homogene KM-Anreicherung
<30%	2	fehlende KM-Anreicherung (bis 30%)
30 – 50%	4	fehlende KM-Anreicherung (30–50%)
>50%	6	fehlende KM-Anreicherung (>50%)

Index des Schweregrads = Score des Stadiums + Score des Nekrosegrads.
KM = Kontrastmittel.

Patienten mit einem CT-Index von 0–3 hatten eine Mortalitätsrate von 3% und eine Morbiditätsrate von 8%. Bei Patienten der höchsten Kategorie (7–10) betrug die Morbiditätsrate 92% und die Mortalitätsrate 17%.

Im Gegensatz zu Balthazar et al. beobachteten andere Untersucher keine Korrelation zwischen CT-Index und den Ranson-Kriterien [32]. In ihrer Studie fanden De Sanctis et al. [32] auch keine signifikante Korrelation zwischen dem Ausmaß der Parenchymnekrosen und dem endgültigen klinischen Verlauf. Während diese Arbeitsgruppe in den peripankreatischen Flüssigkeitsansammlungen einen wichtigen prädikativen Wert sehen, setzen Balthazar et al. den Schwerpunkt auf den Nachweis und das Ausmaß der Pankreasparenchymnekrosen. Insgesamt steht diese Arbeitsgruppe der Bedeutung des CT in der prognostischen Abschätzung des Krankheitsbilds eher skeptisch gegenüber und schlagen für den Einsatz dieses Verfahrens ein individuelles Vorgehen vor.

Indikationen zur Computertomographie bei akuter Pankreatitis

Eine CT-Untersuchung ist zu Beginn der Erkrankung angezeigt

- bei unklarer klinischer Diagnose, da das computertomographische Bild einer akuten Pankreatitis unzweideutig ist und auch viele andere akute abdominale Erkrankungen mit dieser Methode zu erkennen sind;
- bei schwerer akuter Pankreatitis, um rechtzeitige schwere Komplikationen erkennen zu können.

Im Verlauf der Erkrankung ist eine CT-Untersuchung indiziert

- bei Patienten, die eine plötzliche und unerwartete Änderung im klinischen Verlauf zeigen und daher die Wahrscheinlichkeit einer auftretenden Komplikation besteht [33];
- bei schwerer Pankreatitis nach 7–10 Tagen, wobei die klinische Besserung vor Rückgang der morphologischen Veränderungen einsetzt;

– bei schwerer Pankreatitis nach operativen Eingriffen oder radiologisch-interventionellen Maßnahmen zur Kontrolle des Erfolgs;
– bei schwerer Pankreatitis vor Entlassung des Patienten, um die Entwicklung von Spätkomplikationen wie die Ausbildung von Pseudozysten oder arteriellen Pseudoaneurysmen zu entdecken [34].

Interventionelle Eingriffe bei akuter Pankreatitis

Diagnostische Feinnadelaspiration

Es kann sowohl klinisch als auch mit Hilfe der Schnittbilddiagnostik schwierig sein, eine sterile von einer infizierten nekrotischen Pankreatitis zu unterscheiden. Beide Formen können mit Fieber, Leukozytose und heftigen Bauchschmerzen einhergehen. Da der rechtzeitige Nachweis einer Infektion für das Überleben des Patienten von kritischer Bedeutung ist [3], ist in diesen Fällen eine bakteriologische Untersuchung des nekrotischen Materials vordringlich. Der positive Nachweis von Keimen durch eine Nadelaspiration ermöglicht die Wahl eines adäquaten Antibiotikums und erleichtert die Entscheidung zu einem operativen oder radiologisch-interventionellen Vorgehen. Wichtig ist dabei, einen sicheren Zugang zu finden, um aus pankreatischen oder peripankreatischen Nekrosen oder Flüssigkeitsansammlungen einen bakteriologischen Status zu gewinnen. Um ein falsch-positives Ergebnis zu vermeiden, sollte ein transenterischer Zugang vermieden werden. Die sicherste und zuverlässigste Methode ist die CT-gesteuerte Punktion [35], die eine Sensitivität von 96% und eine Spezifität von 99% erreicht. Insbesondere bei ausgedehnten und oberflächlich gelegenen Flüssigkeitsansammlungen ist auch die ultraschallgeführte Punktion sehr hilfreich und ergiebig, wenn auch die Sensitivität und Spezifität dieses Verfahrens nicht die der CT-Technik erreicht [36]. Ein großer Vorteil der sonographisch gesteuerten Punktion ist aber, daß sie bettseitig durchgeführt werden kann. Die Punktion erfolgt nach Lokalanästhesie mit einer 20- oder 22-g-Nadel, wobei in der Regel ein einmaliger Punktionsvorgang ausreicht. Wenn sich in der Bildgebung mehrere Areale zeigen, die getrennt voneinander liegen, ist eine Punktion an mehreren Orten indiziert. Meist werden nur wenige Tropfen Flüssigkeit gewonnen, die unmittelbar an das bakteriologische Labor weitergegeben werden sollten. Ebenso kann es im Verlauf der Erkrankung notwendig werden, derartige Punktionen zu wiederholen, falls die Klinik für eine Infektion spricht. Dabei scheint es für das Ergebnis der Punktion keine Rolle zu spielen, ob der Patient vorher antibiotisch behandelt wurde [35].

Perkutane Drainage

Die erfolgreiche Punktion und Drainage von Flüssigkeitsansammlungen infolge einer akuten Pankreatitis hängt wesentlich von der Art und Beschaffenheit dieser Veränderungen ab. So sind umschriebene, unilokuläre und dünnflüssige Ansammlungen leicht und effektiv zu drainieren. Da in den meisten Publikationen zu dieser Thematik nicht streng zwischen infizierten Nekrosen, Abszessen und Pseudozysten unterschieden wurde, werden sehr unterschiedliche Erfolgsraten angegeben.

Infizierte pankreatische und peripankreatische Nekrosen sind in der Regel eine spezifische Indikation für die operative Sanierung [3]. Neuerdings wurde über die radiologisch-interventionelle Drainage von infizierten Nekrosen als eine sichere und effektive Maßnahme berichtet [37, 38].

Im Gegensatz zur Drainage von Pankreasabszessen, die in 86% der Fälle therapeutisch erfolgreich ist [39], liegt die Heilungsrate bei infizierten Nekrosen nur bei 47% [37], jedoch konnte eine Sepsis bei 74% der Patienten unter Kontrolle gebracht werden. Diese Methode ist sehr zeitaufwendig und verlangt ein erhöhtes Maß an Engagement von seiten des interventionellen Radiologen sowie eine enge Kooperation mit dem chirurgischen Partner.

Literatur

1 Imrie CW: Underdiagnosis of acute pancreatitis. Adv Acute Pancreatitis 1997;1:3–5.
2 Beger H, Rau B, Mayer J, et al: Natural course of acute pancreatitis. World J Surg 1997;21:130–135
3 Banks PA: Infected necrosis: Morbidity and therapeutic consequences. Hepatogastroenterology 1991;38:116–119.
4 Karimgani J, Porter KA, Langevin RE, Banks PA: Prognostic factors in sterile pancreatic necrosis. Gastroenterology 1992;103:1636–1640.
5 Nuutinen P, Kivisaari L, Schroder T: Contrastenhanced computed tomography and microangiography of the pancreas in acute human hemorrhagic/necrotizing pancreatitis. Pancreas 1988;3:53–60.
6 Ros E, Navarro S, Bru C, Garcia-Puges A, Valderrama R: Occult microlithiasis in 'idiopathic' acute pancreatitis: prevention of relapses by cholecystectomy or ursodeoxycholic acid therapy. Gastroenterology 1991;101:1701–1709.
7 Lee SP, Nicholls JF, Park HZ: Biliary sludge as a cause of acute pancreatitis. N Engl J Med 1992;326:589–593.
8 Fung AS, Tsiotos GG, Sarr MG: ERCP-induced acute necrotizing pancreatitis, is it a more severe disease? Pancreas 1997;15:217–221.
9 Balthazar EJ, Ranson JHC, Naidich DP, Megibow AJ, Caccavale R, Cooper MM: Acute pancreatitis: Prognostic value of CT. Radiology 1985;156:767–772.
10 Klöppel G, Schlüter E: Pathology of the pancreas; in Baert AL, Delorme G, van Hoe L (eds): Radiology of the Pancreas. Berlin, Springer, 1999, pp 69–100.
11 Heller SJ, Noordhock E, Tenner SM, et al: Pleural affusion as a predictor of severity in acute pancreatitis. Pancreas 1997;15:222–225.
12 Brambs HJ: Endoskopische retrograde Pankreatographie (ERP) bei akuter alkoholischer und biliärer Pankreatitis. Fortschr Röntgenstr 1991;154:509–513.
13 Kivisaari L, Somer K, Standertskjöld-Nordenstam CG, Schröder T, Kivilaakso E, Lempinen M: A new method for the diagnosis of acute hemorrhagic-necrotizing pancreatitis using contrast-enhanced CT. Gastrointest Radiol 1984; 9:27–30.
14 Maier W: Grading of acute pancreatitis by computed tomography morphology; in Malfertheiner P, Ditschuneit H (eds): Diagnostic Procedures in Pancreatic Disease. Berlin, Springer, 1986, pp 44–64.
15 Balthazar EJ, Robinson DL, Megibow AJ, Ranson JHC: Acute pancreatitis: Value of CT in establishing prognosis. Radiology 1990;174:331–336.
16 Johnson CD, Stephens DH, Sarr MG: CT of acute pancreatitis: Correlation between lack of contrast enhancement and pancreatic necrosis. Am J Roentgenol 1991;156:93–95.
17 Beger H, Bittner R, Block S, et al: Bacterial contamination of pancreatic necrosis: A prospective study. Gastroenterology 1986;91:433–438.

18 Benziane K, Azais O, Gasquet C: Une nouvelle classification tomodensitometrique des pancreatites aigues. Gastroenterol Clin Biol 1992; 16:720–721.
19 Federle MP, Jeffrey RB, Crass RA, van Dalsem V: Computed tomography of pancreatic abscesses. Am J Roentgenol 1981;136:879–882.
20 Ranson JHC, Balthazar E, Caccavale R, Cooper M: Computed tomography and the prediction of pancreatic abscess in acute pancreatitis. Ann Surg 1985;201:656–665.
21 Friedrich JM, Leibing U, Pfeifer T, Schnarkowski, P, Büchler MW, Malfertheiner P, Beger HG: Zur Früherkennung infizierter Flüssigkeitsansammlungen bei akuter Pankreatitis in der Computertomographie. Fortschr Röntgenstr 1994;161:203–213.
22 Semelka RC, Ascher SM: MR-imaging of the pancreas. Radiology 1993;188:593–602.
23 Winston CB, Mitchell DG, Outwater EK, Ehrlich SM: Pancreatic signal intensity on T1-weighted fat saturation MR images: Clinical correlation. J Magn Reson Imaging 1995;5:267–271.
24 Outwater EK, Siegelman ES: MR imaging of pancreatic disorders. Top Magn Reson Imaging 1996;8:265–289.
25 Lecesne R, Taourel P, Bret PM, Atri M, Reinhold C: CT and MRI in acute pancreatitis: Interobserver agreement and correlation with outcome. Radiology 1999;211:727–735.
26 Morgan DE, Baron TH, Smith JK, Robbin ML, Kenney PJ: Pancreatic fluid collections prior to intervention: Evaluation with MR imaging compared with CT and US. Radiology 1997;203:773–778.
27 Banks PA: Practice guidelines in acute pancreatitis. Am J Gastroenterol 1997;92:377–386.
28 Büchler MW, Malfertheiner P, Beger HG: Correlation of imaging procedures, biochemical parameters, and clinical stage in acute pancreatitis; in Malfertheiner P, Ditschuneit H (eds): Diagnostic Procedures in Pancreatic Disease. Springer, Berlin, Springer, 1986, pp 123–143.
29 Nordestgaard AG, Wilson SE, Silliams RA: Early computerized tomography as a predictor of outcome in acute pancreatitis. Am J Surg 1986;152:127–132.
30 Vernacchia FS, Jeffrey RB Jr, Federle MP, et al: Pancreatic abscess: Predictive value of early abdominal CT. Radiology 1987;162:435–438.
31 Clavien PA, Hauser H, Meyer P, Rohner A: Value of contrast-enhanced computerized tomography in the early diagnosis and prognosis of acute pancreatitis. A prospective study of 202 patients. Am J Surg 1988;155:457–466.
32 De Sanctis JT, Lee MJ, Gazelle GS, Boland GW, Halpern EF, Saini S: Prognostic indicators in acute pancreatitis: CT vs APPACHE II. Clin Radiol 1997;52:842–848.
33 Freeny P: Incremental dynamic bolus computed tomography of acute pancreatitis: State of the art. Int J Pancreatol 1993;13:147–158.
34 Burke JW, Erickson SJ, Kellum CD, Tegtmeyer CJ, Williamson RJ, Hansen MF: Pseudoaneurysms complicating pancreatitis: Detection by CT. Radiology 1986;161:447–450.
35 Gerzof SG, Banks PA, Robbin AH, et al: Early diagnosis of pancreatic infection by computed tomography-guided aspiration. Gastroenterology 1987;93:1315–1320.
36 Rau B, Pralle U, Mayer JM, Beger HG: Role of ultrasonographically guided fine needle aspiration cytology in diagnosis of infected pancreatic necrosis. Br J Surg 1998;85:179–184.
37 Freeny PC, Hauptmann E, Althaus SJ, Traverso LW, Sinanan M: Percutaneous CT-guided catheter drainage of infected acute necrotizing pancreatitis: Techniques and results. Am J Roentgenol 1998;170:969–975.
38 Echenique AM, Sleeman D, Yrizarry J, Scagnelli T, Guerra JJ, Casillas VJ, Huson H, Russell E: Percutaneous catheter-directed debridement of infected pancreatic necrosis: Results in 20 patients JVIR 1998;9:565–571.
39 van Sonnenberg E, Wittich G, Cosola G, et al: Compliacated pancreatic inflammatory disease: Diagnostic and therapeutic role of interventional radiology. Radiology 1985;155:335–340.

Chirurgische Gastroenterologie

Hauptthema · Main Theme

Chir Gastroenterol 1999;15:322–326

Graduierung der akuten Pankreatitis: klinische Präsentation und biochemische Marker

W. Uhl C. Müller B. Gloor N. Schmitter M.W. Büchler

Klinik für Viszerale und Transplantationschirurgie, Inselspital, Bern, Schweiz

Schlüsselwörter
Akute Pankreatitis: Schweregradeinschätzung, Prädiktoren, C-reaktives Protein

Zusammenfassung

Die initiale Einschätzung des Schweregrads ist bei akuter Pankreatitis wichtig, um Patienten mit schwerer Verlaufsform zu identifizieren, da diese von einer früh eingeleiteten Intensivtherapie profitieren. Auch angesichts neuer Therapiekonzepte (z. B. Antibiotikatherapie bei schweren Verlaufsformen) und zur Evaluation neuer spezifischer Medikamente ist das möglichst frühzeitige Staging von großer Bedeutung. Bei Klinikaufnahme können die beiden Verlaufsformen der akuten Pankreatitis klinisch nicht unterschieden werden, so daß sich als «Goldstandard» zur Schweregradeinschätzung die kontrastmittelverstärkte Computertomographie und die Magnetresonanztomographie etabliert haben, deren Anwendung aber auf die schweren Fälle zur Darstellung des Nekroseausmaßes beschränkt werden sollte. Ein idealer Prädiktor im Blut oder Urin sollte objektiv, reproduzierbar, billig, jederzeit verfügbar und einfach in der Bestimmung sein und möglichst bei Klinikaufnahme unabhängig von anderen Erkrankungen eine hohe Aussagekraft besitzen. Als singuläre Faktoren im Blut eignen sich Mediatoren des «systemic inflammatory response syndrome» (C-reaktives Protein, Antiproteasen, Pankreasenzymaktivationspeptide wie das Trypsinogenaktivationspeptid und das Carboxypeptidase-B-Aktivationspeptid, PMN-Elastase, Komplementfaktoren, Interleukine und Chemokine usw.). Unter diesen prognostischen Faktoren kommt dem C-reaktiven Protein bislang die größte Bedeutung zu, wobei dieser Marker seine höchste Treffsicherheit aber erst 24–48 h nach Erkrankungsbeginn erreicht. Dies stellt klinisch keinen wesentlichen Nachteil dar, da zwischen Schmerzbeginn und Hospitalisation der Patienten in der Regel bis zu 24 h vergehen.

Key Words
Acute pancreatitis: prognosis, predictors, C-reactive protein

Summary

In order to identify those patients with severe or necrotising disease who benefit from early initiated intensive care therapy, it is of utmost importance to assess the severity of acute pancreatitis in the beginning. Additionally, in view of new therapeutical concepts (e.g. antibiotic therapy in severe forms) and for the evaluation of new drugs, patients should be staged into mild and severe disease as early as possible. At hospital admission it is not possible to assess the severity on a clinical basis. The 'gold standard' up to now are imaging procedures (contrast-enhanced computed tomography and magnetic resonance imaging) which should be preserved for the severe cases to estimate the extent of pancreatic necrosis. The ideal predictor in blood or in urine should be objective, reliable, cheap, easy to measure, widely available, and should be independent from other diseases when used at hospital admission. As single factors, there are a variety of mediators of the systemic inflammatory response syndrome which are elevated in this disease (C-reactive protein, antiproteases, enzyme activation peptides like trypsinogen activation peptide and carboxypeptidase B activation peptide, PMN elastase, complement factors, interleukins and chemokines, etc.). Among all these prognostic indicators, C-reactive protein today is the best analysed parameter. However, it has to be taken into account that its highest efficacy is reached 24–48 h after the onset of disease. Because a certain time regularly elapses (ca. 24 h) until patients are hospitalised, this seems to be no major disadvantage.

KARGER

Fax +49 761 452 07 14
E-mail kargergmbh@aol.com
www.karger.com

Accessible online at:
http://BioMedNet.com/karger

PD Dr. W. Uhl
Klinik für Viszerale und Transplantationschirurgie
Inselspital
Universität Bern
CH-3010 Bern
Tel. + 41 31 632-2404, Fax -8552, E-mail waldemar.uhl@insel.ch

Während die Diagnosestellung der akuten Pankreatitis durch die Bestimmung von Pankreasenzymen im Blut heutzutage keine besonderen Schwierigkeiten bereitet, ist die richtige frühzeitige Einschätzung des Schweregrads dieser Erkrankung ein zentrales Problem. Anhand klinischer und pathomorphologischer Kriterien kann die akute Pankreatitis in zwei Verlaufsformen eingeteilt werden [1, 2]: zum einen eine selbstlimitierende Erkrankung, morphologisch charakterisiert durch ein interstitielles Ödem in der Bauchspeicheldrüse, zum anderen eine nekrotisierende Verlaufsform. Trotz Einführung neuer Therapiekonzepte hat diese Verlaufsform eine hohe Morbidität und Letalität; auch in Zentren der Pankreatologie wird für die nekrotisierende Pankreatitis eine Klinikletalität von bis zu 50% angegeben [3]. Sie ist heute im wesentlichen durch die bakterielle Infektion der Nekrosen über eine stattfindende Translokation mit sich daraus entwickelnden septischen Komplikationen und Multiorganversagen in der Spätphase der Erkrankung bedingt.

Für den klinisch tätigen Arzt ist es außerordentlich wichtig, den Schweregrad der akuten Pankreatitis frühzeitig und korrekt einzuschätzen, da Patienten mit ernsten und lebensbedrohlichen Komplikationen im Rahmen der nekrotisierenden akuten Pankreatitis von einer früh einsetzenden Intensivtherapie zweifelsfrei profitieren [1]. Auch angesichts neuer Therapiekonzepte (z.B. Antibiotikatherapie bei nekrotisierendem Verlauf) und in Evaluation befindlicher innovativer Medikamente sollten Patienten in der frühen Hospitalisationsphase einer der beiden Verlaufsformen zugeteilt werden.

Die klinische Präsentation der akuten Pankreatitis verhält sich wie ein Chamäleon, so daß der Arzt durch die Beurteilung der Symptomatologie bei Aufnahme der Patienten keine Unterscheidung zwischen den beiden Verlaufsformen machen kann [4]. Unter Bezugnahme auf die in Tabelle 1 genannten Studien läßt sich über die initiale klinische Beurteilung eine Sensitivität von 37% und Spezifität von 94% für die richtige Schweregradeinschätzung berechnen. Auch die bei schwerer Verlaufsform in typischer Weise anzutreffenden Hautzeichen (Grey-Turner und Cullen), die mit einer Letalität von 37% einhergehen, können nur bei 1–3% der Fälle gefunden werden [5].

Mit Hilfe der Bestimmung der etablierten Pankreasenzyme Amylase und Lipase (und dies gilt auch für alle anderen pankreasspezifischen Enzyme) ist keine Differentialdiagnose zwischen milder und schwerer akuter Pankreatitis möglich – so gut diese Enzyme für die Diagnostik sind, so schlecht sind sie für die Schweregradeinschätzung [2]. Die Höhe der Pankreasamylase und Lipase im Serum korreliert weder zu Beginn noch im Verlauf mit dem Schweregrad der Erkrankung und kann deshalb auch nicht im Verlauf zu therapeutischen Entscheidungen herangezogen werden.

In der Vergangenheit wurden verschiedene Staging-Systeme entwickelt, wie Ranson-, Glasgow- und APACHE-II-Score [4]. Der 11 Punkte umfassende Ranson-Score fand bislang die weiteste Verbreitung für die Prognostizierung des Schweregrads der akuten Pankreatitis. Dieses System besitzt aber in der praktischen Handhabung drei wesentliche Nachteile: 1. Es umfaßt zu viele Faktoren. 2. Die laborchemischen Parameter werden wesentlich von den therapeutischen Maßnahmen beeinflußt. 3. Zur Beurteilung ist eine 48stündige Verlaufsbeobachtung notwendig. Das heute am besten untersuchte Score-System ist der APACHE-II-Score, der jeden Tag berechnet werden kann, aber nur zur Charakterisierung des Patientenguts wissenschaftlich eine größere Bedeutung erlangt hat, da auch für dieses System die ersten beiden Nachteile zutreffen (Tab. 2). In einer Metaanalyse erreichten diese Scores jedoch keine Sensitivitäten und Spezifitäten über 80% [2].

Im Gegensatz dazu hat sich das kontrastmittelverstärkte Computertomogramm (CT) zum «Goldstandard» für das Staging der akuten Pankreatitis etabliert [6–8]. Deren Anwendung kann oder soll auf die schweren Fälle beschränkt werden, da mittlerweile Laborparameter zur Verfügung stehen, die eine gleich hohe Wertigkeit haben wie das CT. Dieses bildgebende Verfahren ist aber unentbehrlich, um Lokalisation und Ausmaß der Nekrosen darzustellen.

Tab. 1. Schweregradeinschätzung der akuten Pankreatitis durch die initiale klinische Erstbeurteilung [modif. nach 2, 4]

Autoren	Jahr	Anzahl	Sensitivität, %	Spezifität, %
McMahon et al.	1980	79	39	100
Mayer et al.	1985	322	38	95
Corfield et al.	1985	435	34	90
Wilson et al.	1989	72	38	96
Larvin et al.	1989	290	44	95

Tab. 2. Schweregradeinschätzung der akuten Pankreatitis durch Score-Systeme [modif. nach 2, 4]

Score	Patienten, n	Sensitivität, %	Spezifität, %
Ranson	747	72	78
Glasgow	1369	63	84
APACHE II	447	65	74

Tab. 3. Anforderungen an einen idealen Prädiktor für die schwere akute Pankreatitis

Objektiv
Reproduzierbar
Einfache Bestimmungsmethodik
Allzeit verfügbar (Notfall-Labor)
Bei Patientenaufnahme hohe Aussagekraft
Keine Beeinflussung durch Begleiterkrankungen/Therapie
Geringe Kosten

Tab. 4. Metaanalyse von Einzelfaktoren zur Schweregradeinschätzung der akuten Pankreatitis [modif. nach 2, 4]

Faktoren	Sensitivität, %		Spezifität, %	
	Durchschnitt	Bereich	Durchschnitt	Bereich
Methämalbumin	58	11–88	83	72–97
Ribonuklease	59	31–92	88	85–92
α1-Antitrypsin	64	50–73	72	68–78
α2-Makroglobulin	75	70–82	77	75–85
Komplementfaktoren	71	69–73	70	67–73
PMN-Elastase	85	70–92	89	80–100
IL-6	85	70–100	87	71–97
CRP	84	60–100	86	71–100

Parallel zu den kombinierten Staging-Systemen wurden prognostische Einzelfaktoren entwickelt wie die Ribonuklease und das Methämalbumin im Serum oder die Farbe des pankreatogenen Aszites [2]. Keiner dieser Parameter fand aber eine breite Anwendung in der klinischen Routine.

An einen idealen Prädiktor im Blut oder Urin sind die in Tabelle 3 genannten Anforderungen zu stellen. Als Prädiktoren eignen sich im besonderen Maße die Mediatoren des «systemic inflammatory response syndrome» (SIRS), die bei der schweren oder nekrotisierenden Pankreatitis in der Frühphase dieser Erkrankung eine große Rolle spielen. Folgende Parameter wurden in der Vergangenheit hinsichtlich ihrer prognostischen Aussagekraft untersucht: Akutphasenproteine wie das C-reaktive Protein (CRP), Antiproteasen, Komplementfaktoren, PMN-Elastase, Enzymaktivationspeptide (TAP, CAPAP), Interleukine und Chemokine, Adhäsionsmoleküle, Procalcitonin und viele andere. Eine eigene Metaanalyse von prospektiven klinischen Studien über die am meisten und damit am besten untersuchten Faktoren gibt Tabelle 4 wieder. Dabei erreichen die PMN-Elastase, die Interleukine und das CRP gleich hohe Treffsicherheiten für das Vorliegen von Pankreasnekrosen, wie sie für die kontrastmittelverstärkte CT-Untersuchung angegeben werden.

C-reaktives Protein

Das von Tillet und Francis 1930 im Serum von Pneumoniepatienten entdeckte CRP, ein von der Leber synthetisiertes Akutphasenprotein, erfüllt zahlreiche Funktionen in der Infektabwehr. Auf die besondere Bedeutung des CRP für die Differentialdiagnose zwischen milder und schwerer akuter Pankreatitis wiesen als erste Mayer und McMahon [9] hin. Die Ergebnisse dieser Pilotuntersuchung und die herausragende Stellung des CRP wurden in den letzten 10 Jahren mehrfach bestätigt [10–18] (Tab. 5). Das unspezifische Entzündungsprotein CRP stellt deshalb derzeit unter den Prognoseeinzelfaktoren nach Diagnosestellung der Erkrankung den Referenzparameter dar. Das CRP kann einfach und schnell bestimmt werden (Laser-Nephelometrie). Dies sowie seine hohe prognostische Aussagekraft mit einer Sensitivität und Spezifität um 85% bei Cut-off-Werten zwischen 120 und 200 mg/l (abhängig vom im Notfall-Labor benutzten Test!) machen das CRP zu einem wertvollen Parameter in der Beurteilung der Patienten mit akuter Pankreatitis, an dem sich die anderen Prognosefaktoren messen müssen. Allerdings wird die höchste Treffsicherheit erst nach 3–4 Tagen nach Erkrankungsbeginn erzielt, so daß die Anforderungen an einen idealen Nekrosemarker nicht ganz erreicht werden (Abb. 1). Da aber Patienten mit akuter Pankreatitis häufig mit einer zeitlichen Verzögerung von 1–2 Tagen hospitalisiert werden, kann dieser Nachteil im klinischen Alltag vernachlässigt werden.

Zytokine

Zytokine sind Proteine, welche von einer Vielzahl verschiedener Zellen produziert und freigesetzt werden. Im Rahmen der akuten Pankreatitis hauptsächlich untersucht wurden die proinflammatorischen Zytokine Interleukin (IL)-1β, IL-6, IL-8 und der Tumor-Nekrose-Faktor-alpha, das antiinflammatorische Zytokin IL-10 sowie die immunologisch wirksamen IL-2 und IL-12 [19, 20]. Vorwiegend in experimentellen Arbeiten wurde nachgewiesen, daß Zytokine in der Pathogenese des SIRS bei akuter Pankreatitis eine wesentliche Rolle spielen [21].

Tab. 5. Prospektive Studien zur prognostischen Wertigkeit des CRP

Autoren	Jahr	Patienten, n	Sensitivität, %	Spezifität, %
Büchler et al. [10]	1986	35	95	95
Wilson et al. [11]	1989	72	83	85
Gudgeon et al. [12]	1990	55	53	55*
Leser et al. [13]	1991	50	83	62
Chen et al. [14]	1992	54	94	76
Vesentini et al. [15]	1993	59	58	82*
Dominguez-Munoz et al. [16]	1993	182	73	71*
Pezzilli et al. [17]	1995	38	87	95
Stoelben et al. [18]	1996	23	82	82

* Innerhalb von 48 h.

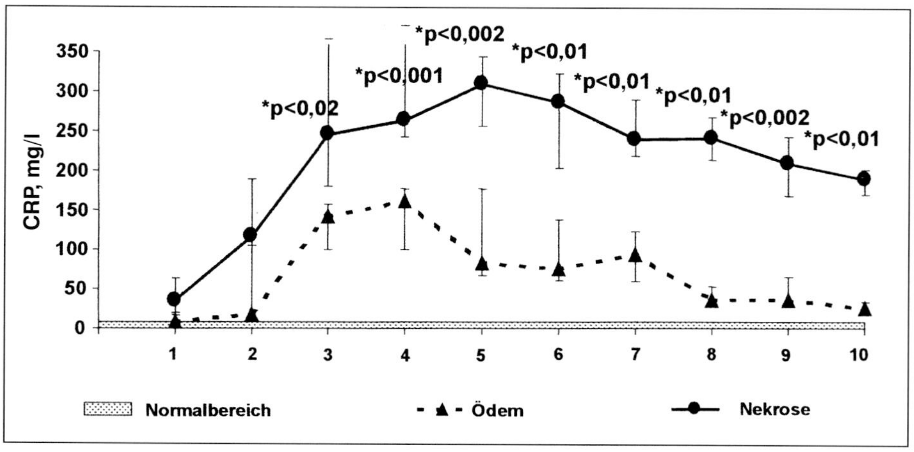

Abb. 1. Kurvenverlauf des CRP (Mediane und Quartilen) bei Patienten mit ödematöser und nekrotisierender akuter Pankreatitis (eigenes Patientenkollektiv, n = 65).

IL-6 ist der hauptsächliche Induktor bei der Synthese der Akutphasenproteine in der Leber und ist damit auch (mit-)verantwortlich für den CRP-Anstieg, welcher 24–48 h demjenigen des IL-6 folgt [14–16, 22, 23]. IL-6 und IL-8 spielen eine Schlüsselrolle in der Chemotaxis vorwiegend der neutrophilen Granulozyten und sind schon von mehreren Autoren [15, 22–24] als mögliche Marker für eine frühe Vorhersage des Schweregrads der akuten Pankreatitis beschrieben worden. Obwohl mit Hilfe dieser Interleukine eine gute Differenzierung zwischen milden und schweren Verlaufsformen der akuten Pankreatitis getroffen werden kann, haben sie sich aufgrund des methodologischen Aufwands und der hohen Kosten für die Bestimmung im klinischen Alltag bisher nicht etablieren können.

In unserem eigenen Patientengut haben wir bei 20 Patienten mit milder und 18 Fällen mit nekrotisierender Pankreatitis den Verlauf der Serumkonzentrationen der Zytokine IL-1, IL-2, IL-6, IL-8 und IL-10 während der ersten Tage nach Schmerzbeginn untersucht und mit dem weiteren Verlauf der Erkrankung verglichen. Das immunmodulierende IL-2 konnte bei keinem Patienten in der Frühphase nachgewiesen werden. IL-6-Werte in der Gruppe der Patienten mit nekrotisierender Pankreatitis waren am 1. und 2. Tage nach Schmerzbeginn gegenüber der Gruppe mit milder akuter Pankreatitis signifikant erhöht. Ebenso fanden wir bei Patienten mit akuter nekrotisierender Pankreatitis erhöhte Serumwerte von IL-1ß, IL-8 und IL-10 am 2., 3. und 4. Tag [25].

PMN-Elastase

Die systemische Entzündungsantwort spielt eine wichtige Rolle im Verlauf der akuten Pankreatitis. Eine der ersten Folgen nach Induktion der akuten Pankreatitis ist die Einwanderung von Entzündungszellen wie polymorphkernige Granulozyten und Makrophagen in das interstitielle pankreatische Gewebe. Unter den von den polymorphkernigen Granulozyten (PMN) freigesetzten Substanzen ist die PMN-Elastase am besten untersucht. In verschiedenen Studien korrelierte die im Plasma gemessene PMN-Elastasekonzentration mit dem Schweregrad der Erkrankung. Der Anstieg geht wie bei den Interleukinen dem des CRP voran [26]. Die prognostische Aussagekraft ist aber dem CRP nicht überlegen, zumal nach wie vor methodologische Probleme des Assays zur Automatengängigkeit bestehen.

Einen Vergleich der Nekrosemarker mit der besten Aussagekraft zeigt Tabelle 6.

Tab. 6. Peaks und klinische Wertigkeiten der besten Nekrosemarker in Relation zum Erkrankungsbeginn

Marker	Peak	Klinische Wertigkeit	Bewertung nach h
CRP	3–4 Tage	+++	>24–48
IL-6	24 h	++	24–48
IL-8	12–24 h	+++	<24–72
PMN-Elastase	12–24 h	+	24–48

Neue Parameter

In der Pathogenese der akuten Pankreatitis wird insbesondere der Enzymgruppe der Phospholipasen eine entscheidende Rolle bei der Entstehung intra- und extrapankreatischer Nekrosen sowie für das Auftreten systemischer Organkomplikationen zugeschrieben [27–30].

Bei der akuten Pankreatitis können im Serum mindestens zwei verschiedene *Phospholipasen-A_2*(PLA_2)-Typen unterschieden werden. Beim Typ I handelt es sich um die pankreatische PLA_2 und beim Typ II um eine sekretorische nichtpankreatische PLA_2, deren Quelle noch unbekannt ist. Diskutiert werden als Ursprungsorte Entzündungszellen oder die Leber (Akutphasenprotein?). Klinische Studien der letzten Jahre zeigten, daß mit der Typ-I-PLA_2 in Analogie zu den anderen pankreasspezifischen Enzymen keine Unterscheidung zwischen milden und schweren Pankreatitisverläufen möglich ist. Demgegenüber zeigte die Typ-II-PLA_2 deutliche Unterschiede in den katalytischen Serumaktivitäten, und es wurde ein Zusammenhang zwischen der Höhe der Typ-II-PLA_2 und der pulmonalen Insuffizienz (Zerstörung des Surfactants) gefunden. Einzig limitierendes Problem für die routinemäßige klinische Anwendung der PLA_2 als Prognosefaktor ist die Tatsache, daß derzeit noch kein Routine-Assay zu Verfügung steht.

Das *Typsinogenaktivationspeptid* (TAP) ist ein aus 5 Aminosäuren bestehender Anteil des Trypsinogens, das bei dessen Aktivierung freigesetzt wird [13]. Im Gegensatz zum freien Trypsin wird TAP nicht sofort an Proteaseninhibitoren gebunden, sondern mit dem Urin rasch ausgeschieden. Die präliminären guten Ergebnisse mit einer Sensitivität und Spezifität von 80 bzw. 90% für die richtige Einschätzung des Schweregrads konnten aber bislang in weiteren Studien nicht nachvollzogen werden. Sicher ist dies einerseits dadurch bedingt, daß die kommerziell angebotenen Kits anspruchsvoll in der Durchführung sind, andererseits auch dadurch, daß bei bestehender kleiner Spannbreite durch geringgradige Verschiebungen des Cut-off-Werts logischerweise Sensitivitäten und Spezifitäten für TAP sehr stark variieren können.

Über den genauen Ursprungsort des *Procalcitonin* ist noch wenig bekannt. Mit Hilfe dieses Markers konnte bei Intensivpatienten eine SIRS gut von einer bakteriellen Sepsis differenziert werden [22]. Das Procalcitonin erlaubt bei der akuten Pankreatitis eine signifikante Unterscheidung zwischen milden und schweren Verläufen, und dies bereits in der Initialphase. Interessant ist der Parameter als «Sepsismarker», mit dem die infizierte Pankreasnekrose als Hauptursache für die Letalität in einer frühen Behandlungsphase nachgewiesen werden könnte. Eine erste Untersuchung [22] konnte für das Procalcitonin schon zu Behandlungsbeginn diesbezüglich eine hohe Wertigkeit zeigen, die jedoch in einer größeren Untersuchung im Sinne einer Realtime-Studie bestätigt werden muß. Da der Nekroseinfekt heute unter prophylaktischer Antibiotikagabe bei schwerer akuter Pankreatitis erst nach 2–3 Wochen auftritt, ist es eher unwahrscheinlich, daß das Procalcitonin schon zu Erkrankungsbeginn die später mögliche Infektion der Nekrosen anzeigt.

Nach wie vor interessant ist ein Parameter, der sowohl die Diagnose als auch die Prognose der akuten Pankreatitis gleichzeitig anzeigt, wie dies z. B. für die MB-Fraktion der Creatinkinase oder das Troponin beim Herzinfarkt möglich ist. Hierzu wäre ein Teststreifen wie etwa für die Blutzuckerbestimmung in der Notfallaufnahme von großem Vorteil. Ob das humane pankreasspezifische Protein (hPASP= Carboxypeptidase B), die Carboxylesterhydrolase (CEH) und das «activation peptide of carboxypeptidase B» (CAPAP) eine Bedeutung für die Klinik erlangen werden [31–33], muß abgewartet werden. Neuere Studien erhärten aber die These, daß der Schweregrad mit zunehmender Nekrosenbildung bei der akuten Pankreatitis in engem Zusammenhang mit der Aktivierung von Pankreasproenzymen steht, wie man aus der starken Korrelation zwischen Aktivierungspeptiden (TAP, CAPAP im Serum und Urin) und Schweregrad der Erkrankung entnehmen kann [13, 32]. Ebenso scheint die gesteigerte Sekretion von Proenzymen und inaktivierbaren Enzymen (ProCAP, Amylase, Lipase) in keinem Zusammenhang mit dem Schweregrad zu stehen, dafür jedoch sehr spezifisch für die Diagnose zu sein. Die Aktivierungspeptide im Serum sind aber bei vielen milden Pankreatitiden nicht erhöht und haben somit eine geringe Sensitivität für die Diagnose der Erkrankung. Aus diesem Grund müßte als Zwischenlösung für die Notfalldiagnostik ein Blutstick zweigeteilt sein, einerseits mit einem Pankreasenzym oder Proenzym für die spezifische Diagnosestellung und andererseits mit einem Prädiktor zur Beurteilung des Schweregrads (aktiviertes Pankreasenzym, beispielsweise CAPAP, oder das CRP oder ein stabiles Interleukin).

Literatur

1 Büchler MW, Uhl W, Malfertheiner P: Pankreaserkrankungen. Basel, Karger, 1996, pp 1–65.
2 Uhl W, Büchler MW: Labordiagnostik und Prognosefaktoren; in Mössner J, Adler G, Fölsch UR, Singer MV (eds): Erkrankungen des exkretorischen Pankreas. Jena, Stuttgart, Fischer, 1995, pp 262–271.
3 Büchler MW, Uhl W, Friess H, Malfertheiner P: Acute Pancreatitis – Novel Concepts in Biology and Therapy. Oxford, Blackwell, 1999.
4 Steinberg WM: Predictors of severity of acute pancreatitis. Gastroenterol Clin North Am 1990;19:849–861.
5 Dickson AP, Imrie CW: The incidence and prognosis of body wall ecchymosis in acute pancreatitis. Surg Gynecol Obstet 1984;159:343–347.
6 Kemppainen E, Puolakkainen P, Leppaniemi A, Hietaranta A, Gronroos J, Haapiainen R: Diagnosis of acute pancreatitis. Ann Chir Gynaecol 1998;87:191–194.
7 Chalmers AG: The role of imaging in acute pancreatitis. Eur J Gastroenterol Hepatol 1997;9: 106–116.
8 Balthazar EJ: CT diagnosis and staging of acute pancreatitis. Radiol Clin North Am 1989;27:19–37.
9 Mayer AD, McMahon MJ, Bowen M, Cooper EH: C-reactive protein: An aid to assessment and monitoring of acute pancreatitis. J Clin Pathol 1984;37:207–211.
10 Büchler MW, Malfertheiner P, Schoetensack C, Uhl W, Beger HG: Sensitivity of antiproteases, complement factors and C-reactive protein in detecting pancreatic necrosis. Results of a prospective clinical study. Int J Pancreatol 1986;1:227–235.
11 Wilson C, Heads A, Shenkin A, Imrie CW: C-reactive protein, antiproteases and complement factors as objective markers of severity in acute pancreatitis. Br J Surg 1989;76:177–181.
12 Gudgeon AM, Heath DI, Hurley P, Jehanli A, Patel G, Wilson C, Shenkin A, Austen BM, Imrie CW, Hermon-Taylor J: Trypsinogen activation peptides assay in the early prediction of severity of acute pancreatitis. Lancet 1990;335:4–8.
13 Leser HG, Gross V, Scheibenbogen C, Heinisch A, Salm R, Lausen M, Ruckauer K, Andreesen R, Farthmann EH, Schölmerich J: Elevation of serum interleukin-6 concentration precedes acute-phase response and reflects severity in acute pancreatitis. Gastroenterology 1991;101:782–785.
14 Chen CC, Wang SS, Chao Y, Lu CW, Lee SD, Tsai YT, Lo KJ: C-reactive protein and lactate dehydrogenase isoenzymes in the assessment of the prognosis of acute pancreatitis. J Gastroenterol Hepatol 1992;7:363–366.
15 Vesentini S, Bassi C, Talamini G, Cavallini G, Campedelli A, Pederzoli P: Prospective comparison of C-reactive protein level, Ranson score and contrast-enhanced computed tomography in the prediction of septic complications of acute pancreatitis. Br J Surg 1993; 80:755–757.
16 Dominguez-Munoz J, Carballo F, Garcia M, de Diego J, Gea F, Yanguela J, de la Morena J: Monitoring of serum proteinase-antiproteinase balance and systemic inflammatory response in prognostic evaluation of acute pancreatitis. Dig Dis Sci 1993;38:507–513.
17 Pezzilli R, Billi P, Miniero R, Fiocchi M, Cappelletti O, Morselli-Labate AM, Barakat B, Sprovieri G, Miglioli M: Serum interleukin-6, interleukin-8, and beta 2-microglobulin in early assessment of severity of acute pancreatitis. Comparison with serum C-reactive protein. Dig Dis Sci 1995;40:2341–2348.
18 Stoelben E, Nagel M, Ockert D, Quintel M, Scheibenbogen C, Klein B, Saeger HD: Klinische Bedeutung der Zytokine Il-6, Il-8 und des C-reactiven Proteins im Serum von Patienten mit akuter Pankreatitis. Chirurg 1996;67:1231–1236.
19 Gloor B, Reber HA: Effects of cytokines and other inflammatory mediators on human acute pancreatitis. J Int Care Med 1998;13:305–312.
20 Norman J: The role of cytokines in the pathogenesis of acute pancreatitis. Am J Surg 1998;175:76–83.
21 Brady M, Christmas S, Sutton R, Neoptolemos J, Slavin J: Cytokines and acute pancreatitis. Baillieres Clin Gastroenterol 1999;13:265–289.
22 Rau B, Steinbach G, Gansauge F, Mayer JM, Grunert A, Beger HG: The potential role of procalcitonin and interleukin 8 in the prediction of infected necrosis in acute pancreatitis. Gut 1997; 41:832–840.
23 Viedma J, Perez-Mateo M, Dominguez J, Carballo F: Role of interleukin 6 in acute pancreatitis. Comparison with C-reactive protein and phospholipase A. Gut 1992;33:1264–1267.
24 Inagaki T, Hoshino M, Hayakawa T, Ohara H, Yamada T, Yamada H, Iida M, Nakazawa T, Ogasawara T, Uchida A, Hasegawa C, Miyaji M, Takeuchi T: Interleukin-6 is a useful marker for early prediction of the severity of acute pancreatitis. Pancreas 1997;14:1–8.
25 Gloor B, Printzen G, Mai G, Mueller CA, Uhl W, Büchler MW: Serum cytokine levels in mild and severe human acute pancreatitis. Digestion 1999;60:376.
26 Uhl W, Büchler MW, Malfertheiner P, Martini M, Beger HG: PMN-elastase in comparison with CRP, antiproteases, and LDH as indicators of necrosis in human acute pancreatitis. Pancreas 1991;6:253–259.
27 Büchler MW, Malfertheiner P, Schadlich H, Nevalainen TJ, Friess H, Beger HG: Role of phospholipase A2 in human acute pancreatitis. Gastroenterology 1989;97:1521–1526
28 Kortesuo PT, Nevalainen TJ, Büchler MW, Uhl W: Characterization of two phospholipases A2 in serum of patients with sepsis and acute pancreatitis. Eur J Clin Chem Clin Biochem 1992;30:263–269.
29 Uhl W, Schrag HJ, Schmitter N, Nevalainen TJ, Aufenanger J, Wheatley AM, Büchler MW. Pathophysiological role of secretory type I and II phospholipase A2 in acute pancreatitis: An experimental study in rats. Gut 1997;40:386–392.
30 Uhl W, Nevalainen TJ, Büchler MW: Phospholipase A2. Basic and clinical aspects in inflammatory diseases; in Büchler MW, Farthmann EH (eds): Progress in Surgery, vol 24. Basel, Karger, 1997.
31 Blind PJ, Büchler MW, Blackberg L, Andersson Y, Uhl W, Beger HG, Hernell O: Carboxylic ester hydrolase. A sensitive serum marker and indicator of severity of acute pancreatitis. Int J Pancreatol 1991;8:65–73.
32 Appelros S, Thim L, Borgstrom A: Activation peptide of carboxypeptidase B in serum and urine in acute pancreatitis. Gut 1998;42:97–102; 8–9.
33 Schmid SW, Uhl W, Steinle A, Rau B, Seiler C, Büchler MW: Human pancreas-specific protein. A diagnostic and prognostic marker in acute pancreatitis and pancreas transplantation. Int J Pancreatol 1996;19:165–170.

Chirurgische Gastroenterologie

Hauptthema · Main Theme

Chir Gastroenterol 1999;15:328–333

Therapeutische Beeinflussung des Schweregrads der akuten Pankreatitis

J. Werner E. Klar

Chirurgische Universitätsklinik Heidelberg

Schlüsselwörter
Akute Pankreatitis: Therapieverfahren (experimentell, klinisch, konservativ)

Key Words
Acute pancreatitis: treatment (experimental, clinical, conservative management)

Zusammenfassung
Die akute Pankreatitis wird primär immer konservativ und bei schweren Krankheitsverläufen intensivmedizinisch behandelt. Eine spezifische kausale Therapie ist bisher nicht verfügbar; die unspezifische Basistherapie besteht aus einer ausreichenden Volumensubstitution und Analgesie. Medikamente, die die Mikrozirkulation von Pankreas, Lunge und Darm verbessern und die lokale und systemische inflammatorische Reaktion vermindern, sind aussichtsreiche therapeutische Ansätze in der Behandlung schwerer nekrotisierender Pankreatitiden, müssen jedoch noch klinisch in prospektiven Studien evaluiert werden. Derzeit gelten als erfolgversprechende Therapiemöglichkeiten die isovolämische Hämodilution mit Dextran, Dextraninfusionen, NO- und Endothelinantagonisten sowie eine ICAM-1-Antagonisierung. Zusätzlich ist eine Antibiotikatherapie bei der nekrotisierenden Verlaufsform zur Prophylaxe von septischen Komplikationen empfehlenswert.

Summary
The management of acute pancreatitis is complex. Although numerous medical therapies have been proposed, few interventions have been shown to benefit patients with severe disease. Volume resuscitation and adequate analgesia are used the unspecific management of acute pancreatitis. Prophylactic antibiotic treatment should be performed in patients with necrotizing disease. Specific therapies which are directed at the microcirculatory disturbances of the pancreas, lung, and intestine in acute pancreatitis are promising, but need to be evaluated in clinical trials. Promising data are available for hemodilution with dextran, dextran infusions, nitric oxide agonists, endothelin antagonists, and anti-ICAM-1 therapy. In case of a necrotizing course, an additional antibiotic therapy is recommended to prevent septic complications.

Allgemeine intensivmedizinische Therapie bei schwerer Pankreatitis

Ziel der Basistherapie ist es, sekundäre Komplikationen der akuten Pankreatitis wie pulmonale, kardiozirkulatorische, renale und metabolische Dekompensationen zu vermeiden. Eine therapeutische Beeinflussung ist nur durch frühzeitiges Erkennen der komplizierten Verläufe durch regelmäßiges Monitoring sämtlicher Patienten möglich. Die sofortige Einleitung der symptomatischen intensivmedizinischen Standardtherapie ist die Grundlage zur Senkung der hohen Mortalität (Tab. 1).

Als Besonderheit der akuten Pankreatitis führen in der Frühphase die Verlagerung von mehreren Litern Flüssigkeit von intravaskulär in den «dritten Raum», Elektrolytverschiebungen sowie die Einschwemmung von toxischen und vasoaktiven Substanzen zur Entwicklung einer kardiozirkulatorischen Dekompensation [1, 2]. Zur Rekompensation des intravaskulären Volumens, des zentralen Venendrucks und des systemischen Blutdrucks ist eine massive Volumensubstitution (oft 300–500 ml/h) notwendig. Zur kardiozirkulatorischen Stabilisierung ist manchmal die Applikation von Katecholaminen indiziert. Tierexperimentelle Studien zeigen hierbei eine Überlegenheit von Dopamin im Vergleich zu anderen Kate-

KARGER

Fax +49 761 452 07 14
E-mail kargergmbh@aol.com
www.karger.com

Accessible online at:
http://BioMedNet.com/karger

Dr. J. Werner
Chirurgische Universitätsklinik Heidelberg
Im Neuenheimer Feld 110
D-69120 Heidelberg
Tel. +49 62 21 56-61 10, Fax -57 81

Tab. 1. Intensivmedizinische Maßnahmen bei schwerer nekrotisierender Pankreatitis

Komplikationen	Monitoring	Therapie
Kardiozirkulatorisch	Zentralvenendruck vermindert	Volumensubstitution
	MAD < 70 mm Hg	Dopamin
	systolischer Blutdruck < 80 mm Hg	Noradrenalin
Metabolisch	DIC	Frischplasma
	Hypokalzämie	Kalziumglukonat
	Hyperglykämie > 11 mmol/l	Insulin
Pulmonal	O_2-Sättigung < 92%	O_2-Sonde
	pO_2 < 60 mm Hg mit O_2-Sonde	Intubation, Beatmung
Renal	Oligurie	Diuretika
	Kreatinin > 120 μmol/l	evtl. Dopamin
	Harnstoff > 200 mg/dl	Hämodialyse

cholaminen, da es den peripheren Widerstand erhöht, aber die Pankreasperfusion erhält [3]. Die lokale vasokonstriktive Wirkung der Katecholamine ist im Pankreas von Nachteil, da es zu einer vermehrten Nekrosenausbildung durch die örtliche Ischämie kommt [4]. Bei Abfall der Sauerstoffsättigung sollte Sauerstoff appliziert werden, und der Patient ist gegebenenfalls zu intubieren und zu beatmen. Auf keinen Fall darf die Flüssigkeitssubstitution wegen einer drohenden respiratorischen Insuffizienz unterbrochen werden [5]. Eine Oligurie in den ersten 48 h nach Krankheitsbeginn ist in den meisten Fällen mit einer hohen Komplikationsrate der akuten Pankreatitis assoziiert [2], so daß nephrotoxische Medikamente vermieden werden sollten. Eine Hämodialyse wird jedoch nur selten erforderlich [5]. Der Einsatz der Hämofiltration zur Toxinelimination bei normaler Nierenfunktion ist unserer Ansicht nach nicht indiziert. Der Mechanismus ist spekulativ, der experimentelle Hintergrund fehlt und die klinischen Daten beruhen auf wenigen nicht randomisierten Beobachtungsstudien [6].

Spezifische Therapien der akuten Pankreatitis

Aufgrund pathophysiologischer Überlegungen wurden verschiedene spezifisch-therapeutische Ansätze evaluiert. Einige der nachfolgend aufgeführten Substanzen zeigten experimentell teilweise erstaunliche Effekte, waren jedoch nur bei prophylaktischer Applikation vor Induktion der akuten Pankreatitis wirksam. In den letzten 10 Jahren wurden jedoch innovative Konzepte entwickelt, die teilweise in die Klinik eingeführt werden konnten. Randomisierte Studien stehen zum Großteil noch aus.

Unwirksame oder nicht gesicherte Therapieformen
Die Verwendung einer *Magensonde* soll helfen, die Pankreasstimulation zu vermindern, hatte aber in allen bisher durchgeführten kontrollierten Studien keinen positiven Effekt [7, 8]. In diesen Studien wurde jedoch nicht zwischen milden und schweren Verläufen der Pankreatitis unterschieden. Patienten mit rezidivierendem Erbrechen, Übelkeit oder einem paralytischen Ileus sollten wegen der Aspirationsgefahr immer eine Magensonde erhalten. Im Falle der gleichzeitigen enteralen Ernährung können doppellumige Sonden (jejunale Nahrungszufuhr, gastrale Absaugung) eingesetzt werden.
Obwohl die Mechanismen, die letztendlich zur Pankreaszellnekrose führen, nicht vollständig klar sind, wurde zur Therapie der akuten Pankreatitis eine Vielzahl von Medikamenten untersucht, die die Pankreassekretion reduzierten. Die Therapie mit Glukagon, Calcitonin, pankreatischem Polypeptid, Antagonisten der Cholezystokininrezeptoren, Atropin oder H_2-Blockern zeigten zwar vereinzelt positive Wirkungen in tierexperimentellen Untersuchungen; klinisch kontrollierte Studien waren jedoch ohne Therapieeffekt. Auch Somatostatin und dessen Analoga wiesen positive Effekte in einzelnen tierexperimentellen Studien auf, wenn das Hormon prophylaktisch appliziert wurde. In zwei randomisierten Studien [9, 10] konnten jedoch keinerlei Effekte von Octreotid, einem Somatostatin-Analogon, beobachtet werden. Hier wurde in der großen Multizenterstudie [10] bei 302 Patienten mit einer schweren nekrotisierenden Pankreatitis nachgewiesen, daß Somatostatin keinerlei Auswirkungen auf die Komplikationsrate oder Mortalität hatte.
Mit dem Ziel, bereits freigesetzte Pankreasenzyme zu neutralisieren, wurden verschiedene Proteaseinhibitoren untersucht. In mehreren Tierstudien konnte eine Reduktion der Nekrosen und der Mortalität nach Gabe von Aprotinin, Camostat (Foy 305) und E3123 nachgewiesen werden. Aprotinin (Trasylol®, Bayer Leverkusen) zeigte nur in einer Studie [11] einen positiven Effekt auf den Verlauf der akuten Pankreatitis beim Menschen, während in weiteren Studien mit dieser Substanz keine Reduktion der Komplikationsrate oder der Mortalität zu beobachten war [12, 13]. Das gleiche gilt für Gabexatmesilat. Es gelangt durch sein kleineres Molekulargewicht zwar in die Azinuszelle, konnte aber in zwei Studien keine Verminderung der Erkrankungsschwere oder der Komplikationen bewirken [14, 15]. Das Präparat zeigte lediglich bei einer Vergleichsstudie gegen Aprotinin (allerdings bei Fehlen einer Kontrollgruppe) eine Reduktion von Multiorganversagen trotz der Ausbildung von Pankreasnekrosen [16].
Aus diesen Studien wird deutlich, daß durch die Anwendung von Antiproteasen oder antisekretorischen Medikamenten kaum bzw. keine therapeutische Verbesserung der akuten Pankreatitis erreicht werden kann. Prophylaktische Wirkungen sind klinisch nur im Rahmen von Pankreatitiden, die durch die endoskopische retrograde Cholangiopankreatikographie (ERCP) induziert wurden, denkbar. Eine randomisierte Studie zeigt in der Tat, daß die prophylaktische Gabe von Gabexatmesilat die Mortalität senkt [17]. Da schwere Krankheitsverläufe nach ERCP sehr selten sind, muß vor einer allgemeinen Anwendungsempfehlung zur Pankreatitisprophylaxe durch Studien eine Risikogruppe definiert werden, die von dieser teuren Vorsorge Nutzen ziehen könnte.
Auch die Ausschwemmung aktiver Verdauungsenzyme und entstandener Metabolite mittels Peritoneallavage reduziert nicht die Krankenhausmorbidität oder Mortalität der akuten Pankreatitis

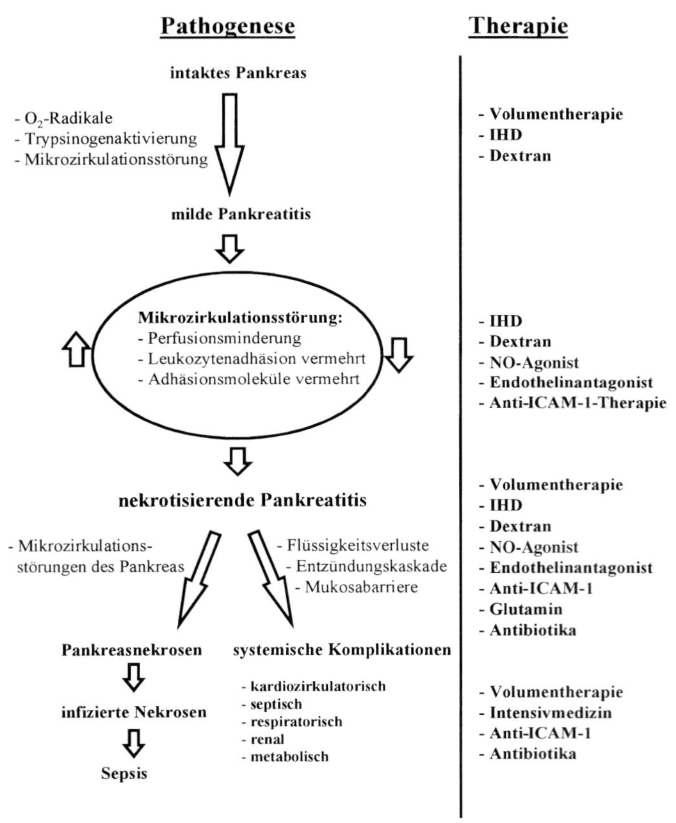

Abb. 1. Therapeutische Beeinflussung der akuten Pankreatitis.

[18], obwohl eine Studie über die Reduktion von Schmerzen und kardiopulmonalen Komplikationen durch die Anwendung dieses Verfahrens berichtete [19].

Neue Therapieformen

Die zur Zeit effektivste Therapie der akuten Pankreatitis ist die ausreichende Volumensubstitution. Neben der Stabilisierung der Makrohämodynamik sind einzelne Volumenersatzpräparate in der Lage, die Mikrozirkulationsstörung des Pankreas bei nekrotisierendem Krankheitsverlauf positiv zu beeinflussen (Abb. 1). Die in diesem Abschnitt behandelten Substanzen wirken zusätzlich antiinflammatorisch [20–24]. Medikamente, die eine intrazelluläre Proteasenaktivierung unterdrücken oder eine Sekretionshemmung der Azinuszelle bewirken, werden heute nicht mehr als effektive Therapeutika überprüft, da diese Prozesse bei den meisten Patienten mit akuter Pankreatitis bei der ersten Arztvorstellung bereits irreversibel abgelaufen sind und deshalb keinen Einfluß auf die weitere Entwicklung der Erkrankung haben.

Isovolämische Hämodilution mit Dextran

Die Volumensubstitution ist die wichtigste Maßnahme in der initialen Therapie der akuten Pankreatitis. Damit werden Flüssigkeitsverluste in den dritten Raum ausgeglichen. Zusätzlich können die Mikrozirkulation und Oxygenierung des Pankreas verbessert und so das Fortschreiten des Parenchymschadens begrenzt werden. Parenchymnekrosen bilden sich innerhalb der ersten 3 Tage aus [25], die Mehrzahl der Patienten kommt jedoch erst nach mehr als 48 h nach Symptombeginn zur ärztlichen Behandlung. Der erhöhte Hämatokrit bei akuter Pankreatitis ist mittels der isovolämischen Hämodilution (IHD) im Gegensatz zur reinen Infusionstherapie rasch und sicher auf einen rheologisch optimalen Wert zu senken [26, 27]. Da Patienten mit einer schweren Pankreatitis eine erhöhte Gefäßpermeabilität besitzen und oft eine eingeschränkte Nierenfunktion haben, wäre ein zu rasches Absenken des Hämatokritwerts mittels alleiniger Volumenzufuhr gefährlich, da unter anderem ein Lungenödem induziert werden würde. Tierexperimentell wurde nachgewiesen [28, 29], daß der Hämatokrit mittels IHD mit Dextran schnell und sicher (ohne Veränderungen der kardiorespiratorischen Parameter) von >50 auf 30% gesenkt werden konnte. Dieses führte zur verbesserten Mikrozirkulation des Pankreas und Reduktion des Pankreaszellschadens, besonders in den den nekrotischen Arealen angrenzenden Bereichen, und zur Stagnation des Nekrosenausmaßes [28, 29]. In Anlehnung an diese tierexperimentellen Untersuchungen wurde von 1990 bis 1994 bei 18 Patienten mit einer schweren nekrotisierenden Pankreatitis (Ranson-Score 5,4; Median) in einer Phase-II-Studie die IHD mit Dextran 60 durchgeführt [24]. Der erhöhte Hämatokrit (48–52%) konnte durch den Austausch von Vollblut gegen Dextran 60 innerhalb von 1 h auf 33% (Median) gesenkt werden. Die Letalität der Studiengruppe war mit 11% geringer als im historischen Vergleichskollektiv (25%). Bei 14 Patienten konnte eine rasche Stabilisierung des Allgemeinzustands und ein Abfall des APACHE-II-Scores erreicht werden. Sie zeigten keine Progression der CT-dokumentierten Nekrosen. Vier der 18 Patienten blieben intensivbehandlungspflichtig (beatmungs-, katecholamin-, hämodialysepflichtig), und lediglich bei 2 vergrößerte sich das Ausmaß der Pankreasnekrosen. Aufgrund dieser positiv ausgefallenen klinischen Phase-II-Studie führen wir seit 1998 eine Multizenterstudie durch.

Dextraninfusion

Dextran hat neben seinen Volumeneffekten mehrere bei der akuten Pankreatitis wünschenswerte Eigenschaften. Dextran 60 wirkt sowohl als Plasmaexpander als auch positiv auf die Mikrozirkulationsstörungen bei akuter Pankreatitis [21, 22, 27, 30]. Es hat einen perfusionssteigernden, antithrombotischen Effekt [28] und hemmt die bei der akuten Pankreatitis stark vermehrten Leukozyten-Endothel-Interaktionen in der Mikrozirkulation des Pankreas und damit einen wichtigen Schritt der Entzündungskaskade [30]. Im Gegensatz zu anderen Kolloiden ist die Verbesserung der Mikrozirkulation längerfristig [22]. Tierexperimentelle Studien zeigten auch nach deutlich verzögertem Therapiebeginn eine signifikante Reduktion der Parenchymnekrosen und der Letalität [21, 22]. Neben der lokalen Verminderung des Parenchymschadens verbessert Dextran auch die Mukosaperfusion des Darms, welche bei schweren Krankheitsverläufen reduziert ist. Die Mukosaminderperfusion bedingt die Aufhebung der Mukosabarriere und damit die Ausbildung septischer Komplikationen [31]. Die alleinige Infusion von Dextran 60 hat zumindest tierexperimentell einen vergleichbaren therapeutischen Effekt wie die isovolämische Hämodilution mit Dextran und ist einfacher zu applizieren.

Zytokinantagonisierung
Die Antagonisierung von Zytokinen zielt auf die Reduzierung der systemischen inflammatorischen Auswirkungen der akuten Pankreatitis ab. Die Therapie der akuten nekrotisierenden Pankreatitis mit Anti-Interleukin(IL)-1 und Anti-Tumornekrosefaktor(TNF)-α zeigt bei der experimentellen nekrotisierenden Pankreatitis der Maus eine Verringerung der Pankreasnekrosen und der Letalität [32]. Die kombinierte Antagonisierung der Zytokine IL-1 und TNF-α hatte keinen additiven Effekt, so daß die Inhibition eines zentralen Zytokins innerhalb der Entzündungskaskade ausreichend zu sein scheint [33]. Die Therapie der experimentellen Pankreatitis mit dem natürlichen Antizytokin IL-10 verringerte ebenfalls die histologische Schädigung des Pankreas [34]. Kritisch ist bei diesen Studien zu werten, daß die Antagonisierung von Zytokinen nie während eines therapiefreien Intervalls untersucht wurde. Letzteres trifft ebenfalls für Lexipafant, einen Plättchenaktivationsfaktor(PAF)-Antagonisten, zu. Experimentelle Studien, die eine Reduktion des Pankreasschadens zeigten, benutzen lediglich das Modell einer milden akuten Pankreatitis [35] und verabreichten den PAF-Antagonisten nur prophylaktisch. Die experimentelle Untersuchung der Wirksamkeit dieses Medikaments in einem Modell der schweren nekrotisierenden Pankreatitis ergab keinen Einfluß auf das Nekroseausmaß und die Letalität [36]. Eine erste klinische Studie zeigte zwar einen Abfall von schweren Komplikationen durch die Therapie mit Lexipafant [37], die Überprüfung in internationalen Multizenterstudien konnte diesen Effekt jedoch nicht bestätigen.
Die Zytokinantagonisierung scheint somit kein erfolgversprechendes therapeutisches Prinzip in der Behandlung der akuten Pankreatitis zu sein. Ursache ist wahrscheinlich, daß in der Regel die Patienten für diese Therapie zu spät einen Arzt aufsuchen und somit die systemische Entzündungskaskade bereits weitestgehend initiiert ist und kaum noch vermindert werden kann. Ein Effekt auf die Progression der Pankreasnekrosen besteht nicht.

NO- und Endothelinantagonisten
Mikrozirkulationsstörungen des Pankreas im Rahmen einer akuten Pankreatitis sind unter anderem auch Folge einer Dysbalance zwischen verschiedenen vasoaktiven Mediatoren. NO und Endothelin sind zwei der wichtigsten antagonistisch wirkenden Mediatoren [38]. Während Endothelin bei akuter Pankreatitis, Sepsis und Ischämie vermehrt im Plasma vorliegt und den Schweregrad der akuten Pankreatitis durch die vasokonstriktorische Wirkung verschlechtert [39], hat NO protektive Effekte auf die Mikrozirkulationsstörung, reduziert die Flüssigkeitsextravasation, die Leukozyteninfiltration und die Pankreasschädigung [40, 41]. Ähnliche Wirkungen wie mit NO-Agonisten (z.B. L-Arginin) können durch einen Endothelin-1-Antagonisten in experimentellen Modellen erzielt werden [39]. Ob die medikamentöse Beeinflussung des Gleichgewichts vasoaktiver Substanzen in der Klinik durchführbar ist, ob eine einheitliche Dosis dieser Mediatoren verabreicht werden kann oder ob sie bei jedem Patienten individuell angepaßt werden muß, bleibt abzuwarten. Eine Überdosierung von NO-Agonisten führt jedenfalls im Tierexperiment zur Induktion einer akuten Pankreatitis.

Antikörper gegen Intercellular Adhesion Molecule-1 (ICAM-1)
Ein sehr vielversprechender Therapieansatz der akuten Pankreatitis scheint die Applikation von monoklonalen Antikörpern gegen ICAM-1 zu sein. ICAM-1 wird auf Endothelzellen exprimiert, und durch eine Vielzahl von inflammatorischen Mediatoren wird sein vermehrter Ausstoß angeregt [42]. Es vermittelt die feste Adhäsion von Leukozyten in der Mikrozirkulation am Endothel und die Migration durch das Endothel in das Gewebe und ist somit die Determinante für das Ausmaß der Organschäden [43]. Im Vergleich zur Trypsinogen- und Zytokinaktivierung ist eine vermehrte Expression von ICAM-1 erst nach 4fachem Zeitintervall zu beobachten und geht unmittelbar der extensiven Leukozyteninfiltration und Organschädigung bei akuter Pankreatitis voraus [44]. Die vermehrte Expression von ICAM-1 korreliert mit dem Schweregrad der akuten Pankreatitis und ist nur bei schweren Formen auch systemisch vorhanden. Die systemische Expression geht den systemischen Komplikationen ARDS und Sepsis voraus [44]. Da die Anti-ICAM-1-Therapie in einen sekundären Schritt der Entzündungskaskade eingreift, ist eine Behandlung auch nach abgelaufener Enzymkaskade noch möglich. In experimentellen Studien wurden bei Applikation nach einem langen therapiefreien Intervall sowohl die lokalen als auch die systemischen Mikrozirkulationsstörungen und Organschäden reduziert und die Mortalität gesenkt [45]. Die Mukosaperfusion des Darms sowie die konsekutive bakterielle Translokation und Ausbildung von Pankreasinfekten und Sepsis konnten durch die Applikation von Anti-ICAM-1 vermindert werden [46]. Die Therapie mit monoklonalen Antikörpern gegen ICAM-1 ist zur Zeit der vielversprechendste experimentelle therapeutische Ansatz, der jedoch noch nicht klinisch überprüft wurde.

Glutamin
Bei der akuten Pankreatitis liegt eine Barrierestörung der Mukosa vor [47]. Diese ist teilweise ischämisch bedingt (s. oben), teilweise jedoch durch einen Glutaminmangel zu erklären [48]. Glutamin ist eine nichtessentielle Aminosäure, die für den Energiestoffwechsel des Darms und die Mukosaintegrität mitverantwortlich ist [48, 49]. Tierexperimentelle Beobachtungen konnten bei intravenöser Applikation von Glutamin eine Reduktion der Darmpermeabilität für Bakterien und eine verminderte Pankreasinfektionsrate bei schwerer Pankreatitis zeigen. Klinische Ergebnisse stehen jedoch noch aus.

Klinische Therapiestrategien: Verhinderung der bakteriellen Superinfektion und Protektion der Mukosabarriere

Antibiotikatherapie: Die Wertigkeit einer prophylaktischen Antibiose bei schwerer akuter Pankreatitis wird seit Jahrzehnten kontrovers diskutiert [50]. Sekundäre Infektionen von Pankreasnekrosen und septische Komplikationen sind heute die Hauptursache der weiterhin hohen Mortalität der schweren Pankreatitis. Besonders gefährdet sind Patienten mit ausgedehnten Pankreasnekrosen. Diese werden in der Mehrzahl der Fälle innerhalb der ersten 3 Wochen nach Symptombeginn durch Bakterien aus dem Intestinaltrakt infiziert, wobei gramnegative Bakterien die für die Prognose relevanten Keime darstellen [51, 52]. Tierexperimentelle Untersuchungen konnten zeigen, daß Imipenem, nicht jedoch Antibiotika mit anderem Wirkprofil (u.a. Cefotaxim) [53], eine Reduktion der Keimbesiedlung der Pankreasnekrosen und eine Reduktion septischer Spätkomplikationen (u.a. Abszesse) bewirkte und damit zur Senkung der Letalität führte [54]. Eine Ulmer Studie, die Antibiotikakonzentrationen im Blut und Pankreas evaluierte, konnte zeigen, daß Ciprofloxacin, Ofloxacin und Imipenem die höchsten Konzentrationen im Pankreas aufzeigten und zusätzlich exzellent gegen die üblicherweise in Pankreasnekrosen vorkommenden Keime wirksam waren [55]. Die Ergebnisse neuer kontrollierter klinischer Studien bestätigen diese experimentellen Untersuchungen über die Wirksamkeit einer antibiotischen Prophylaxe [50, 56–61]. Bis auf eine [57] zeigten alle diese Studien eine Reduktion der Infektionsrate der Pankreasnekrosen und eine Verminderung der Abszeßinzidenz. Die Mortalität wurde in zwei von sieben Studien gesenkt [57, 60]. Hierbei erbrachte vor allem die Kombination der systemischen Antibiose mit einer selektiven Darmdekontamination eine effektive Senkung gramnegativer Infektionen und eine signifikante Reduktion der Spätmortalität (>2 Wochen nach Krankheitsbeginn) [60]. Neben Imipenem reduzierten auch andere neue Antibiotika Komplikationen und die Mortalität schwerer nekrotisierender Krankheitsverläufe der akuten Pankreatitis [62].

Obwohl die einzelnen Studien aus verschiedenen Gründen kritisiert werden können, zeigen ihre Gesamtergebnisse, daß eine prophylaktische Gabe von Antibiotika bei schwerer Pankreatitis dringend zu empfehlen ist. Es bleibt jedoch zur Zeit offen, welche Antibiotika verabreicht werden sollten und ob diese allein oder in Kombination mit der selektiven Darmdekontamination durchzuführen ist. Auch bleibt unklar, wann mit der antibiotischen Therapie begonnen werden sollte und wie lange eine Antibiose indiziert ist. Zur Zeit führen die meisten Zentren eine systemische Antibiose bei schwerer Pankreatitis durch. Aufgrund der bisherigen experimentellen und klinischen Daten ist nach Diagnose eines schweren Krankheitsverlaufs ein möglichst früher Therapiebeginn zu empfehlen. Hierbei sind Antibiotika sinnvoll, die gegen ein weites Keimspektrum und vor allem gegen gramnegative Bakterien wirksam sind (z.B. Imipenem).

Die *selektive Darmdekontamination* besteht in der Verabreichung nichtresorbierbarer oraler Antibiotika, die die gramnegativen Bakterien, die Hauptverursacher sekundärer Pankreasinfektionen, selektiv aus dem Darm eliminieren [61]. Diese Methode wurde bisher lediglich in einer Studie in Verbindung mit einer systemischen Antibiose klinisch evaluiert und zeigte eine signifikante Reduktion der Spätmortalität [61]. Da bei dieser Untersuchung jedoch auch gleichzeitig eine systemische Antibiose durchgeführt wurde, könnte der Therapieeffekt durch die Kombination von systemischer und lokaler Antibiose zu erklären sein.

In den letzten Jahren weisen mehrere Studien darauf hin, daß die *enterale Ernährung* über eine Jejunalsonde in schweren Verläufen der akuten Pankreatitis günstig sein könnte [63–65]. Vorausgesetzt, daß die Sonde jenseits des Treitzschen Bandes plaziert ist, ist die Methode selbst bei Ileuszuständen komplikationsarm und verspricht, vor allem septische Komplikationen zu vermeiden [65]. Die frühzeitige enterale Ernährung scheint die mukosale Integrität zu erhalten und damit eine Reduktion der Mukosabarriere zu verhindern. Festzuhalten gilt, daß die enterale Ernährung vom Ausmaß des Subileus abhängt und nicht in jedem Fall praktikabel ist. Es ist jedoch nachgewiesen, daß die Nahrungszufuhr in das Ileum zu einer Hemmung der Pankreassekretion führt und somit ebenfalls zu einer «Stillegung» des Pankreas führt. Das Postulat einer ausschließlich parenteralen Ernährung in der Frühphase der akuten Pankreatitis ist somit nicht mehr haltbar.

Schlußfolgerung: Die symptomatische Basistherapie, die ausreichende Volumensubstitution mit ihren positiven spezifischen Effekten auf die Pankreasperfusion und Oxygenierung und eine Antibiotikaprophylaxe bei nekrotisierender Pankreatitis sind gesicherte Therapieverfahren der akuten Pankreatitis. Ob neue, die Mikrozirkulation des Pankreas verbessernde Therapeutika einen positiven Effekt auf den Verlauf der akuten Pankreatitis haben, bleibt abzuwarten.

Literatur

1 Steer M, Saluja A: Experimental acute pancreatitis: Studies of the early events that lead to cell injury; in Go V, DiMagnio EP, Gardner JD, Lebenthal E, Reber HA, Scheele GA (eds): The Pancreas: Biology, Pathology and Disease. New York, Raven, 1995, pp 489–550.
2 Pitchumoni CS, Agarwal N, Jain NK: Systemic complications of acute pancreatitis. Am J Gastroenterol 1988;83:597–604.
3 Karanjia ND, Widdison AL, Lutrin FJ, Reber HA: Dopamine in models of acute pancreatitis. Gut 1994;35:547–553.
4 Klar E, Rattner DW, Compton CC, Stanford G, Chernow B, Warshaw AL: Adverse effects of therapeutic vasoconstrictors in experimental acute pancreatitis. Ann Surg 1991;325:382–387.
5 Tenner S, Banks PA: Acute pancreatitis: Nonsurgical management. World J Surg 1997;21:143–148.
6 Klar E: Hemodilution and hemofiltration in severe acute pancreatitis; in Büchler MW, Uhl W, Friess H (eds): Acute Pancreatitis: Novel Concepts in Biology and Therapy. Berlin, Blackwell, 1999, pp 423–428.
7 Naeije R, Salingret E, Clumeck N, DeTroyer A, Devis G: Is nasogastric suction necessary in acute pancreatitis? Br Med J 1978;2:659–660.
8 Sarr MG, Sanfey H, Cameron JL: Prospective, randomized trial of nasogastric suction in patients with acute pancreatitis. Surgery 1986;100:500–504.
9 D'Amico D, Favia G, Biassiato R, Cassacia M, Falcone F: The use of somatostatin in acute pancreatitis: Results of a multicenter trial. Hepatogastroenterology 1990;37:92–96.
10 Uhl W, Malfertheiner P, Adler G, Bruch HP, Lankisch PG: A randomized controlled multicentric trial on the role of octreotide in human acute pancreatitis. Gastroenterology 1997;112:488.
11 Trapnell JE, Ribgby CC, Talbot CH, Duncan EH: A controlled trial of Trasylol in the treatment of acute pancreatitis. Br J Surg 1974;61:177–182.
12 Imrie CW, Benjamin IS, Ferguston JC, McKay AJ, Mackenzie I: A single centre double blind trial of Trasylol therapy in primary acute pancreatitis. Br J Surg 1978;65:337–341.

13 Goebel H, Ammann R, Herfarth C: A double blind trial of synthetic salmon calcitonin in the treatment of acute pancreatitis. Scand J Gastroenterol 1978;14:881–884.
14 Freise J, Melzer F, Schmidt W, Horbach L: Gabexate mesilate in der Behandlung der akuten Pankreatitis. Z Gastroenterol 1986;24:200–211.
15 Büchler MW, Malfertheiner P, Uhl W, Schölmerich J, Stöckmann F: Gabexate mesilate in acute pancreatitis. Gastroenterology 1993;104:1165–1170.
16 Pederzoli P, Cavallini G, Falconi M, Bassi C: Gabexate mesilate versus aprotinin in human acute pancreatitis. Int J Pancreatol 1993;14:117–123.
17 Cavallini G, Tittobello A, Frulloni L, Masci E, Mariani A, Di Franszesco V: Gabexate for the prevention of pancreatic damage related to endoscopic cholangiography. N Engl J Med 1996;335:919–923.
18 Mayer AD, McMahon MJ, Corfield AP, Cooper MJ, Williamson CN: Controlled clinical trial of peritoneal lavage for the treatment of severe acute pancreatitis. N Engl J Med 1985;312:399–404.
19 Ranson JH, Berman RS: Long peritoneal lavage decreases pancreatic sepsis in acute pancreatitis. Ann Surg 1990;211:708–718.
20 Beger HG, Bittner R Büchler MW: Hemodynamic data pattern in patients with acute pancreatitis. Gastroenterology 1986;90:74–79.
21 Schmidt J, Huch K, Mithöfer K, Sinn P, Buhr HJ, Warshaw AL, Herfarth C, Klar E: Benefits of various dextrans after delayed therapy in necrotizing pancreatitis of the rat. Intensive Care Med 1996;22:1207–1213.
22 Werner J, Schmidt J, Langer C, Gebhard MM, Herfarth C, Klar E: Superiority of dextran compared to crystalloids and other colloids in the treatment of acute necrotizing pancreatitis. Pancreas 1995;11:452.
23 Klar E, Messmer K, Warshaw AL, Herfarth C: Pancreatic ischemia in experimental acute pancreatitis: Mechanism, significance and therapy. Br J Surg 1990;77:1205–1210.
24 Klar E, Foitzik T, Buhr H, Messmer K, Herfarth C: Isovolemic hemodilution with dextran 60 as treatment of pancreatic ischemia in acute pancreatitis. Ann Surg 1993;217:369–374.
25 Isemann MR, Büchler MW, Uhl W, Malfertheiner P, Beger HG: Pancreatic necrosis develops within 96 hours. Digestion 1996;46:145–152.
26 Arfors KE, Buckley PB: Role of artificial colloids in rational fluid therapy; in Tuma RF, White JV, Messner K (eds): The Role of Hemodilution in Optimal Patient Care. München, Zuckerschwerdt, 1993, p 100.
27 Messmer K: Acceptable hematocrit levels in surgical patients. World J Surg 1987;11:41.
28 Klar E, Herfarth C, Messmer K: Therapeutic effect of isovolemic hemodilution with Dextran 60 on the impairment of pancreatic microcirculation in acute biliary pancreatitis. Ann Surg 1990;211:346–349.
29 Klar E, Mall G, Messmer K, Herfarth C: Improvement of impaired pancreatic microcirculation by isovolemic hemodilution protects pancreatic morphology in acute biliary pancreatitis. Surg Gynecol Obstet 1993;176:144–151.
30 Werner J, Schmidt J, Gebhard MM, Herfarth C, Klar E: Überlegenheit von Dextran gegenüber HAES und Kristalloiden in der Leukozyten-Endothel-Interaktion bei experimenteller Pankreatitis. Langenbecks Arch Chir 1996;suppl 1:469–472.
31 Werner J, Secchi A, Schmidt J, Gebhard MM, Herfarth C, Klar E: Dextran may lower septic complications in necrotizing pancreatitis. Gastroenterology 1997;112:A1485.
32 Hughes CB, Grewal HP, Gaber LW, Kotb M, Mann L, Gaber AO: Anti-TNF therapy improves survival and ameliorates the pathophysiologic sequelae in acute pancreatitis in the rat. Am J Surg 1996;171:274–280.
33 Denham W, Yang J, Fink G, Denham D, Carter G, Ward K, Norman J: Gene targeting demonstrates additive detrimental effects of interleukin 1 and tumor necrosis factor during pancreatitis. Gastroenterology 1997;113:1741–1746.
34 Rongione AJ, Kusske AM, Kwan K, Ashley SW, Reber HA, McFadden DW: Interleukin 10 reduces the severity of acute pancreatitis in rats. Gastroenterology 1997;112:960–967.
35 Formela LJ, Wood LM, Whittaker M, Kingsnorth AN: Amelioration of experimental acute pancreatitis with a potent platelet-activating factor antagonist. Br J Surg 1994;81:1783–1785.
36 Rivera JA, Werner J, Warshaw AL, Lewandrowski KB, Rattner DW, Fernandez-del Castillo C: Lexipafant fails to improve survival in severe necrotizing pancreatitis in rats. Int J Pancreatol 1998;23:101–106.
37 McKay CJ, Curran F, Sharples C, Baxter N, Imrie CW: Prospective placebo-controlled randomized trial of lexipafant in predicted severe acute pancreatitis. Br J Surg 1997;84:1239–1243.
38 Filep JP, Födes-Filep E, Rousseau A, Sirois P, Fournier A: Vascular responses to endothelin-1 following inhibition of nitric oxide synthesis in the conscious rat. Br J Pharmacol 1993; 110:1213–1221.
39 Foitzik T, Faulhaber J, Hotz HG, Kirchengast M, Buhr HJ: Endothelin-1 triggert die Ausbildung der schweren akuten Pankreatitis. Langenbecks Arch Chir 1997;1:749–753.
40 Molero X, Guarner F, Salas A, Mourelle M, Puig V, Malagelada JR: Nitric oxide modulates pancreatic basal secretion and response to caerulein in the rat. Gastroenterology 1995;108:1855–1862.
41 Werner J, Rivera J, Fernandez-del Castillo C, Warshaw AL: Differing roles of nitric oxide in the pathogenesis of acute edematous versus necrotizing pancreatitis. Surgery 1997;121:23–30.
42 Springer T: Adhesion receptors of the immune system. Nature 1990;345:425–434.
43 Pober JS, Cotran RS: The role of endothelial cells in inflammation. Transplantation 1990; 50:537–544.
44 Werner J, Z'graggen K, Fernandez-del Castillo C, Lewandrowski KB, Compton CC, Warshaw AL: Specific therapy for local and systemic complications of acute pancreatitis with monoclonal antibodies against ICAM-1. Ann Surg 1999; 229:834–842.
45 Werner J, Hartwig W, Schmidt E, Gebhard MM, Herfarth C, Klar E: Reduktion lokaler und systemischer Komplikationen der akuten Pankreatitis durch monoklonale Antikörper gegen ICAM-1. Langenbecks Arch Chir 1998;1:725–729.
46 Werner J, Hartwig W, Schmidt J, Herzog L, Köppel T, Sinn P, Gebhard MM, Herfarth C, Klar E: Monoclonal antibodies against ICAM-1 reduce leukocyte infiltration and prevent septic complications in acute pancreatitis. Digestion 1998; 59:228.
47 Ryan CM, Schmidt J, Lewandrowski J, Compton CC, Rattner DW, Warshaw AL: Gut macromolecular permeability in pancreatitis correlates with severity of disease in rats. Gastroenterology 1993; 104:890–897.
48 Hall JC, Heel K, McCauley R: Glutamine (review). Br J Surg 1996;83:305–322.
49 Wilmore DW: Glutamine and the gut. Gastroenterology 1994;107:1885–1889.
50 Bassi C, Falconi M, Caldiron E, Salvia R, Bertazzoni ME, Pederzoli P: Use of antibiotics in necrotizing pancreatitis. Probl Gen Surg 1997; 13:80–85.
51 Beger HG, Bittner R, Block S, Büchler MW: Bacterial contamination of pancreatic necrosis. Gastroenterology 1986;91:433–438.
52 Johnson CD: Antibiotic prophylaxis in severe acute pancreatitis. Br J Surg 1995;83:883–884.
53 Foitzik T, Fernandez-del Castillo C, Rattner DW, Warshaw AL: Pathogenesis and prevention of early pancreatic infection in experimental acute necrotizing pancreatitis. Ann Surg 1995;222:179–185.
54 Mithöfer K, Fernandez-del Castillo C, Ferraro MJ, Lewandrowski KB, Warshaw AL: Antibiotic treatment improves survival in experimental acute necrotizing pancreatitis. Gastroenterology 1996;110:232.
55 Pederzoli P, Bassi C, Vesentini S, Campedelli A: A multicenter clinical trial of antibiotic prophylaxis of septic complications in acute necrotizing pancreatitis with imipenem. Surg Gynecol Obstet 1993;176:480–483.
56 Sainio V, Kemppainen E, Puolakkainen P, Taavitsainen M, Kivisaari L: Early antibiotic treatment in acute necrotizing pancreatitis. Lancet 1995;346:663–667.
57 Takeda K, Matsuno S, Sunamura M, Kakugawa Y: Continuous regional arterial infusion of protease inhibitor and antibiotics in acute necrotizing pancreatitis. Am J Surg 1996;171:394–398.
58 Delcenserie R, Yzet T, Ducoix JP: Prophylactic antibiotic in treatment of severe acute alcoholic pancreatitis. Pancreas 1996;13:198–201.
59 Luiten EJT, Hop WCJ, Lange JF, Bruining H: Controlled clinical trial of selective decontamination for the treatment of severe acute pancreatitis. Ann Surg 1995;222:57–65.
60 Schwarz M, Büchler M, Isenmann R, Meyer H, Beger HG: Antibiotika bei nekrotisierender Pankreatitis. Dtsch Med Wochenschr 1997; 122:356–361.
61 Stoutenbeck CP, VanSaene HKF, Miranda DR, Zandra DF: The effect of selective decontamination of the digestive tract on colonization and infection rate in multiple trauma patient. Intensive Care Med 1984;10:185.
62 Devernis C, Johnson CD, Bassi C, Bradley E, Imrie CW, McMahon MJ, Modlin I: Diagnosis, objective assessment of severity, and management of acute pancreatitis. Int J Pancreatol 1999;25:195–210.
63 Sax HC, Warner BW, Talamini MA, Hamilton FN, Bell RH, Bower RH: Early total parenteral nutrition in acute pancreatitis: Lack of beneficial effects. Am J Surg 1987;153:117–123.
64 Sitzmann JV, Steinborn PA, Zinner J, Cameron JL: TPN and alternative substrates in the treatment of severe acute pancreatitis. Surg Gynecol Obstet 1989;168:311–317.
65 Kalfarentzos F, Kehagias J, Mead N, Kokkinis K, Gogos CA: Enteral feeding is superior to parenteral nutrition in severe acute pancreatitis. Br J Surg 1997;84:1665–1669.

Chirurgische Gastroenterologie

Hauptthema · Main Theme

Chir Gastroenterol 1999;15:334–341

Indikationen für die interventionelle Endoskopie bei akuter biliärer Pankreatitis

T. Arendt U. R Fölsch

1. Medizinische Klinik , Christian-Albrechts-Universität, Kiel

Schlüsselwörter
Akute Pankreatitis · Gallenstein · ERCP · Sphinkterotomie

Zusammenfassung
Die Migration eines Gallensteins in die Papilla Vateri kann eine akute Pankreatitis auslösen. Der Nutzen der endoskopischen retrograden Cholangiopankreatikographie (ERCP) mit endoskopischer Spinkterotomie (ES) bei akuter biliärer Pankreatitis wird kontrovers diskutiert. Die ERCP mit ES – entweder in therapeutischer Absicht eingesetzt, um durch eine Steinentfernung den Krankheitsverlauf günstig zu beeinflussen, oder aber elektiv mit prophylaktischer Zielsetzung durchgeführt, um ein Rezidiv der Erkrankung zu verhindern – ist in den letzten Jahren in mehreren prospektiven klinischen Studien evaluiert worden. In keiner der ausführlich publizierten Studien wurde bislang eine Reduzierung der Mortalität der Pankreatitis durch die ERCP mit ES erreicht. In einer Studie wurde sogar eine Zunahme der schweren systemischen Komplikationen der Pankreatitis beobachtet. Eine generelle Empfehlung zur Durchführung einer Notfall-ERCP mit ES bei biliärer Pankreatitis kann auf der Grundlage dieser Studien nicht ausgesprochen werden. Die Indikation zur Notfall-ERCP mit ES unter therapeutischer Zielsetzung bei akuter biliärer Pankreatitis ergibt sich allein beim zusätzlichen Vorliegen von biliären Komplikationen des Steinleidens (Cholestase, Cholangitis). Die elektive Cholezystektomie nach der Erholung von einer akuten biliären Pankreatitis ist zur Verhinderung eines Erkrankungsrezidivs etabliert. Ist der Patient inoperabel, kann eine elektive ERCP mit ES unter prophylaktischer Zielsetzung das Risiko eines Pankreatitisrezidivs entscheidend verringern.

Key Words
Acute pancreatitis · Gallstone · ERCP · Sphincterotomy

Summary
Gallstone migration through the papilla of Vater may cause acute pancreatitis. The role of endoscopic retrograde cholangiopancreatography (ERCP) with endoscopic sphincterotomy (ES) has been discussed controversly. ERCP with ES – used either as a therapeutic tool in an attempt to alter the course of ongoing pancreatitis by extraction of the offending gallstone from the bile duct or performed electively as a prophylactic procedure after an episode of biliary pancreatitis with the intention to prevent the development of further episodes of the diseases – has been evaluated in prospective clinical trials only within recent years. In none of the studies published as a full paper to date, ERCP with ES was reported to result in a reduction in the mortality of acute pancreatitis. In one study, patients who received an ERCP with ES even had more severe systemic complications of the disease. Therefore, urgent ERCP with ES can not be recommended generally in acute gallstone pancreatitis. Urgent ERCP with ES should be performed only in patients who have additional biliary complications of their gallstones (cholestasis, cholangitis). Elective cholecystectomy is the accepted treatment of choice in order to prevent relapses of acute gallstone pancreatitis. In patients who are unfit for surgery, elective (prophylactic) ERCP with ES is indicated as an alternative to cholecystectomy in order to prevent further episodes of the disease.

KARGER

Fax +49 761 452 07 14
E-mail kargergmbh@aol.com
www.karger.com

Accessible online at:
http://BioMedNet.com/karger

Dr. T. Arendt
1. Medizinische Klinik
Christian-Albrechts-Universität
Schittenhelmstraße 12
D-24105 Kiel
Tel. +49 431 597 13-93, Fax -02, E-mail TArendtmed@aol.com

Endoskopische retrograde Cholangiopankreatikographie (ERCP) mit/ohne endoskopische Sphinkterotomie (ES) bei akuter biliärer Pankreatitis – diagnostische, therapeutische oder prophylaktische Zielsetzung?

Die Passage eines Gallensteins durch die Papilla Vateri kann eine akute Pankreatitis auslösen [1]. Opie [2, 3] beschrieb schon 1901 einen Patienten mit schwerer nekrotisierender Pankreatitis, bei dessen Autopsie ein in der Papille eingeklemmter Gallenstein gefunden wurde. Er postulierte, daß die Steineinklemmung entweder eine Obstruktion des gemeinsamen biliopankreatischen Ausführungsgangs mit resultierendem Galleflüß in den Pankreasgang [2] oder aber eine Obstruktion des Pankreasgangs [3] verursacht habe. Beide Pathomechanismen sollten – so die Hypothesen – zur Entwicklung einer akuten Pankreatitis führen [2, 3]. Die Vermutung lag deshalb nahe, daß die Entfernung eines in der Papille eingeklemmten Gallensteins eine günstige Wirkung auf den Krankheitsverlauf bei akuter biliärer Pankreatitis haben könnte. Die ersten Fallberichte über eine ERCP mit ES bei akuter biliärer Pankreatitis wurden bereits vor 20 Jahren veröffentlicht [4, 5]. Eine Analyse der Wirkung von ERCP mit ES in Abhängigkeit vom Zeitpunkt ihres Einsatzes auf der Grundlage prospektiver randomisierter Studien ist bei der akuten biliären Pankreatitis jedoch erst in den letzten Jahren möglich geworden.

Theoretisch kann die ERCP mit/ohne ES mit unterschiedlicher Zielsetzung und zu unterschiedlichen Zeitpunkten im Verlauf der akuten biliären Pankreatitis eingesetzt werden: a) Als sensitivste Methode zum Nachweis von Konkrementen in den Gallenwegen könnte ihr Einsatz unter *diagnostischer* Zielsetzung dazu dienen, bei Patienten mit akuter Pankreatitis die biliäre Ätiologie der Erkrankung zu sichern. b) Die ERCP mit ES kann zur schnellen Entfernung des Gallensteins aus den Gallenwegen in der *therapeutischen* Absicht eingesetzt werden, um den Krankheitsverlauf der Pankreatitis günstig zu beeinflussen. c) Die elektive ERCP mit Steinentfernung kann nach einem Schub einer akuten biliären Pankreatitis in prophylaktischer Absicht durchgeführt werden, um Rezidive der Erkrankung zu verhindern. Die relevanten klinischen Studien zur Rolle der ERCP mit/ohne ES im Rahmen der Diagnostik, Therapie und Prophylaxe der akuten biliären Pankreatitis werden im folgenden evaluiert.

Pathogenetische Aspekte mit Konsequenzen für die ERCP mit ES

Der Pathomechanismus, über den eine Gallensteineinklemmung in der Papilla Vateri die akute Pankreatitis auslöst, ist nicht genau bekannt. Sowohl eine Obstruktion des Pankreasgangs als auch ein Gallereflux in den Pankreasgang sollen pathogenetisch eine Rolle beim Initiieren der Pankreatitis spielen [2, 3]. Beide pathogenetischen Konzepte werden herangezogen, um die Notwendigkeit einer frühen endoskopischen Intervention bei akuter biliärer Pankreatitis zu begründen [6, 7]. Experimentelle Studien zeigen jedoch, daß beide hypothetischen Pathomechanismen nur unter besonderen anatomischen Bedingungen [8, 9] oder nur bei bestimmten Tierspezies zur Entwicklung einer akuten Pankreatitis führen [10]. Auch klinische Studien lassen wenig Zweifel daran, daß diese pathogenetischen Konzepte der Komplexität der Pathogenese bei der klinischen Erkrankung nicht gerecht werden. So zeigt beispielsweise eine Untersuchung zur Pankreastoxizität des sekrets von Patienten mit biliärer Pankreatitis, daß der Gallereflux in den Pankreasgang nur selten in der Lage ist, eine akute Pankreatitis auszulösen [11]. Andererseits ist bekannt, daß eine Obstruktion des Pankreasgangs mit Ethibloc® (Ethicon, Norderstedt) (in therapeutischer Absicht bei chronischer Pankreatitis durchgeführt) keine akuten Entzündungsschübe auslöst [12]. Gallensteine initiieren eine akute Pankreatitis offensichtlich weder über einen biliopankreatischen Reflux noch über eine einfache Obstruktion des Pankreasgangs.

Patienten mit einer akuten biliären Pankreatitis werden kaum früher als 24–48 h nach Erkrankungsbeginn in das Krankenhaus eingewiesen. Bei den meisten Patienten ist die Einklemmung des Gallensteins in der Papilla Vateri lediglich ein transitorisches Ereignis, so daß der Stein die Papilla Vateri zum Zeitpunkt der stationären Aufnahme gewöhnlich bereits passiert hat. Aus diesem Grunde wird ein in der Papille eingeklemmter Gallenstein selbst bei früher chirurgischer oder endoskopischer Intervention lediglich bei 10–30% der Patienten gefunden [11, 13–15]. Ein therapeutischer Nutzen kann deshalb von der ERCP mit ES in der Mehrzahl dieser Patienten nicht erwartet werden.

Selbst wenn ein Gallenstein nach Initiierung der akuten Pankreatitis über einen längeren Zeitraum in der Papilla Vateri verweilt, gibt es keine gesicherten Daten, die dafür sprechen, daß die persistierende Steineinklemmung tatsächlich den Verlauf der Erkrankung verschlimmert. Bei Schweinen mit einer Taurocholat-induzierten hämorrhagisch-nekrotisierenden Pankreatitis führt z.B. eine zusätzliche Obstruktion des Pankreasgangs weder zu einer Zunahme der Parenchymnekrosen noch der Mortalität [16]. Lediglich beim Opossum hat die Dekompression eines verlegten Pankreasgangs einen günstigen Effekt auf den Verlauf der Pankreatitis [17]. Da bei dieser Spezies jedoch – anders als beim Menschen – bereits die alleinige Pankreasgangobstruktion zur Entwicklung einer akuten Pankreatitis führt, sind diese Daten von fragwürdiger klinischer Relevanz.

Klinische Daten sprechen ebenfalls nicht dafür, daß eine persistierende Gallensteineinklemmung in der Papilla Vateri den Krankheitsverlauf der akuten Pankreatitis ungünstig beeinflußt. In einer Studie, in der der Effekt einer frühen mit einer elektiven chirurgischen Steinentfernung (<48 versus >48 h nach Krankenhausaufnahme) bei Patienten mit biliärer Pankreatitis untersucht wurde, war in beiden Behandlungsgruppen die gleiche Inzidenz von schweren hämorrhagisch-nekrotisierenden Krankheitsverläufen zu beobachten, obwohl die Häufigkeit einer Steineinklemmung in der Papille in der ersten Gruppe deutlich höher war [15]. Oria et al. [18] berichteten, daß weder eine verzögerte Steinpassage noch eine persistierende Steineinklemmung zu einer Verschlimmerung der akuten Pankreatitis führten. Auch diese Daten sprechen dafür, daß ein in der Papille impaktierter Gallenstein zwar eine akute Pankreatitis auslöst, aber nicht für die Verschlechterung des Krankheitsverlaufs verantwortlich ist. Eine mögliche Erklärung für den fehlenden Einfluß einer persistierenden Gangobstruktion auf den Verlauf der akuten Pankreatitis könnte darin bestehen, daß die azinäre Sekretion bei schwerer akuter Pankreatitis zum Erliegen kommt [19] und es deshalb nach Induktion der Pankreatitis unwichtig ist, ob das Ganglumen verlegt ist oder nicht.

Diagnostische ERCP bei akuter biliärer Pankreatitis?

Die ERCP ist die verläßlichste Möglichkeit, Gallensteine in den Gallenwegen nachzuweisen. Die Sensitivität dieser Technik beim Steinnachweis beträgt etwa 95%. Bei der Untersuchung von schwerkranken Patienten mit hämorrhagisch-nekrotisierender Pankreatitis unter Notfallbedingungen ist die Sensitivität jedoch vermutlich niedriger. Neoptolemos et al. [20] führten z. B. eine Notfall-ERCP bei 59 Patienten mit akuter Pankreatitis durch. Eine Darstellung der Gallenwege gelang zwar bei insgesamt 94% der Patienten, aber selbst am äußerst erfahrenen Zentrum in Leicester gelang eine Gangdarstellung bei der Untergruppe mit schwerer Pankreatitis nur bei 80% der Patienten [20].

Die diagnostische ERCP ist mit einer nicht unerheblichen Morbidität und Mortalität assoziiert. Die ERCP-induzierte akute Pankreatitis, die bei 5,4% der Patienten ohne vorbestehende Pankreaserkrankung auftritt, ist die wesentlichste Komplikation [21]. Die Exazerbation einer biliären Pankreatitis durch eine diagnostische ERCP stellt deshalb ein nicht zu vernachlässigendes Risiko dar. Aus diesem Grunde besteht allgemeiner Konsens, daß eine ERCP während der akuten Phase der Pankreatitis nicht durchgeführt werden sollte. Eine Ausnahme stellen die Patienten dar, bei denen eine endoskopische therapeutische Intervention geplant ist.

Der Nachweis des Gallensteinleidens als Ursache der Pankreatitis beruht auf der konventionellen Ultraschalluntersuchung und auf Laborparametern. Mit dem Ultraschall können Gallensteine bei 70–80% der Patienten mit biliärer Pankreatitis nachgewiesen werden [22–24]. Die Sensitivität kann um weitere 10–20% durch die Bestimmung der Alanin- oder Aspartataminotransferase innerhalb von 48 h nach Erkrankungsbeginn [25] und durch Nachweis eines Bilirubinanstiegs auf das Doppelte der Norm gesteigert werden [26].

Therapeutische ERCP mit ES

Es gibt vier prospektive randomisierte Studien, in denen die Auswirkungen einer Notfall-ERCP mit ES bei akuter biliärer Pankreatitis untersucht wurden. Bislang sind zwei monozentrische Untersuchungen [20, 27] und eine multizentrische Studie [28] veröffentlicht worden. Eine weitere monozentrische Untersuchung liegt lediglich in Abstraktform vor [29]. Wesentliche Unterschiede im Design, die für die differierenden Ergebnisse und Schlußfolgerungen verantwortlich sein dürften, sind in Tabelle 1 dargestellt.

Tab. 1. Vergleich der prospektiven randomisierten klinischen Studien zur frühen (therapeutischen) ERCP mit ES bei akuter biliärer Pankreatitis

Kriterien	Neoptolemos et al. [20]	Fan et al. [27]	Fölsch et al. [28]	Nowak et al. [29]
Patienten	121	195	238	280
Zentren	1	1	22*	1
Ursache der Pankreatitis	biliär	*alle**	biliär	biliär
Bilirubin > 90 µmol/l	eingeschlossen	eingeschlossen	*ausgeschlossen**	?
ERCP innerhalb von	72 h	*24 h**	72 h	*24 h**
Zeit berechnet ab	Aufnahme	Aufnahme	*Schmerzbeginn**	Aufnahme
ES in der interventionellen Gruppe (% der Patienten)	falls Steinnachweis bei ERCP (40%)	falls Steinnachweis bei ERCP (46%)	falls Steinnachweis bei ERCP (43%)	*alle** (100%)

* Wesentliche Unterschiede im Design der Studien.

Neoptolemos et al. [20]
In einer randomisierten Studie aus Leicester, Großbritannien, wurden 121 Patienten mit vermuteter akuter biliärer Pankreatitis untersucht. Patienten mit einer nichtbiliären Genese der Pankreatitis wurden ausgeschlossen. Eine prospektive Stratifizierung hinsichtlich des prognostizierten Schweregrads der Erkrankung (leicht oder schwer) erfolgte nach 48 h anhand modifizierter Glasgow-Kriterien [30]. Die Patienten wurden randomisiert entweder konservativ oder zusätzlich endoskopisch behandelt. Die endoskopisch behandelten Patienten erhielten eine ERCP innerhalb von 72 h nach der Aufnahme. Eine Sphinkterotomie wurde durchgeführt, wenn Gallensteine im Gallengang nachweisbar waren. Der endoskopische Eingriff wurde von einem sehr erfahrenen Untersucher vorgenommen. Bei Patienten der konservativen Behandlungsgruppe war die Durchführung einer ERCP innerhalb der ersten 5 Tage verboten; danach wurde allen Patienten eine ERCP mit/ohne ES angeboten, wenn dies für indiziert gehalten wurde. Bei der Untergruppe der Patienten mit einer als leicht prognostizierten Erkrankung war das Therapieergebnis in beiden verglichenen Gruppen identisch (Morbidität 12%, Mortalität 0%). Bei Patienten mit einem prognostizierten schweren Verlauf der akuten Pankreatitis fand sich ein signifikanter Unterschied zwischen der invasiv und der konservativ behandelten Patientengruppe: Die endoskopisch behandelten Patienten hatten eine niedrigere Morbidität (24 versus 61%, $p < 0,01$) als die konservativ behandelten, wobei sich die Mortalität nicht zwischen beiden Behandlungsgruppen unterschied. Der Anteil der Patienten mit einem prognostisch schweren Krankheitsverlauf, die nach der ERCP eine Sphinkterotomie erhielten, lag bei 63%. Die Gesamtmortalität aller interventionell behandelten Patienten unterschied sich nicht von der der Kontrollgruppe (2 versus 8%).

Die Studie von Neoptolemos et al. [20] spielt in der Diskussion über die Bedeutung der ERCP bei akuter biliärer Pankreatitis eine entscheidende Rolle. Sie hat die meisten Gastroenterologen überzeugt, daß eine ERCP bei akuter Pankreatitis nicht so riskant ist wie zuvor angenommen wurde. Außerdem hat diese Studie gezeigt, daß die ERCP keinen therapeutischen Nutzen bei der Mehrzahl der Patienten mit einer prognostizierten leichten Form der akuten Pankreatitis hat. Weiterhin wurde abgeleitet, daß eine ERCP mit ES bei Patienten mit einem prognostizierten schweren Verlauf der akuten biliären Pankreatitis nützlich sei. Wesentliche Fragen bleiben jedoch nach dieser Studie ungeklärt: 1. Können die Ergebnisse eines sehr erfahrenen Endoskopikers auch in einer nichtspe-

zialisierten Einrichtung erwartet werden? 2. Wurden die Ergebnisse durch Patienten beeinflußt, die aufgrund einer Steineinklemmung im Ductus choledochus eine Cholestase und/oder eine Cholangitis hatten? Es ist allgemein akzeptiert, daß ein dilatiertes Gallenwegsystem und ein erhöhtes Serumbilirubin Indikationen zur ERCP selbst bei Patienten ohne akute Pankreatitis darstellen. In der genannten Studie wurden Patienten mit impaktierten Gallengangsteinen und einer Cholestase jedoch nicht ausgeschlossen, und entsprechend erhielten diese Patienten im konventionellen Behandlungsarm keine ERCP innerhalb der ersten 5 Tage nach der Aufnahme. Von den Autoren der Studie ist behauptet worden, daß selbst nach Ausschluß der Patienten mit biliärer Pankreatitis und assoziierter Gallenwegerkrankung aus der Auswertung noch ein Gewinn für die interventionell behandelte Patientengruppe mit prognostiziertem schwerem Verlauf der akuten Pankreatitis nachweisbar bliebe (Komplikationsrate 15 versus 60%, $p<0{,}003$) [6]. Dies gilt jedoch nicht für die Mortalitätsrate. Außerdem ist der nachträgliche Ausschluß einer Untergruppe von Patienten aus der Analyse mit dem prospektiven Charakter der Studie schlecht vereinbar.

Fan et al. [27]
In einer Studie aus Hongkong, China, wurden 195 Patienten mit akuter Pankreatitis (biliäre Ätiologie: n = 127; verschiedene nichtbiliäre Ätiologien: n = 68) untersucht. Nach einer Stratifizierung entsprechend dem prognostizierten Schweregrad der Erkrankung erhielten die Patienten in der interventionellen Gruppe eine ERCP innerhalb von 24 h nach Aufnahme. Eine ES wurde vorgenommen, wenn bei der ERCP Gallensteine in den Gallenwegen nachgewiesen wurden. Bei der konservativ behandelten Gruppe war eine ERCP erlaubt, wenn sich der Zustand der Patienten verschlechterte und sich z.B. Fieberanstieg, Leukozytose und zunehmender Ikterus einstellten. Bei der Mortalität oder den Komplikationen waren keine signifikanten Unterschiede zwischen beiden Gruppen nachweisbar. Eine biliäre Sepsis trat bei der interventionell behandelten Gruppe signifikant seltener auf als in der konservativ behandelten Gruppe (0 versus 12%). Die Autoren leiteten aus dieser Studie ab, daß eine Notfall-ERCP bei allen Patienten ungeachtet der Ätiologie und des prognostizierten Schweregrads der akuten Pankreatitis vorgenommen werden sollte.

Die Schlußfolgerungen der Autoren werden leider durch die Ergebnisse ihrer Studie nicht gestützt. In dem heterogenen Krankengut benötigten einige Patienten offensichtlich unabhängig von ihrer Pankreatitis wegen biliärer Ursachen wie posthepatischer Ikterus oder biliärer Sepsis eine ERCP. Die therapeutische Wirksamkeit einer ERCP mit ES bei diesen Patienten ist weder umstritten noch überraschend. Die insgesamt jedoch fehlende Reduktion der lokalen oder systemischen Komplikationen bei der interventionell behandelten Patientengruppe spricht nicht für die Durchführung einer therapeutischen ERCP bei gallensteinassoziierter Pankreatitis ohne biliäre Obstruktion.

Lediglich zwei Drittel der Patienten in dieser Studie hatten eine gallensteinassoziierte Pankreatitis. Bei den übrigen lagen ätiologisch Alkoholismus, Hyperlipidämie, Askariasis, Choledochuszysten, Gallenblasenkarzinome und andere Ursachen vor. Wilson et al. [6] behaupteten, daß diese Studie einen therapeutischen Nutzen der ERCP mit ES bei Patienten mit biliärer Pankreatitis und prognostisch schwerem Krankheitsverlauf nach Ausschluß aller Patienten mit nichtbiliärer Ätiologie aus der Analyse aufzeigen würde. Die Prognose einer schweren akuten Pankreatitis in der chinesischen Studie beruhte jedoch auf einem Blutzuckerspiegel >11 mmol/l und einem Serumharnstoff >7,4 mmol/l [31, 32]. Diese Methode der Schweregradprognose hat jedoch nachweislich nur eine niedrige Sensitivität für schwere Krankheitsverläufe (33%; Spezifität 88%) [33]. Der Ranson-Score wurde ebenfalls zur Prognose des Krankheitsverlaufs benutzt. Da er aber erst nach 48 h ermittelt wird, kann bei Patienten, die bereits nach 24 h in die ERCP-Gruppe randomisiert wurden, eine aussagekräftige Ermittlung des Scores nicht stattgefunden haben.

Nowak et al. [29]
In einer Studie aus Katowice, Polen, wurden 280 Patienten mit einer akuten Pankreatitis mutmaßlich biliären Ursprungs untersucht. Alle Patienten erhielten eine ERCP innerhalb von 24 h nach der Aufnahme. 75 Patienten mit einer Steineinklemmung in der Papilla Vateri erhielten sofort eine ES (Gruppe I). Die übrigen 205 Patienten mit einer normalen Papille erhielten randomisiert entweder sofort eine ES (Gruppe II: n = 103) oder wurden konservativ behandelt (Gruppe III: n = 102). Die Patienten in Gruppe II erhielten eine ES unabhängig davon, ob Gallensteine bei der ERCP gefunden wurden oder nicht. Diese Patienten hatten eine niedrigere Komplikationsrate und eine geringere Mortalität als die konservativ behandelten Patienten der Gruppe III (17 versus 38%, $p<0{,}001$ und 1 versus 13% $p=0{,}001$). Die Autoren zogen die Schlußfolgerung, daß die ES einen therapeutischen Nutzen bei akuter biliärer Pankreatitis auch dann hat, wenn keine Choledocholithiasis vorliegt.

Durch die Abstraktform der Publikation fehlen wesentliche Details wie die Charakteristika der Patienten vor der Behandlung (z.B. ob Fieber oder Ikterus vorlag). Die Stratifizierung entsprechend des prognostizierten Schnurgerads erfolgte mit dem Ranson-Score, der – wie bereits erwähnt – erst nach 48 h bestimmt werden kann. Da die Patienten jedoch bereits nach 24 h für die ERCP mit ES randomisiert wurden, ist auch in dieser Studie ein verläßlicher Score offensichtlich nicht ermittelt worden. Die Autoren behaupten in ihrer Studie, daß die ES auch bei steinfreien Gallenwegen therapeutisch nützlich sei. Da jedoch keine gesonderten Daten für die Untergruppe der Patienten ohne Choledocholithiasis vorgelegt werden, kann diese Schlußfolgerung nicht nachvollzogen werden.

Fölsch et al. [28]
In der deutschen Multizenterstudie zur akuten biliären Pankreatitis wurden 238 Patienten in 22 Zentren untersucht. Im Gegensatz zu den oben erwähnten Studien wurden Patienten mit einem Verschlußikterus (Serumbilirubin >90 µmol/l) ausgeschlossen. Ein wesentliches Aufnahmekriterium in die Studie war, daß die ERCP innerhalb von 72 h nach Einsetzen der Abdominalschmerzen vorgenommen werden konnte. Patienten, die in die invasive Behandlungsgruppe randomisiert wurden, erhielten eine Notfall-ERCP. Eine ES wurde durchgeführt, wenn eine Choledocholithiasis bei der ERCP nachgewiesen wurde (43% der interventionell behandelten Patienten). In der Kontrollgruppe wurde eine ERCP nur vorgenommen, wenn ein eingeklemmter Gallenstein aufgrund septischen Fiebers (39 °C) persistierender, krampfartiger biliärer Abdominalschmerzen oder eines Anstiegs des Serumbilirubins (>50 µmol/l innerhalb von 5 Tagen) vermutet wurde. Die Studie wurde vorzeitig beendet, als offenkundig wurde, daß eine Überlegenheit der invasiven Behandlung hinsichtlich des primären Endpunkts (Mortalität) trotz Erreichens der geplanten Patientenzahlen nicht erzielt werden würde. In der interventionell behandelten Gruppe gab es 14 Todesfälle, verglichen

mit 7 Todesfällen in der konservativ behandelten Gruppe ($p = 0{,}1$). Die Mortalität in der interventionell behandelten Gruppe war dabei nicht durch direkte Komplikationen der ES wie Blutung oder Perforation bedingt, sondern resultierte aus systemischen Komplikationen wie der Entwicklung einer pulmonalen Insuffizienz, die bei 12% der interventionell verglichen mit 4% der konservativ behandelten Patienten ($p < 0{,}05$, Odds-Ratio 5,16) auftrat.

Die deutsche Studie war multizentrisch angelegt, während alle anderen Studien zur therapeutischen Wirksamkeit der ERCP mit ES monozentrische Untersuchungen waren. Das multizentrische Design vermindert systematische Fehler wie den Einfluß des Untersuchers und lokale Unterschiede zwischen den Patienten. Damit sind die Ergebnisse auch auf andere Zentren übertragbar, während dies aus statistischen Gründen für monozentrische Studien nicht zutrifft.

Die deutsche Multizenterstudie ist kritisiert worden, weil einige Zentren weniger als 10 Patienten eingeschlossen hatten, was als Hinweis auf mangelnde Expertise im Umgang mit diesen Patienten interpretiert wurde [6, 7]. Bei diesen Patienten gelang jedoch eine Cholangiographie in 96% der Fälle, so daß die endoskopischen Standards in der Studie nachweislich hoch waren. Eine Erklärung für die vergleichsweise niedrige Einschlußrate ist eher darin zu sehen, daß Patienten in die Studie nur aufgenommen wurden, wenn eine ERCP innerhalb von 72 h nach Einsetzen der abdominalen Schmerzen durchgeführt werden konnte, während alle anderen Studien die Zeit lediglich vom Beginn der Krankenhausaufnahme an ermittelten. Dies und die strengen Ausschlußkriterien für Patienten mit gallensteinassoziierter Pankreatitis, die biliäre Komplikationen (Cholestase, Cholangitis) aufwiesen, führte zu einer verminderten Patientenrekrutierung in dieser Studie.

Aufgrund der vorliegenden Studien ist eine therapeutische ERCP bei akuter biliärer Pankreatitis zweifellos bei den Patienten indiziert, die biliäre Komplikationen des Steinleidens aufweisen (Cholestase oder Cholangitis). Neoptolemos et al. [20] haben den therapeutischen Nutzen der ERCP mit ES (beim Vorliegen einer Choledocholithiasis) bei einigen ihrer Patienten gezeigt. Fan et al. [27] beobachteten eine Verminderung der Häufigkeit einer biliären Sepsis bei Patienten, die eine Notfall-ERCP erhielten. In der deutschen Studie [28] wurden Patienten mit gallensteinassoziierten Komplikationen ausgeschlossen, weil an der Notwendigkeit und der Wirksamkeit einer ERCP mit ES in dieser Patientengruppe kein Zweifel besteht. Es gilt als allgemein akzeptiert, daß Gallengangsteine, die nicht nur eine akute Pankreatitis ausgelöst haben, sondern zusätzlich einen Verschlußikterus oder eine purulente Cholangitis verursachen, endoskopisch so schnell wie möglich entfernt werden sollten [6, 22].

Aus den erwähnten Studien wurden unterschiedliche Schlußfolgerungen zur Rolle der ERCP mit ES bei der Behandlung von Patienten mit gallensteinassoziierter Pankreatitis ohne biliäre Komplikationen abgeleitet. Einige Autoren schlugen vor, daß eine ES in jedem Falle vorgenommen werden sollte, unabhängig davon, ob eine Choledocholithiasis bei der ERCP nachgewiesen wurde oder nicht [7]. In keiner der vollständig publizierten prospektiven Studien wurde jedoch eine ES in der interventionell behandelten Patientengruppe vorgenommen, wenn keine Steine in den Gallenwegen nachweisbar waren. Außerdem wurde keine Reduktion der Mortalität der Pankreatitis durch die ES erreicht. Im Gegenteil, in einer der Studien [28] führte die endoskopische Intervention sogar zu einer Zunahme der schweren systemischen Komplikationen der Pankreatitis. Eine generelle Empfehlung zur Durchführung einer ES bei biliärer Pankreatitis kann deshalb auf der Grundlage der vorliegenden Studien nicht ausgesprochen werden. Auch die Behauptung, daß die ES bei der Untergruppe von Patienten mit biliärer Pankreatitis nützlich ist, bei denen ein schwerer Krankheitsverlauf prognostiziert werden kann [6], wird nur durch die Untersuchung Neoptolemos et al. gestützt [20], andere Studien können dies nicht belegen [27, 28]. Wir leiten aus diesen Studien ab, daß die Indikation zur therapeutischen (d. h. frühen) ERCP bei akuter biliärer Pankreatitis nicht vom Schweregrad der Pankreatitis, sondern vom Vorliegen biliärer Komplikationen des Steinleidens abhängig gemacht werden sollte (Abb. 1).

Akute Pankreatitis (nichtbiliäre Ätiologie)	→ *ja* →	keine ERCP
Biliäre Pankreatitis (A)		
– Cholestase/Cholangitis	→ *ja* →	dringliche ERCP/ therapeutische ES
– schwere Pankreatitis? (B) ↓ *nein* ↓	⇒ *ja* ⇒	dringliche ERCP/ therapeutische ES
konservative Therapie		
Nach biliärer Pankreatitis		
– Patient inoperabel? ↓ *nein* ↓	→ *ja* →	elektive ERCP/prophylaktische ES (anstelle der Cholezystektomie)
– Choledocholithiasis vermutet? (C) ↓ *nein* ↓	→ *ja* →	elektive ERCP/ prophylaktische ES (vor Cholezystektomie)
Cholezystektomie (ohne ERCP)		

Abb. 1. Vorschlag für den therapeutischen und prophylaktischen Einsatz der ERCP mit ES bei akuter biliärer Pankreatitis. → Akzeptierte Optionen; ⇒ umstrittene Option; A = Grundlage der Analyse: Gallensteine im Ultraschall, Alanin- oder Aspartataminotransferase innerhalb von 48 h nach Erkrankungsbeginn und Bilirubinerhöhung um das Doppelte der Norm; B = basierend auf der Analyse prognostischer Scores (Ranson-Kriterien, APACHE-II-Score); C = basierend auf prognostischen biochemischen Parametern: Serumbilirubin >1,35 mg/dl am Tag 2 des stationären Aufenthalts.

Prophylaktische ERCP mit ES zur Prävention von Rezidiven der biliären Pankreatitis

Wenn die Gallenblase nach einer akuten biliären Pankreatitis in situ verbleibt, nimmt das Risiko eines Rezidivs der Erkrankung deutlich zu und beträgt um die 35% [34, 35]. Deshalb besteht die etablierte Behandlung nach der Erholung von einer akuten gallensteinassoziierten Pankreatitis in einer elektiven Cholezystektomie [36]. Die Entfernung der Gallenblase verhindert weitere Episoden einer akuten Pankreatitis [34, 37].

Für die prophylaktische Durchführung einer ERCP ergeben sich in diesem Zusammenhang zwei wichtige Fragen: 1. Sollte eine ERCP mit/ohne ES vor einer Cholezystektomie erfolgen, um Patienten zu erkennen und zu behandeln, die (zusätzlich zu ihren Gallenblasensteinen) eine Choledocholithiasis aufweisen? Wenn ja, bei welchen Patienten sollte eine ERCP erfolgen? Eine Erkennung von Patienten mit asymptomatischer Choledocholithiasis ist in der Ära der laparoskopischen Cholezystektomie von besonderem Interesse, da eine laparoskopische transzystische Choledocholithotomie wegen Gallengangkonkrementen nur möglich ist, wenn die Steine distal der Einmündung des Ductus cysticus liegen und Erfahrungen mit der laparoskopischen Choledocholithotomie (die anderenfalls notwendig wird) noch nicht weit verbreitet sind [38]. Andererseits würde die elektive präoperative Durchführung einer ERCP zur Diagnostik von Gallengangsteinen bei *allen* Patienten nach einer akuten biliären Pankreatitis nur zu einer niedrigen Rate des Steinnachweises führen. Aufgrund der Morbidität und Mortalität, die mit der ERCP assoziiert sind, sollte die Untersuchung jedoch möglichst auf die 20% der Patienten beschränkt werden, die eine Choledocholithiasis aufweisen [39]. Deshalb werden klinische Parameter benötigt, die eine Vorhersage der Choledocholithiasis in Abwesenheit einer Cholangitis erlauben.

2. Kann eine ERCP mit ES anstelle einer Cholezystektomie bei Patienten erfolgen, bei denen ein chirurgischer Eingriff aufgrund des fortgeschrittenen Alters oder erheblicher Komorbidität als zu riskant erscheint? Verhindert eine ES das Auftreten von Pankreatitisrezidiven, wenn die Gallenblase in situ belassen wird?

Prophylaktische ERCP mit/ohne ES nach biliärer Pankreatitis vor Cholezystektomie?

Bei den meisten Patienten mit biliärer Pankreatitis gehen die die Entzündung auslösenden Konkremente spontan über die Papille ab. Bei einigen Patienten verbleiben jedoch asymptomatische Konkremente in den Gallenwegen, so daß eine ERCP mit/ohne ES vor der Cholezystektomie erforderlich ist. Zur präoperativen Identifizierung dieser Patienten gibt es jedoch keine Richtlinien. Zahlreiche Studien zur Wertigkeit klinischer Parameter bei der Vorhersage einer asymptomatischen Choledocholithiasis liegen bei Patienten vor, die eine Cholezystektomie aufgrund nichtpankreatischer Erkrankungen (z.B. biliärer Koliken, akuter Cholezystitis, Cholangitis ohne Pankreatitis usw.) erhielten [40–42]. Da die akute biliäre Pankreatitis typischerweise nur durch eine transitorische Obstruktion der Papilla Vateri [1] durch meistens sehr kleine Steine [43] bedingt ist, haben klinische Parameter, die eine Vorhersage der Choledocholithiasis bei Patienten ohne Pankreaserkrankung erlauben, bei solchen mit biliärer Pankreatitis wahrscheinlich nur eine begrenzte Aussagekraft. Bei Patienten mit akuter gallensteinassoziierter Pankreatitis liegen zwei Studien zur Wertigkeit klinischer Parameter bei der Vorhersage von asymptomatischen Gallengangsteinen vor [39, 44].

de Vergilio et al. [44]

In dieser retrospektiven Studie wurden die Daten von 63 Patienten mit akuter biliärer Pankreatitis (18 Männer, 53 Frauen; Alter: Durchschnitt 38 Jahre, Streuung 17–86 Jahre) ausgewertet. Von diesen Patienten hatten 12 (17%) eine persistierende Choledocholithiasis bei der elektiven ERCP oder der intraoperativen Cholangiographie, die im Mittel am Tag 6,6 des stationären Aufenthalts erfolgte. Vier Patienten mit einer Choledocholithiasis hatten eine akute Cholangitis, 8 wiesen keine Zeichen einer Infektion auf. Eine persistierende Hyperamylasämie (>150 U/l) und eine persistierende Hyperbilirubinämie (>1,7 mg/dl) waren mit einer Choledocholithiasis (mit oder ohne akute Cholangitis) assoziiert. Die Sensitivität, die Spezifität und der positive und der negative prädiktive Wert beider Parameter für den Nachweis von Gallengangsteinen betrug 76, 88, 57, 92% bzw. 42, 90, 50 und 86%. Eine Dilatation des Ductus choledochus >7 mm im konventionellen Ultraschall, die Leukozytenzahl, die alkalische Phosphatase sowie die Transaminasen waren für die Vorhersage einer Choledocholithiasis ungeeignet.

Chang et al. [39]

In dieser prospektiven Studie erhielten 100 Patienten (16 Männer, 84 Frauen; Altersdurchschnitt 37 Jahre, Streuung 16–77 Jahre) mit akuter gallensteinassoziierter Pankreatitis (ohne akute Cholangitis) eine elektive ERCP oder eine intraoperative Cholangiographie zum Nachweis von Gallenwegkonkrementen im Mittel am Tag 6,8 ihres stationären Aufenthalts. 21 Patienten (21%) hatten eine Choledocholithiasis. Eine univariate Analyse zeigte signifikante Unterschiede des Serumbilirubins, der Alaninaminotransferase und der alkalischen Phosphatase bei Patienten mit und ohne Choledocholithiasis. Bei der multivariaten Analyse hatte das Serumbilirubin am Tag 2 des stationären Aufenthalts den besten Vorhersagewert für das Vorliegen von Gallengangsteinen. Bei einem Serumbilirubin >1,35 mg/dl betrug die Sensitivität für das Vorliegen einer Choledocholithiasis 90%, die Spezifität lag bei 63%. Alter, Geschlecht, APACHE-II-Score, Serumamylase sowie eine Dilatation des D. choledochus im konventionellen Ultraschall waren zur Erkennung von Patienten mit Choledocholithiasis nicht geeignet.

Beide Studien zeigen, daß das Serumbilirubin ein wichtiger Parameter zur Vorhersage einer asymptomatischen Choledocholithiasis bei Patienten mit gallensteinassoziierter Pankreatitis ist. Die Daten der ersten Studie [44] sind jedoch schwierig zu interpretieren, nicht nur wegen des retrospektiven Charakters der Untersuchung, sondern auch, weil ein Drittel der Patienten mit Choledocholithiasis eine akute Cholangitis hatte und deren Daten für eine Vorhersage asymptomatischer Gallenwegkonkremente wahrscheinlich nicht hilfreich sind. In der zweiten Studie [39] wurden ausschließlich asymptomatische Patienten nach stattgehabter akuter biliärer Pankreatitis ohne Cholangitis untersucht. Hier bestätigte sich die Bedeutung eines erhöhten Serumbilirubins bei der Erkennung von Patienten mit asymptomatischen Gallengangsteinen. Es muß jedoch darauf hingewiesen werden, daß beide Studien mit Patienten lateinamerikanischen Ursprungs durchgeführt wurden, die wesentlich jünger (Altersdurchschnitt 36 Jahre) als europäische oder asiatische Patienten (Altersdurchschnitt >60 Jahre) [20, 27, 28] waren. Deshalb kann nicht als selbstverständlich gelten, daß die Bilirubinkonzentration am Tag 2 des stationären Aufenthalts, wie von der Studie aus Los Angeles nahegelegt [39], als Parameter zur Vorhersage von Gallengangsteinen bei Patienten mit biliärer Pankreatitis auch auf andere Populationen anwendbar ist.

Prophylaktische ERCP mit ES bei akuter biliärer Pankreatitis anstelle einer Cholezystektomie?

Die Entfernung der Gallenblase nach einer akuten biliären Pankreatitis verhindert dauerhaft das Auftreten von Pankreatitisrezidiven [33]. Die Operation ist bei betagten Patienten jedoch mit einer beträchtlichen Morbidität und Mortalität behaftet. Bei Patienten im Alter >70 Jahre, die eine offene oder laparoskopische Cholezystektomie erhielten, betrug die Mortalität 2,1–3,6% [45, 48, 49] bzw. 2,4% [46], verglichen mit Mortalitätsraten von 1,7% [47] bzw. 0,13% [46] in großen unselektionierten Patientengruppen. Im Gegensatz dazu ist die Mortalitätsrate der ES nicht altersabhängig [50]. Sie wird jedoch entscheidend durch die Erfahrung des Endoskopikers beeinflußt [21]. Vaira et al. [51] beschrieben bei der ES eine methodenassoziierte Mortalitätsrate von 0,4% bei 697 Patienten im Alter über 65 Jahre, verglichen mit 0,3% bei 303 Patienten im Alter von 65 Jahren oder darunter. Die Mortalität der ES ist damit bei alten Patienten niedriger als die der Cholezystektomie.

In zwei Studien wurde deshalb untersucht, ob bei Patienten mit biliärer Pankreatitis, bei denen von einer Cholezystektomie wegen Komorbidität oder fortgeschrittenen Alters abgesehen wurde, eine elektive (prophylaktische) ES in der Lage ist, das Auftreten eines Pankreatitisrezidivs trotz des Verbleibens der steingefüllten Gallenblase in situ zu verhindern.

Welbourn et al. [52]

51 Patienten mit asymptomatischen Gallenblasensteinen (Altersdurchschnitt 78 Jahre, Streuung 54–92 Jahre) erhielten eine elektive ES nach einer akuten biliären Pankreatitis. 48 Patienten hatten eine technisch komplette ES mit vollständiger Entfernung aller Konkremente aus dem D. choledochus. Gallenblasensteine waren zum Zeitpunkt der ERCP bei 43 Patienten (90%) nachweisbar, bei den übrigen 5 stellte sich die Gallenblase bei der ERCP nicht dar. Zwei Patienten starben innerhalb von 30 Tagen aufgrund von Ursachen, die nicht mit der ERCP oder der Gallenwegerkrankung zusammenhingen. 46 Patienten überlebten länger als einen Monat. Von diesen starben 14 aufgrund nichtbiliärer Ursachen im Mittel 25 Monate (Streuung 2–94 Monate) nach der ES. Die verbleibenden 32 Patienten überlebten und hatten keinen weiteren Schub der Pankreatitis über einen Zeitraum von im Mittel 29,4 Monaten (Streuung 2–121 Monate). Der Gesamtzeitraum für das pankreatitisfreie Überleben betrug 108 Patientenjahre. Vier Patienten hatten biliäre Koliken oder eine Cholezystitis während der Beobachtungsphase, die bei 2 Patienten eine Cholezystektomie erforderlich machte. Drei Patienten hatten eine lediglich unvollständige ES (aufgrund technischer Schwierigkeiten bzw. wegen Intoleranz der Untersuchung). Zwei dieser Patienten erlitten ein Rezidiv der Pankreatitis.

Siegel et al. [53]

49 Patienten (Altersdurchschnitt 59 Jahre, Streuung 48–83 Jahre; 15 Männer, 34 Frauen) erhielten wegen schwerwiegender Komorbidität bei schwerer akuter biliärer Pankreatitis (6–7 Ranson-Kriterien) entweder eine elektive (n = 39) oder eine Notfall-ES (n = 10) anstelle der Cholezystektomie. Innerhalb von 30 Tagen traten keine Todesfälle auf. Die Patienten wurden über einen Zeitraum von im Mittel 48 Monaten nach der ES (Streuung 18–64 Monate) beobachtet. Kein Patient entwickelte ein Pankreatitisrezidiv über einen Gesamtzeitraum von 196 Patientenjahren. Zwei Patienten erhielten später eine elektive Cholezystektomie wegen Gallenblasenkoliken und/oder einer Cholezystitis.

Die offenen, nichtrandomisierten Untersuchungen von Welbourn et al. [52] und Siegel et al. [53] sprechen dafür, daß die ES bei persistierender Cholezystolithiasis weitere Schübe einer akuten biliären Pankreatitis verhindern kann. Da zunehmend Patienten im Alter >70 Jahre an einer gallensteinassoziierten Pankreatitis erkranken [54], könnte die ES einen Ersatz für die Cholezystektomie bei diesen Risikopatienten darstellen und ihnen die potentiellen Komplikationen eines offenen oder laparoskopischen chirurgischen Eingriffs ersparen. Allerdings muß bei 5–20% dieser Patienten innerhalb eines relativ kurzen Zeitraumes von <5 Jahren eine Cholezystektomie wegen einer Cholezystitis erfolgen [52, 53, 55], so daß die ES nur bei eingeschränkter Lebenserwartung eine Alternative zur Cholezystektomie darstellt. Bei jüngeren Patienten mit akuter biliärer Pankreatitis, die sich ohne erhöhtes Risiko einer Operation unterziehen können, besteht deshalb Konsens, daß die prophylaktische ES keine Alternative zur Cholezystektomie darstellt [36].

Vorschlag für den Einsatz von ERCP mit ES bei akuter biliärer Pankreatitis

Nichtbiliäre Formen der akuten Pankreatitis sollten von der biliären Pankreatitis mit Hilfe des konventionellen Ultraschalls und biochemischer Untersuchungen unterschieden werden [23–26]. Bei Patienten mit nichtbiliärer Pankreatitis hat die ERCP mit ES keinen nachgewiesenen therapeutischen Nutzen [56], und eine endoskopische Intervention ist nicht indiziert (Abb. 1). Patienten mit gallensteinassoziierter Pankreatitis, die biliäre Komplikationen (wie z. B. eine Cholestase oder eine Cholangitis) aufweisen, sollten eine sofortige ERCP mit ES zur Steinentfernung aus den Gallenwegen erhalten. Patienten mit gallensteinassoziierter Pankreatitis ohne biliäre Komplikationen sind keine Kandidaten für eine frühe (therapeutische) ERCP. Obwohl Autoren [6] empfehlen, eine frühe ERCP (mit ES, falls Steine im D. choledochus nachgewiesen werden) bei allen Patienten mit einer prognostisch schweren Form der akuten biliären Pankreatitis (basierend auf den Glasgow-Kriterien) durchzuführen, sollten diese Patienten konservativ behandelt werden. Nach der Erholung von der Pankreatitis sollte eine elektive Cholezystektomie erfolgen, um Rezidive der Pankreatitis zu verhindern. Patienten, bei denen aufgrund eines erhöhten Serumbilirubins eine Choledocholithiasis angenommen werden muß [39], sollten eine elektive (prophylaktische) ERCP (mit ES bei Steinnachweis in den Gallenwegen) vor dem chirurgischen Eingriff erhalten. Patienten mit abgelaufener biliärer Pankreatitis, bei denen das Operationsrisiko zu hoch erscheint, sollten anstelle der Cholezystektomie einer prophylaktischen ERCP mit ES unterzogen werden (Abb. 1).

Literatur

1 Acosta JM, Ledesma CL: Gallstone migration as a cause of acute pancreatitis. N Engl J Med 1974;290:484–487.

2 Opie EL: The etiology of acute hemorrhagic pancreatitis. Bull Johns Hopkins Hosp 1901;12:484–487.

3 Opie EL: The relation of cholelithiasis to disease of the pancreas and to fat necrosis. Am J Med Sci 1901;121:27–43.

4 Classen M, Ossenberg FW, Wurbs D, et al: Pancreatitis: An indication for endoscopic papillotomy? Endoscopy 1978;10:233.

5 Safrany L, Neuhaus B, Krause S, et al: Endoskopische Papillotomie bei akuter, biliär bedingter Pankreatitis. Dtsch Med Wochenschr 1980;105: 115–119.

6 Wilson PG, Ogunbiyi O, Neoptolemos JP: The timing of endoscopic sphincterotomy in gallstone acute pancreatitis. Eur J Gastroenterol Hepatol 1997;9:137–144.

7 Nowak A, Marek TA, Nowakowska-Dutawa E, Rybicka J, Kaczor R: Biliary pancreatitis needs endoscopic retrograde cholangiopancreatography with endoscopic sphincterotomy for cure. Endoscopy 1998;30(suppl 2):A256–A259.

8 Arendt T, Nizze H, Stüber E, Mönig H, Kloehn S, Fölsch UR: Biliary pancreatic reflux-induced acute pancreatitis – myth or possibility? Eur J Gastroenterol Hepatol 1999;11:329–335.

9 Arendt T, Stoffregen C, Kloehn S, Mönig H, Nizze H, Fölsch UR: Santorini's duct – risk factor for acute pancreatitis or protective morphologic variant? Experiments in rabbits. Eur J Gastroenterol Hepatol 1997;9:569–573.

10 Lerch MM, Saluja AK, Rünzi M, Dawra R, Saluja M, Steer ML: Pancreatic duct obstruction triggers acute necrotizing pancreatitis in the opossum. Gastroenterology 1993;104:853–861.

11 Arendt T, Nizze H, Liebe S, Erdmann K, Fölsch UR: Does bile of patients with acute gallstone pancreatitis cause pancreatic inflammatory lesions? A study of the pancreatic toxicity of choledochal secretions collected at ERCP. Gastrointest Endosc 1999;50:209–213.

12 Pap A, Topa L, Berger Z, Flautner L, Varro V: Pain relief and functional recovery after endoscopic interventions for chronic pancreatitis. Scand J Gastroenterol 1998;228:98–106.

13 Stone HH, Fabian TC, Dunlop WE: Gallstone pancreatitis. Biliary tract pathology in relation to time of operation. Ann Surg 1981;194:305–310.

14 Uomo G, Rabitti PG, Laccetti M, Visconti M: Pancreatico-choledochal junction and pancreatic duct system morphology in acute biliar pancreatitis. Int J Pancreatol 1993;13:187–191.

15 Kelly TR, Wagner DS: Gallstone pancreatitis: A prospective clinical randomized trial of the timing of surgery. Surgery 1988;104:600–605.

16 Farias LR, Frey CF, French S, Gunther R: The role of ductal obstruction in the course of hemorrhagic pancreatitis in the pig. Int J Pancreatol 1986;1:51–59.

17 Rünzi M, Saluja A, Lerch MM, Dawra R, Nishino H, Steer ML: Early ductal decompression prevents the progression of biliary pancreatitis: An experimental study in the opossum. Gastroenterology 1993;105:157–164.

18 Oria A, Alvarez J, Chiapetta I, et al: Choledocholithiasis in acute gallstone pancreatitis: Incidence and clinical significance. Arch Surg 1991;126:566–568.

19 Niederau C, Niederau M, Lüthen R, Strohmeyer G, Ferrell LD, Grendell JH: Pancreatic exocrine secretion in acute experimental pancreatitis. Gastroenterology 1990;99:1120–1127.

20 Neoptolemos JP, London NJ, James D, Carr-Locke DL, Bailey IA, Fossard DP: Controlled clinical trial of endoscopic sphincterotomy versus conservative treatment for acute pancreatitis due to gallstones. Lancet 1988;ii:979–983.

21 Freeman ML, Nelson DB, Sherman S, Haber GB, Herman ME, Dorsher PJ, Moore JP, Fennerty B, Ryan M, Shaw MJ, Lande DJ, Pheley AM: Complications of endoscopic biliary sphincterotomy. N Engl J Med 1996; 335:909–918.

22 Fölsch UR: The role of ERCP and sphincterotomy in acute pancreatitis. Endoscopy 1998; 30(suppl 2):A253–255.

23 Neoptolemos JP, Hall A, Finlay DF, Berry JM, Carr-Locke KL, Fossard DP: The urgent diagnosis of gallstones in acute pancreatitis: A prospective study of the methods. Br J Surg 1984;71:230–247.

24 Wang SS, Lin XZ, Tsai YT, et al: Clinical significance of ultrasonography, computed tomography, and biochemical tests in the rapid diagnosis of gallstone-related pancreatitis: A prospective study. Pancreas 1988;3:153–158.

25 Davidson B, Neoptolemos JP, Leese T, Carr-Locke DL: Biochemical prediction of gallstones in acute pancreatitis: A prospective study of three systems. Br J Surg 1988;75:213–215.

26 Neoptolemos JP, London N, Bailey IA, Shaw D, Carr-Locke DL, Fossard DP, Moossa AR: The role of clinical and biochemical criteria and endoscopic retrograde cholangiopancreatography in the urgent diagnosis of common bile duct stones in acute pancreatitis. Surgery 1987;100:732–742.

27 Fan ST, Lai EGS, Mok FPT, Zheng SS, Wong J: Early treatment of acute biliary pancreatitis by endoscopic papillotomy. N Engl J Med 1993; 328:228–232.

28 Fölsch UR, Nitsche R, Lüdtke R, Hilgers RA, Creutzfeldt A, and the German Study Group of Acute Biliary Pancreatitis: Early ERCP and papillotomy compared with conservative treatment for acute biliary pancreatitis. N Engl J Med 1997;336:237–242.

29 Nowak A, Nowakowska-Dutawa E, Marek TA, Rybicka J: Final results of the prospective, randomized, controlled study on endoscopic sphincterotomy versus conventional management in acute biliary pancreatitis. Gastroenterology 1995;108:A380.

30 Corfield AP, Williamson RCN, McMahon MJ, Shearer MG, Cooper MJ, Mayer AD, Dickson AP, Imrie CW: Predictions of severity in acute pancreatitis: Prospective comparison of three prognostic indices. Lancet 1985;24:403–407.

31 Fan ST, Choi TK, Lai ECS, Wong J: Prediction of severity of acute pancreatitis: An alternative approach. Gut 1989;30:1591–1595.

32 Fan ST, Lai ECS, Mok FPT, Lo CM, Zheng SS, Wong J: Prediction of the severity of acute pancreatitis. Am J Surg 1993;166:262–268.

33 Heath DI, Imrie CW: The Hong Kong criteria and severity prediction in acute pancreatitis. Int J Pancreatol 1994;15:179–185.

34 Elfström J: The timing of cholecystectomy in patients with gallstone pancreatitis. Acta Chir Scand 1989;144:487–490.

35 Burch JM, Feliciano DV, Mattox KL, Jordan GL: Gallstone pancreatitis. The question of time. Arch Surg 1990;125:853–859.

36 Anonymous: United Kingdom guidelines for the management of acute pancreatitis. Gut 1998; 42(suppl 2):S1–S13.

37 Moreau JA, Zinsmeister AR, Melton LJ, DiMagno EP: Gallstone pancreatitis and the effect of cholecystectomy: A population-based cohort study. Mayo Clin Proc 1988;63:466–473.

38 Perissat J, Huibregtse K, Keane FBV, Russell RCG, Neoptolemos JP: Management of bile duct stones in the era of laparoscopic cholecystectomy. Br J Surg 1994;81:799–810.

39 Chang L, Lo SK, Stabile BE, Lewis RJ, de Virgilio C: Gallstone pancreatitis: A prospective study on the incidence of cholangitis and clinical predictors of retained common bile duct stones. Am J Gastroenterol 1998;93:527–531.

40 Roy A, McAlister V, Passi RB: Endoscopic retrograde cholangiopancreatography in the management of choledocholithiasis with laparoscopic cholecystectomy. Can J Surg 1993;36:81–84.

41 Cisek P, Greaney G: The role of endoscopic retrograde cholangiopancreatography with laparoscopic cholecystectomy in the management of choledocholithiasis. Am Surg 1994;60:772–776.

42 Rijna H, Borgstein PJ, Meuwissen SGM, de Brauw LM, Wildenborg NP, Cuesta MA: Selective preoperative endoscopic retrograde cholangiopancreatography in laparoscopic biliary surgery. Br J Surg 1995;82:1130–1133.

43 McMahon MJ, Shefrta JR: Physical characteristics of gallstones and the calibre of the cystic duct in patients with acute pancreatitis. Br J Surg 1980;76:6–9.

44 de Vergilio C, Verbin C, Chang L, Lindner S, Stabile BE, Klein S: Gallstone pancreatitis. The role of preoperative endoscopic retrograde cholangiopancreatography. Arch Surg 1994;129:909–913.

45 Escarce JJ, Shea JA, Chen W, Qian Z, Schwartz JS: Outcomes of open cholecystectomy in the elderly: A longitudinal analysis of 21,000 cases in the prelaparoscopic era. Surgery 1995;117:156–164.

46 Orlando R, Ruddell JC, Lynch J, Mattie A: Laparoscopic cholecystectomy. A statewide experience: The Connecticut Laparoscopic Cholecystectomy Registry. Arch Surg 1993;128:494–498.

47 McSherry CK, Glenn F: The incidence and causes of death following surgery for nonmalignant biliary tract disease. Ann Surg 1980;191:271–276.

48 Hannan EL, Imperato PJ, Nenner RP, Starr H: Laparoscopic and open cholecystectomy in New York State: Mortality, complications and choice of procedure. Surgery 1999;125:223–231.

49 Feldmann MG, Russel JC, Lynch JT, Mattie A: Comparison of mortality rates for open and closed cholecystectomy in the elderly. J Laparoendosc Surg 1994;4:165–172.

50 Deans GT, Sedman P, Martin DF, Royston CMS, Leow CK, Thomas WEG, Brough WA: Are complications of endoscopic sphincterotomy age related? Gut 1997;41:545–548.

51 Vaira D, D'Anna L, Ainley C, et al: Endoscopic sphincterotomy in 1000 consecutive patients. Lancet 1989;19:431–434.

52 Welbourn CRB, Backly DE, Eyre-Brook IA: Endoscopic sphincterotomy without cholecystectomy for gallstone pancreatitis. Gut 1995;37:119–120.

53 Siegel JH, Veerappan A, Cohen SA, Kasmin FE: Endoscopic sphincterotomy for biliary pancreatitis: An alternative to cholecystectomy in high-risk patients. Gastrointest Endosc 1994;40:573–575.

54 Corfield AP, Cooper MJ, Williamson RCN: Acute pancreatitis: A lethal disease of increasing incidence. Gut 1985;26:725–729.

55 Escourrou J, Delvaux M, Buscail L: Is acute cholecystitis more frequent after endoscopic sphincterotomy for biliary acute pancreatitis? (abstract). Gastrointest Endosc 1992;38:249.

56 Leser HG, Gross V, Heinisch A, Schölmerich J: Frühpapillotomie bei schwerer akuter Pankreatitis ohne Choledocholithiasis: Ergebnisse einer Multicenter-Studie (Abstract). Z Gastroenterol 1993;31:544A.

Chirurgische Gastroenterologie

Hauptthema · Main Theme

Chir Gastroenterol 1999;15:342–348

Die Indikation zur Operation der akuten Pankreatitis – ein Streitthema

T. Foitzik

Chirurgische Klinik I, Universitätsklinikum Benjamin Franklin, Freie Universität Berlin

Schlüsselwörter
Akute Pankreatitis: Operation, Indikation

Zusammenfassung
Die vieldiskutierte Frage, ob und wann ein Patient mit akuter Pankreatitis operiert werden soll, kann derzeit nicht schlüssig beantwortet werden. Die Ergebnisse von Studien aus den letzten 10 Jahren lassen zwei Folgerungen zu: 1. Die Operation sollte so lange hinausgeschoben werden, bis die Nekrosen demarkiert sind und sich der Zustand des Patienten stabilisiert hat. 2. Bei der ersten Operation sollte eine weitgehende Nekrosektomie und Drainage aller Nekrosestraßen erzielt werden, weil mit der Zahl der Revisionseingriffe die Morbidität steigt. Diese beiden Ziele sind jedoch bei Patienten, die sich in einem schlechten Allgemeinzustand befinden, oft nicht realisierbar. Nach Literaturdaten stellen weder der bakteriologische Status noch das Ausmaß der Nekrosen per se absolute Indikationskriterien für eine Operation dar. Entscheidend ist der Allgemeinzustand des Patienten, d. h. die systemische Reaktion des Organismus auf den lokalen Pankreasschaden. Heute besteht weitgehend Konsens darüber, die Indikation zur Operation bei ausgedehnten und/oder infizierten Pankreasnekrosen und instabilem Allgemeinzustand des Patienten trotz Intensivtherapie (einschließlich Antibiotika) zu stellen. Bei stabilem Allgemeinzustand sollte die Operation in jedem Fall bis über die 4. Krankheitswoche hinausgeschoben werden. Bei ausgedehnten und/oder infizierten Nekrosen erscheint sie danach als indiziert, weil sich die Patienten ohne Operation erfahrungsgemäß nicht vollständig erholen. Bei umschriebenen und sterilen Nekrosen ist ein weiteres Zuwarten gerechtfertigt, da sich viele Patienten mit dieser Konstellation jüngsten Berichten zufolge auch ohne Operation erholen. Hauptproblem und unbeantwortet ist die Frage, ob (und wie lange) ein Patient mit instabilem Allgemeinzustand von der fortgeführten Intensivmedizin profitiert und wann er durch das weitere Zuwarten gefährdet wird. Hier erscheint es plausibel, den Krankheitsverlauf mit dem APACHE-II-Score zu dokumentieren und dann zu operieren, wenn sich der Score über 2 bis 3 Tage verschlechtert.

Key Words
Acute pancreatitis: surgery, indication

Summary
The frequently discussed question of whether and when patients with acute pancreatitis should be operated cannot be conclusively answered today. Studies from the last 10 years allow two conclusions: 1) Surgery should be postponed until necroses are clearly demarcated and the patients condition has stabilized; 2) complete necrosectomy and drainage of all pathways of necrosis should be achieved with the first intervention because morbidity increases with reoperations. These two aims may, however, not be achieved in critically ill patients in whom the indication for surgery remains controversial. The analysis of the current literature suggests that neither the bacteriological status nor the extent of (intra- and/or extra-)pancreatic necroses per se are indications for surgery. The patients general condition is far more important, i. e. the systemic reaction of the organism to pancreatic injury. Besides a few absolute indications for surgery, it is currently generally agreed upon that surgery is indicated in the presence of extensive and/or infected pancreatic necrosis if the patients condition fails to stabilize despite intensive care therapy (including antibiotics). In patients with stable vital signs and organ functions surgery should be delayed beyond the 4th week of illness. After that time, surgery is indicated for extensive and/or infected necrosis because experience has shown that patients do usually not recover completely otherwise. An additional waiting period is justified in circumscribed or sterile necroses since these patients often recover completely without surgery. The main problem and still unanswered question is whether (and how long) patients in unstable general condition profit from further intensive care and at what point they are in risk due to further waiting. In these cases, it seems plausible to recommend documentation of the disease course by the APACHE II score over 2 to 3 days and to operate when the score increases.

KARGER

Fax +49 761 452 07 14
E-mail kargergmbh@aol.com
www.karger.com

Accessible online at:
http://BioMedNet.com/karger

Prof. Dr. T. Foitzik
Chirurgische Klinik I
Universitätsklinikum Benjamin Franklin, Freie Universität Berlin
Hindenburgdamm 30
D-12200 Berlin
Fax +49 30 8445 2740, E-mail foitzik@ukbf.fu-berlin.de

Seit Nicolas Senn [1] 1886 erstmals die Auffassung vertrat, daß die chirurgische Entfernung der Nekrosen ein einleuchtendes Therapiekonzept bei der akuten Pankreatitis darstellt, ist das operative Management der akuten Pankreatitis ein Thema kontroverser Diskussionen geblieben. Die verfügbaren Literaturdaten sind kürzlich von Wyncoll [2] einer kritischen Analyse unterzogen worden. Hauptgrund dafür, daß viele der nachfolgend diskutierten Fragen bis heute nicht schlüssig beantwortet werden können, ist das Fehlen kontrollierter randomisierter Studien.

Was soll durch die Operation erreicht werden?

Die Frage nach der Operationsindikation und dem besten Zeitpunkt für die Operation (wie auch dem besten Verfahren) ist unmittelbar mit der Frage verknüpft, was bei einer akuten nekrotisierenden Pankreatitis (ANP) durch die Operation erreicht werden soll und kann. Die Auffassung früherer Jahre [3], daß durch die Entfernung der geschädigten Drüsenanteile der Entzündungsherd bzw. toxische Fokus eliminiert und der Krankheitsprozeß aufgehalten werden kann, wird heute nicht mehr vertreten. Die intrapankreatische Enzymaktivierung, die den initialen Parenchymschaden verursacht, wie auch die Enzymfreisetzung aus dem Pankreas, die die systemischen Reaktionen initiiert, laufen so schnell ab [4], daß sie selbst durch eine Operation in den ersten Krankheitstagen nicht mehr durchbrochen werden können. Auch für die Vorstellung, daß man durch eine frühzeitige Operation oder Spülbehandlung Mediatoren oder toxische Substanzen aus der Bursa abdominalis oder dem Abdomen eliminieren kann, gibt es keine stichhaltigen Daten. Vielmehr muß davon ausgegangen werden, daß der chirurgische Eingriff im akuten Stadium der (lokalen und systemischen) Entzündung für den Organismus ein zusätzliches Trauma darstellt und die Gesamtsituation eher verschlechtert als verbessert.

Nach Untersuchungen von Beger et al. [5, 6] kommt es bei 40–70% der Patienten mit ANP innerhalb von 1–3 Wochen nach Krankheitsbeginn zu einer Infektion der Pankreasnekrosen durch Keime, die aus dem Darm translozieren. Wenn die Nekrosen infiziert sind, stellt das Pankreas einen (potentiellen) septischen Fokus dar, dessen Sanierung als erforderlich angesehen wird. Ob die chirurgische Sanierung infizierter Pankreasnekrosen jedoch unverzüglich erfolgen muß, um das septische Geschehen zu durchbrechen oder sekundären septischen Komplikationen vorzubeugen, ist umstritten. Die Auffassung, daß ein Aufschub der chirurgischen Intervention den Patienten in dieser Situation gefährdet [7], ist nicht erwiesen. Vielmehr zeigen neuere Studien, daß auch Patienten mit infizierten Nekrosen durch intensivtherapeutische Maßnahmen (unter Antibiotikatherapie) stabilisiert werden können und Patienten mit infizierten Pankreasnekrosen nicht prinzipiell kränker sind als solche mit sterilen [8–10].

Das in der Frühphase der schweren ANP bei rund 50% der Patienten auftretende (primäre) Multiorgandysfunktionssyndrom (MODS) wird heute als Reaktion des Immunsystems auf den Pankreaszellschaden verstanden [7, 11, 12]. Für das durch proinflammatorische Zytokine ausgelöste «systemic inflammatory response syndrome» (SIRS) scheinen Bakterien zunächst keine Rolle zu spielen. Die Frühphase der ANP ist nicht durch eine Sepsis, sondern ein kapilläres Leck mit konsekutiven renalen und kardiorespiratorischen Funktionseinschränkungen gekennzeichnet. Ob diese Phase ohne manifeste Organschäden überlebt wird, hängt von vielen Faktoren ab, die uns im einzelnen (zumindest in ihrer Gewichtung) nicht bekannt sind und die neben der Schwere des initialen Pankreaszellschadens individuelle Variablen wie genetische Faktoren, den Immunstatus des Patienten und vorbestehende Organschädigungen umfassen. Nach der Second-hit-Theorie wird das SIRS bei sehr starken Schäden, einer Summation von aggressiven Faktoren oder dem Auftreten zusätzlicher Komplikationen im Krankheitsverlauf nicht durchbrochen. Vielmehr kommt es zu einer fulminanten und protrahierten Aktivierung von Zytokinen und sekundären (u. a. vasoaktiven) Mediatoren. Bakterielle Superinfektionen spielen in diesem Konzept insofern eine wichtige Rolle, als sie den Second hit darstellen können. Nach Translokation aus dem Darm und Replikation der Bakterien in den Pankreasnekrosen können die Mikroorganismen das SIRS in der postakuten Phase der ANP antreiben und so die Entwicklung eines sekundären (septischen) MODS im späteren Krankheitsverlauf verursachen.

Vor diesem Hintergrund (Pankreasnekrosen als Auslöser von SIRS und primärem MODS und Replikationsort für translozierende Bakterien, welche das SIRS unterhalten und das sekundäre/septische MODS verursachen) hat Senns Vorstellung, die Nekrosen rechtzeitig zu entfernen, auch heute ihre Gültigkeit. Die Erforschung des pathophysiologischen Ablaufs der ANP und die Erfahrungen der Vergangenheit deuten jedoch darauf hin, daß der günstigste Zeitpunkt zur Nekrosektomie nicht im akuten Stadium liegt, sondern jenseits der vierten Krankheitswoche (siehe unten). Ziel der Operation bei ANP ist es, nach Demarkierung der Nekrosen und Stabilisierung des Allgemeinzustands des Patienten die Nekrosen zu entfernen, die das SIRS unterhalten. Daß der Zeitraum des Zuwartens in den letzten Jahren immer größer geworden ist, dürfte ganz wesentlich auf die Fortschritte in der Intensivmedizin zurückzuführen sein.

Wie hat sich das chirurgische Vorgehen in den letzten Jahrzehnten geändert?

Aufgrund der schlechten Erfahrungen mit Operationen, die bei Patienten mit ANP in der Initialphase (erste Krankheitstage) in den 70er Jahren durchgeführt wurden [13], setzte sich in den 80er Jahren ein abwartenderes Vorgehen durch. In den meisten Arbeiten aus dieser Zeit wird empfohlen, Patienten mit einer akuten Pankreatitis (nur) dann zu operieren, wenn sich 1. computertomographisch ausgedehnte Nekrosen nachweisen lassen und sich 2. der Zustand des Patienten unter Intensivtherapie nicht verbessert [14]. Die Beobachtungen Begers [5, 6], daß Patienten mit infizierten Pankreasnekrosen eine höhere Morbidität haben als solche mit sterilen Nekrosen, und die Befürchtung, daß ein Aufschieben der

Operation in dieser Situation die Prognose verschlechtert, veranlaßte viele Kliniken Ende der 80er Jahre dazu, bei Nachweis infizierter Pankreasnekrosen unverzüglich die Indikation zur operativen Nekrosektomie und Spülbehandlung zu stellen. Dieses Vorgehen wurde in den letzten Jahren durch amerikanische Studien in Frage gestellt, die zeigten, daß auch Patienten mit infizierten Pankreasnekrosen durch intensivmedizinische Maßnahmen (einschließlich pankreasgängiger Antibiotikatherapie mit breitem Spektrum gegen intestinale Keime) stabilisiert werden können [8–10]. Somit wird die Indikation zur Operation heute im wesentlichen von zwei Kriterien bestimmt: 1. der lokalen Schwere der Pankreatitis (Ausmaß der Nekrotisierung) und 2. der Schwere des systemischen Krankheitsgeschehens, welche durch das Auftreten von Organinsuffizienzen gekennzeichnet ist. Kontrovers diskutiert werden dabei vor allem zwei Fragen. Zum einen, ob infizierte Nekrosen bzw. systemische Entzündungszeichen eine dringliche Indikation zur Operation darstellen, zum anderen, welche Patienten mit ANP ganz ohne Operation geheilt werden können.

Stellen infizierte Pankreasnekrosen eine dringliche Operationsindikation dar?

Die von Beger vertretene Auffassung, daß der Nachweis infizierter Nekrosen eine dringliche Indikation zur Operation ist, basiert auf der Beobachtung, daß die Mehrzahl der komplizierten und letalen Krankheitsverläufe bei Patienten mit ANP im Ulmer Krankengut bei eben diesem Patientenkollektiv beobachtet wurde [5, 6]. Die Vorstellung, daß die Infektion ein negativer Prognosefaktor ist und als solcher ausgeschaltet werden muß, erscheint auch aus Sicht der Second-hit-Therorie einleuchtend. Neuere Daten aus amerikanischen Studien [8–10] konnten die von Beger gezeigten Unterschiede im Krankheitsverlauf bei Patienten mit infizierten und sterilen Nekrosen jedoch nicht bestätigen. Vielmehr zeigten sie, daß auch Patienten mit infizierten Nekrosen durch intensivmedizinische Maßnahmen (einschließlich Antibiotika) stabilisiert und der Operationszeitpunkt aufgeschoben werden kann. Die von Tenner et al. [8] vorgelegten Daten stellen zudem in Frage, ob das Ausmaß der Nekrosen (lokale Schwere der ANP) überhaupt mit der Prävalenz von sekundären Pankreasinfektionen und systemischen Komplikationen korreliert. Möglicherweise sind die sekundären Pankreasinfektionen nicht die Ursache der systemischen Komplikationen, sondern selbst eine Komplikation. Diese Hypothese erscheint insofern plausibel, als der sekundären Pankreasinfektion eine Translokation von Bakterien aus dem Darm zugrunde liegt, die im Zusammenhang mit einer Störung der intestinalen Darmbarrierefunktion (einschl. MALT und nachgeschalteter Immunstationen) steht. Das Versagen der Darmbarriere kann als Teil des primären MODS (siehe oben) aufgefaßt werden, das sich infolge der Zytokin- und Mediatorenaktivierung auf den initialen Pankreaszellschaden entwickelt [15]. Neben experimentellen Untersuchungen [16] wird diese Theorie auch durch die Feststellung gestützt, daß Patienten mit sekundären Pankreasinfektionen von vornherein systemisch kränker sind als solche, deren Nekrosen im Verlauf steril bleiben. Dies zeigt sich z. B. an deren höheren APACHE-Scores schon bei Aufnahme [10, 17]. Mit andere Worten: Je stärker das SIRS ist, desto größer ist die Gefahr, daß ein Patient im Rahmen des primären MODS auch ein Darmbarriereversagen mit konsekutiver bakterieller Translokation und Pankreasnekroseninfektion entwickelt.

Die Vorstellung, daß sich die Infektionen der Pankreasnekrosen bei der ANP als Folge des SIRS und primären MODS entwickeln, läßt auch den Versuch plausibel erscheinen, zunächst die Ursache in den Vordergrund der Behandlung zu stellen und nur chirurgisch zu intervenieren, wenn sich ein Abszeß nachweisen läßt. Eine erste prospektive klinische Studie von Rünzi et al. [18], die dieses konservative Vorgehen (das im Gegensatz zu Begers Auffassung steht) verfolgt, verlief vielversprechend: Von 13 Patienten mit ANP und infizierten Nekrosen wurden 7 ohne Operation geheilt, bei 6 konnte die chirurgische Sanierung der infizierten Kollektionen nach zwischenzeitlicher radiologisch interventioneller Drainage über die 4. Krankheitswoche hinausgeschoben werden, ein Patient verstarb. Dies bestätigte nicht nur die Erfahrung, daß die Operation bei Patienten mit infizierten Nekrosen aufgeschoben werden kann, sondern zeigt auch, daß es eine Gruppe von Patienten mit infizierten Nekrosen gibt, die ohne eine Operation auskommt. Wenngleich dies durch weitere Fallberichte bestätigt worden ist [19, 20], besteht heute weitgehend Einigkeit dahingehend, daß die definitive Sanierung infizierter Nekrosen in aller Regel einer Operation bedarf. Die Infektion ist demnach zwar nach wie vor ein Operationsindikationskriterium (siehe unten), bestimmt aber nicht den Zeitpunkt bzw. die Dringlichkeit der Operation. Diese sind abhängig von der systemischen Reaktion des Organismus. Daß diese im Falle einer Infektion (zusätzlicher aggravierender Faktor) stärker ausfallen dürfte als bei sterilen Nekrosen, erscheint plausibel und wird ebenfalls durch die genannten Studien gestützt: Patienten mit infizierten Nekrosen müssen in der Regel öfter und früher operiert werden als solche mit sterilen Nekrosen [10]. Als Operationsindikation wird in der Mehrzahl der Fälle das Auftreten einer Sepsis angegeben [8–10]. Offen bleibt jedoch, ob eine Infektion der Pankreasnekrosen der septische Herd war oder extrapankreatische Infektionen den Ausschlag für die Einstufung «Sepsis» und die Indikation zur Operation gaben.

Welchen Vorteil hat der Zeitgewinn?

Der Vorteil des Aufschiebens der Operation bis einige Wochen nach Krankheitsbeginn, der nach den obigen Ausführungen auch bei Patienten mit infizierten Nekrosen möglich ist, erscheint evident: Die Pankreasnekrosen können sich (vollständig) demarkieren, so daß beim Ersteingriff eine vollständige Nekrosektomie erreicht und vitales Gewebe geschont werden kann. Allerdings kann die Interpretation der Daten über den zeitlichen Verlauf der Nekrotisierung zu Mißverständnissen führen. Die Beobachtung von Isenmann et al. [21], daß sich das Ausmaß der Nekrotisierung innerhalb der ersten Krankheitswoche entscheidet und sich die Nekrosen danach nicht wesentlich vergrößern, bedeutet nicht, daß sie zu diesem Zeitpunkt vollständig demarkiert, d. h. von Granulati-

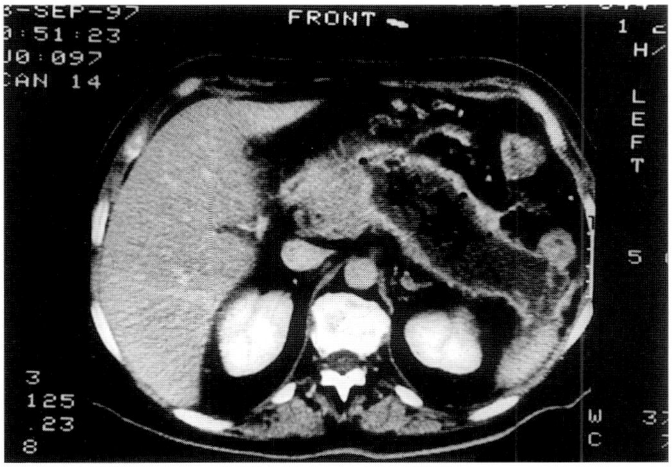

Abb. 1. Computertomographischer Befund einer schweren akuten nekrotisierenden Pankreatitis nach 4wöchiger konservativer Behandlung mit zwischenzeitlichem Nachweis einer Superinfektion der Nekrosen mit aeroben und anaeroben Bakterien. Die vermehrt Kontrastmittel anreichernde Granulationsmembran zeigt die nun vollständig demarkierte Pankreasnekrose an. Aufgrund des Infektionsnachweises und persistierender systemischer Entzündungszeichen (subfebrile Temperaturen, Leukozytose, Erhöhung des C-reaktiven Proteins) wurde bei dem ansonsten stabilen Patienten (keine Einschränkung von Organfunktionen) zu diesem Zeitpunkt die Indikation zur Operation gestellt (vgl. Konstellation 2).

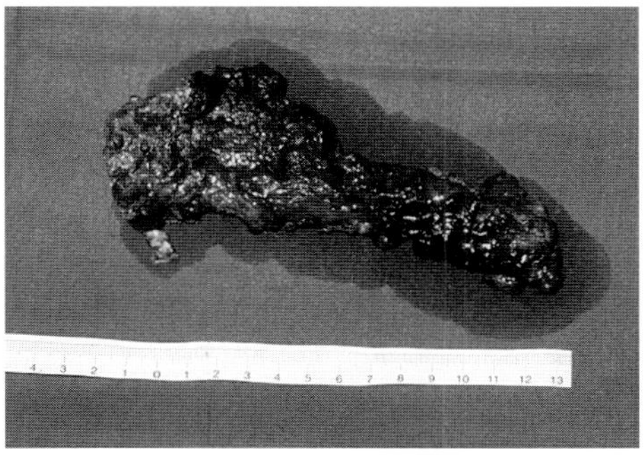

Abb. 2. Nekrosektomiepräparat desselben Patienten. Die Nekrose konnte enbloc entfernt werden. Nach zweiwöchiger Spülbehandlung wurden die Drainagen entfernt, der Patient nach weiteren 2 Wochen ohne Beschwerden nach Hause entlassen.

onsgewebe umgeben sind. Dies nimmt mehrere Wochen in Anspruch und läßt sich in der durch intravenöse kontrastmittelverstärkte Computertomographie (CECT) durch Ausbildung einer kontrastmittelanreichernden Pseudomembran nachweisen (Abb. 1). Auch die Vorstellung, daß es sich bei den Arealen, die sich im CECT initial (erste Krankheitstage) mit vermindertem Enhancement darstellen, um (manifeste) Nekrosen handelt, wird heute in Frage gestellt. Intraoperative Erfahrungen (stark blutendes Gewebe in nach CT-morphologischen Kriterien nekrotischen Arealen), Angiographien [22] sowie serielle CT-Aufnahmen im Krankheitsverlauf sprechen vielmehr dafür, daß das verminderte Kontrast-Enhancement in der Frühphase der ANP (lediglich) die Mikrozirkulationsstörung und nicht von vornherein irreversibel geschädigtes oder gar schon nekrotisches Gewebe ohne jegliche Perfusion anzeigt.

Profitieren die Patienten von den aufgeschobenen Operationen?

Daß die Patienten vom Aufschieben der Operation profitieren, belegt eine prospektive randomisierte Studie von Mier et al. [23], welche jedoch vorzeitig abgebrochen wurde, als sich abzeichnete, daß die Patienten, die innerhalb der ersten 3 Krankheitstage operiert wurden, eine deutlich höhere Mortalität (59%) hatten als diejenigen, bei denen die Operation zumindest bis zur zweiten Woche aufgeschoben wurde (27%). Vergleichsdaten derselben Kliniken, die in den letzten Jahren ihr Vorgehen geändert haben und heute später operieren als im zurückliegenden Zeitraum [10, 24, 25], können ebenfalls als Bestätigung des Vorteils der aufgeschobenen Operationen gewertet werden, wenngleich zu berücksichtigen bleibt, daß auch die Fortschritte im intensivmedizinischen Management im Laufe der Jahre zur Verbesserung der Ergebnisse bei akuter Pankreatitis beigetragen haben.

Gibt es einen optimalen Operationszeitpunkt?

Mit der Frage, ob es einen optimalen Zeitpunkt zur Operation bei der ANP gibt, haben sich zuletzt Fernandez-del Castillo et al. [10] auseinandergesetzt. Eine retrospektive Analyse ihres Krankenguts ergab, daß der Großteil der Komplikationen bei der akuten Pankreatitis in den ersten 4 Wochen auftritt und Operationen, die danach durchgeführt werden, mit einem entsprechend geringen Komplikationsrisiko behaftet sind. Die Analyse aus dem Massachusetts General Hospital in Boston macht auch deutlich, daß die frühzeitig (innerhalb der ersten 4 Krankheitswochen) operierten Patienten kränker waren als diejenigen, die zu einem späteren Zeitpunkt laparotomiert wurden. Die Frühoperierten hatten zum Operationszeitpunkt signifikant höhere APACHE-Scores und eine höhere Prävalenz an Organversagen. Die Indikationsliste weist zudem aus, daß der Großteil der Patienten, die früh operiert wurden, Zeichen einer Sepsis zeigten, während bei den nach der 6. Woche Operierten persistierende unspezifische Abdominalsymptome die häufigste Operationsindikation darstellten. Prinzipiell wurden alle in dieser Studie [10] erfaßten Patienten nach derselben Methode (closed packing) operiert. Die veröffentlichten Daten zeigen aber, daß dieses Konzept bei den Patienten, die früh operiert werden mußten, seltener aufging als bei den Spätoperierten. In der ersten Gruppe mußte rund ein Viertel der Patienten relaparotomiert werden. Dies spricht dafür, daß in der Frühphase der ANP eine vollständige Nekrosektomie (wegen der unvollständigen Demarkierung der Nekrosen) nicht möglich ist und Revisionsoperationen somit vorprogrammiert sind.

Tab. 1. Indikationen zur Operation bei akuter Pankreatitis

Akut (absolut)
Primär akutes Abdomen (vermutlich keine akute Pankreatitis)
Sekundäre Peritonitis (Arrosionsblutungen, Darmperforation, retroperitoneale Phlegmone)
Dringlich (innerhalb von 1–2 Tagen nach Vorliegen des Befundes)
Abszesse (evtl. interventionelle Drainage)
Ausgedehnte Nekrose (steril oder infiziert) bei instabilem Allgemeinzustand und progredienter klinischer Verschlechterung (Anstieg des APACHE-II-Scores)
Aufgeschoben (>4 Wochen)
Infizierte und ausgedehnte sterile Nekrosen bei persistierenden Beschwerden (z. B. subfebrile Temperaturen, abdominale Schmerzen, Appetitlosigkeit).

Welche Operationsindikationen sind anerkannt?

Allgemein anerkannt ist, daß ein akutes Abdomen eine absolute Indikation zur Operation darstellt (Tab. 1). Bei Patienten mit/bei Verdacht auf akute Pankreatitis, die schon initial (in den ersten Krankheitstagen) das Vollbild eines akuten Abdomens bieten, ist die Diagnose zweifelhaft. Ein akutes Abdomen auf dem Boden einer Pankreatitis entwickelt sich meist sekundär aufgrund von Komplikationen, z. B. einer Arrosionsblutung oder Kolonperforation oder wenn der Entzündungsprozeß in die freie Bauchhöhle oder die Bauchdecke im Bereich der Flanken durchbricht. Abszesse stellen ebenfalls eine dringliche Indikation zur Operation dar. Hier besteht jedoch die Möglichkeit einer CT-gesteuerten Drainage, die in den meisten Fällen zwar keine definitive Therapie ist, aber einen Zeitgewinn für die chirurgische Sanierung bringt. Bei Patienten mit stabilem Allgemeinzustand kann die Operation aufgeschoben werden, bis sich im CECT eine Abkapselung der Nekrose durch eine Granulationsmembran abzeichnet. Dies nimmt erfahrungsgemäß 4–6 Wochen in Anspruch und fällt damit genau in den Zeitraum, der nach den Untersuchungen von Fernandez-del Castillo et al. [10] als optimal angesehen wird.

Problematisch ist die Entscheidung zur Operation bei Patienten, bei denen sich in der Frühphase der Erkrankung (vor 3. Krankheitswoche) der Allgemeinzustand trotz Intensivtherapie verschlechtert. Die Frage, wann ein instabiler Patient vom fortgesetzten konservativen Vorgehen profitiert oder durch weiteres Zuwarten gefährdet wird, kann derzeit nicht beantwortet werden. Die Empfehlung, den Krankheitsverlauf mittels APACHE-Score zu dokumentieren und dann zu operieren, wenn sich der Score bei Vorliegen eines MODS trotz maximaler Intensivtherapie (über 2–3 Tage) verschlechtert, erscheint aus folgenden Überlegungen sinnvoll: a) Die Dynamik des Krankheitsprozesses wird berücksichtigt; b) die systemischen Auswirkungen des (initial lokalen) Prozesses werden in den Vordergrund gestellt; c) es wird auf objektive, leicht verfügbare Daten zurückgegriffen, deren Eignung (als Kriterium zur Stellung der Operationsindikation) überprüfbar ist. Weitere Kriterien zur Stellung der Operationsindikation sind die Entwicklung einer Sepsis und Mehrorganversagens (Definition nach [26]). Im Stadium des septischen Schocks oder manifesten Multiorganversagens ist der optimale Zeitpunkt für die Operation verpaßt; die Operation ist nicht Ultima ratio sondern integraler Teil des Behandlungskonzepts.

Welche Patienten kommen ohne Operation aus?

Während weitgehend Einigkeit darin besteht, daß der Großteil der Patienten mit infizierten Nekrosen zur definitiven Sanierung der ANP operiert werden muß (lieber später als früher), ist die Frage nach dem besten Management steriler Nekrosen derzeit völlig offen. Während Rattner et al. [27] noch die Auffassung vertraten, daß eine rechtzeitige Nekrosektomie (3.–4. Woche nach Krankheitsbeginn) unabhängig vom bakteriologischen Status günstig für den weiteren Krankheitsverlauf und die Prognose sei, wird heute aufgrund der Morbidität des operativen Eingriffs einerseits und der positiven Erfahrungen bei konservativem Vorgehen andererseits vielerorts ein deutlich zurückhaltenderes und abwartenderes Prozedere favorisiert. In einer Serie von 147 nichtoperierten Patienten mit ANP aus den Jahren 1984 bis 1993 beobachteten Uomo et al. [28] bei 66% der Patienten eine klinische und 57% eine (nach sonographischen Kriterien) morphologische Resolution der Nekrosen und spontane Regression postakuter Pseudozysten bei 59% der Fälle. Auffallend in dieser Studie ist allerdings die geringe Schwere der ANP sowohl nach radiomorphologischen Kriterien (nur 18% der Patienten hatten einen Balthazar-CT-Score ≥8 Punkten) als auch klinischen Kriterien (nur 18% der Patienten wurden auf der Intensivstation behandelt, 7% erlitten ein Multiorganversagen).

Über eine langjährige Erfahrung mit der konservativen Behandlung von Patienten mit (z. T. ausgedehnten) sterilen Nekrosen und schweren systemischen Krankheitszeichen (APACHE > 10 Punkte; Organdysfunktionen) verfügen Bradley et al. [29, 30]. Die von ihnen berichtete Mortalität liegt um 10% und ist damit vergleichbar mit den Zahlen bei operativer Therapie.

In einer von Rau et al. [17] veröffentlichten retrospektive Analyse von 172 Patienten mit sterilen Pankreasnekrosen wurden 60% operiert und 40% konservativ behandelt. Indikation zur Operation waren neben lokalen abdominalen Komplikationen (30%) ein persistierendes Ein- oder Mehrorganversagen trotz 3- bis 5tägiger maximaler Intensivtherapie. Beide Kollektive unterschieden sich dahingehend, daß die Patienten, die operiert wurden, höhere APACHE-Scores, höhere Werte für C-reaktives Protein und ausgedehntere Nekrosen hatten. Von daher dürften Unterschiede zwischen beiden Gruppen (Mortalität 13 versus 6%) nicht allein auf die Behandlungsmethode (operativ versus nichtoperativ) zurückzuführen sein. Die genannten Studien wie auch neuere Erfahrungen anderer Zentren [31] lassen vermuten, daß Patienten mit umschriebenen sterilen Nekrosen eine gute Aussicht haben, ohne operative Sanierung auszuheilen. Ob dies bei ausgedehnten sterilen Nekrosen genauso der Fall ist, wird angezweifelt, vor allem weil Nekrosen größeren Ausmaßes nicht vollständig abgebaut werden und den Patienten persistierende Beschwerden bereiten (z. B. Inappetenz, Schmerzen). In der Regel kann bei diesen Patienten die definitive Operation aber so lange aufgeschoben werden, bis sich die Nekrosen vollständig demarkiert haben und größere postoperative Komplikationen nicht mehr zu befürchten sind [10]. Problematisch ist die Entscheidung zur Operation bei Patienten, bei denen sich der Allgemeinzustand akut verschlechtert. In der Studie von Rau et al. [17] zeichnet sich beim Vergleich operierter und nichtoperierter Patienten mit demselben Nekrosenausmaß und einer vergleichbaren Prävalenz von Organkomplikationen ein Vorteil zugunsten der Operierten ab. Zu einer gegenteiligen Einschätzung kommen Smadja und Bismuth [32] aufgrund einer Analyse ihres Krankenguts. Danach verschlechtert die Operation eine bestehende Organinsuffizienz eher als sie sie verbessert. Insbesondere diese Kontroverse (vgl. Konstellation 3) müßte durch eine kontrollierte randomisierte Studien geklärt werden, in der Patienten nach der (lokalen und systemischen) Schwere der ANP stratifiziert werden und in der ein (relativ später) Operationszeitpunkt vorgegeben wird.

Beeinflußt der Operationszeitpunkt das Operationsverfahren?

Die obigen Ausführungen machen klar, daß das Operationsverfahren nicht unabhängig vom Operationszeitpunkt ist und damit letztlich von der Erkrankungsschwere abhängt. Somit stellt sich die Frage, was wann durch welche Operationsmethode erreicht werden kann. Prinzipiell stehen den sogenannten geschlossenen Verfahren, bei denen eine Relaparotomie nicht geplant ist und nur «on demand», d. h. bei unvorhergesehenen Komplikationen durchgeführt wird, den offenen Verfahren gegenüber, bei denen (alle 24–48 h) so lange revidiert wird, bis alle Nekrosen entfernt sind.
Eine einmalige Operation setzt voraus, daß der Großteil der Nekrosen beim Ersteingriff entfernt werden kann. Das bedeutet in praxi, daß a) der Nekrotisierungsprozeß entweder sehr begrenzt ist oder b) sich die Nekrosen schon weitgehend demarkiert haben und c) daß der Allgemeinzustand des Patient so stabil ist, daß ihm auch ein längerer Eingriff mit Blutverlusten zugemutet werden kann. Ist man dagegen gezwungen, einen Patienten aufgrund seines sich verschlechternden Allgemeinzustandes frühzeitig (innerhalb der ersten 2–3 Wochen) zu operieren, wird es nur in den wenigsten Fällen gelingen, eine vollständige Nekrosektomie zu erreichen. Reoperationen sind somit vorprogrammiert.

Schlußfolgerungen

Die vieldiskutierte Frage, ob und wann ein Patient mit akuter Pankreatitis operiert werden soll, kann derzeit nicht schlüssig beantwortet werden. Die Ergebnisse von Studien aus den letzten 10 Jahren lassen zwei Folgerungen zu: 1. Die Operation sollte so lange hinausgeschoben werden, bis die Nekrosen demarkiert sind und sich der Zustand des Patienten stabilisiert hat (um die 4. Krankheitswoche). 2. Bei der Erstoperation sollte eine weitgehende Nekrosektomie und Drainage aller Nekrosestraßen erzielt werden, weil mit der Zahl der Revisionseingriffe die Morbidität steigt. Diese beiden Ziele (späte Operation und vollständige Nekrosektomie) sind jedoch bei Patienten, die sich in einem schlechten Allgemeinzustand befinden, oft nicht realisierbar. Die Analyse der aktuellen Literatur läßt weiterhin den Schluß zu, daß weder der bakteriologische Status noch das Ausmaß der Nekrosen für sich absolute Indikationskriterien für einen chirurgischen Eingriff darstellen. Entscheidend ist vielmehr der Allgemeinzustand des Patienten, d. h. die systemische Reaktion des individuellen Organismus auf den lokalen Pankreasschaden. Neben den absoluten Operationsindikationen (Tab. 1) kann derzeit abhängig vom lokalen und systemischen Befund folgendes Vorgehen empfohlen werden:

Konstellation 1. Ausgedehnte (>50%ige) Pankreasnekrose und/oder infizierte Pankreasnekrose und instabiler Allgemeinzustand (>1 Organversagen; Definition nach [26]): Indikation zur Operation bei Verschlechterung des APACHE-II-Scores an 2–3 aufeinanderfolgenden Tagen trotz Intensivtherapie.

Konstellation 2. Ausgedehnte und/oder infizierte Pankreasnekrose bei stabilem Allgemeinzustand: Aufschieben der Operation bis >4. Woche.

Konstellation 3. Umschriebene (<50%) sterile Nekrosen und instabiler Allgemeinzustand: Vorgehen strittig (operativ bei Verschlechterung unter Intensivtherapie versus weiter konservativ).

Konstellation 4. Umschriebene (<50%) sterile Nekrosen bei stabilem Allgemeinzustand: keine chirurgische Therapie.

Hauptproblem und unbeantwortet ist die Frage, ob (und wie lange) ein Patient mit instabilem Allgemeinzustand von der fortgesetzten Intensivmedizin profitiert und wann er durch das weitere Zuwarten gefährdet wird (siehe Konstellation 1 und 3). Hier scheint die Empfehlung plausibel, den Krankheitsverlauf mit dem APACHE-Score [33] zu dokumentieren und dann zu operieren wenn sich der Score über 2–3 Tage verschlechtert.

Literatur

1 Senn N: The Surgery of the Pancreas as Based Upon Experiments and Clinical Researches. Philadelphia, Dornan, 1886, p 79.
2 Wyncoll DL: The management of severe acute necrotizing pancreatitis: An evidence based review of literature. Intensive Care Med 1999; 25:146–156.
3 Kümmerle F, Neher M, Schönborn H, Mangold G: Vorzeitige Operation bei akuter hämorrhagisch-nekrotisierender Pankreatitis. Dtsch Med Wochenschr 1975;100:2241–2245.
4 Norman J: The role of cytokines in the pathogenesis of acute pancreatitis. Am J Surg 1998; 175:76–83.
5 Beger HG, Bittner R, Block S, Büchler MW: Bacterial contamination of pancreatic necrosis. Gastroenterology 1986;91:433–438.
6 Beger HG, Büchler M, Bittner R, Öttinger W, Block S, Nevalainen T: Necrosectomy and postoperative local lavage in patients with necrotizing pancreatitis: Results of a prospective clinical trial. World J Surg 1988;12:255–262.
7 Schoenberg MH, Rau B, Beger HG: New approaches in surgical management of severe acute pancreatitis. Digestion 1999;60(suppl 1): 22–26.
8 Tenner S, Sica G, Hughes M, Noordhoek E, Feng S, Zinner M, Banks PA: Relationship of necrosis to organ failure in severe acute pancreatitis. Gastroenterology 1997;113:899–903.
9 Tsiotos GG, Lugue-de León E, Söreide JA, Bannon MP, Zietlow SP, Baerga-Varela Y, Sarr MG: Management of necrotizing pancreatitis by re-

peated operative necrosectomy using a zipper technique. Am J Surg 1998;175:91–97.
10 Fernández-del Castillo C, Rattner DW, Makary MA, Mostafavi A, McGrath D, Warshaw AL: Debridement and closed packing for the treatment of necrotizing pancreatitis. Ann Surg 1998;228:676–684.
11 Livingston DH, Mosenthal AC, Deitch EA: Sepsis and multiple organ dysfunction syndrome: A clinical-mechanistic overview. New Horiz 1995; 3:257–266.
12 Davies MG, Hagen PO: Systemic inflammatory response syndrome. Br J Surg 1997;84:920–935.
13 Amurawaiye EO, Brown RA: Acute pancreatitis. 30 years' experience in a teaching hospital. Can J Surg 1991;2:137–143.
14 McFadden DW, Reber HA: Indications for surgery in severe acute pancreatitis. Int J Pancreatol 1994;15:83–90.
15 Stechmiller JK, Treloar D, Allen N: Gut dysfunction in critically ill patients: A review of the literature. Am J Crit Care 1997;204–209.
16 Hotz HG, Foitzik T, Rohweder J, Schulzke JD, Fromm M, Runkel NSF, Buhr HJ: Intestinal microcirculation and gut permeability in acute pancreatitis: Early changes and therapeutic implications. J Gastrointest Surg 1998;2:518–525.
17 Rau B, Pralle U, Uhl W, Schoenberg MH, Beger HG: Management of sterile necrosis in instances of severe acute pancreatitis. J Am Coll Surg 1995;181:279–288.
18 Rünzi M, Layer P, Niebel W, Eigler FW, Goebell H: Infected necrosis in severe acute pancreatitis: An indication for immediate surgery (abstract). Pancreas 1996;14:455.
19 Rau B, Pralle U, Schoenberg MH, Beger HG: Nonsurgical treatment of necrotizing pancreatitis. Is there a rationale in patients with infected necrosis? (Abstract) Pancreas 1997;15:452.
20 Faintuch J, Menicono T, Speranzini MB, Pinotti HW, Smolentsov H: Clinical regression of infected pancreatic necrosis. Int J Pancreatol 1991;8:379–386.
21 Isenmann R, Büchler B, Uhl W, Malfertheiner P, Martini M, Beger HG: Pancreatic necrosis: An early finding in severe acute pancreatitis. Pancreas 1993;8:358–361.
22 Sunamura M, Yamauchi J-I, Shibuya K, Chen H-M, Ding L, Takeda K, Kobari M, Matsuno S: Pancreatic microcirculation in acute pancreatitis. J Hep Bil Pancr Surg 1998;5:62–68.
23 Mier J, Lugue-de León E, Castillo A, Robledo F, Blanco R: Early versus late necrosectomy in severe necrotizing pancreatitis. Am J Surg 1997;173:71–75.
24 Foitzik T, Klar E, Buhr HJ, Herfarth C: Improved survival in acute necrotizing pancreatitis despite limiting the indications for surgical débridement. Eur J Surg 1995;161:187–192.
25 Pederzoli P, Bassi C, Vesentini S, Iacono C, Nicoli N, Mangiante G, Corrà S, Falconi M, Nifosi F, Girelli R: Necrosectomy by lavage in the surgical treatment of severe necrotizing pancreatitis. Acta Chir Scand 1990;156:775–780.
26 Bradley EL: A clinically based classification system for acute pancreatitis. Arch Surg 1993;128:586–590.
27 Rattner DW, Legermate DA, Lee MJ, et al: Early surgical debridement of symptomatic pancreatic necrosis is beneficial irrespective of infection. Am J Surg 1992;163:105–110.
28 Uomo G, Visconti M, Manes G, Calise F, Laccetti M, Rabitti PG: Nonsurgical treatment of acute necrotizing pancreatitis. Pancreas 1996;12:142–148.
29 Bradley EL III: Operative management of acute pancreatitis: Ventral open packing. Hepatogastroenterology 1991;38:134–138.
30 Bradley EL III: Indications for debridement of necrotizing pancreatitis. Pancreas 1996;13:219–223.
31 Uhl W, Stupnicki A, Schmid ST, Vogel R, Büchler MW: The role of surgery in severe acute pancreatitis. Lessons learned from the past. San Diego, Pancreas Club, 1995, May 14.
32 Smadja C, Bismuth H: Pancreatic debridement in acute necrotizing pancreatitis: An obsolete procedure. Br J Surg 1986;73:408–410.
33 Knaus WA, Draper EA, Wagner DP, Zimmermann JE: APACHE II. A severity of disease classification system. Crit Care Med 1985;13:818–829.

Chirurgische Gastroenterologie

Hauptthema · Main Theme

Chir Gastroenterol 1999;15:350–355

Prinzipien der operativen Behandlung der nekrotisierenden Pankreatitis

J. Horn U. Zöllner

Abteilung für Allgemein- und Viszeralchirurgie, Städtisches Krankenhaus München-Harlaching, München

Schlüsselwörter
Akute Pankreatitis: operative Therapie

Zusammenfassung
Im Rahmen der operativen Behandlung der nekrotisierenden Pankreatitis ist eine Vielzahl unterschiedlicher Methoden beschrieben worden. Die Unterschiedlichkeit dieser Therapieansätze demonstriert nicht nur eine Varianz der technischen Handhabung, sie belegt auch den Tatbestand differierender Vorstellungen hinsichtlich Pathophysiologie und Krankheitsentwicklung. Es wird ausgeführt, daß der im Einzelfall unterschiedlichen Pathomorphologie bei der Nutzung des methodischen Repertoirs Rechnung getragen werden muß. Insbesondere aber wird gezeigt, daß es um die Respektierung dreier Behandlungsprinzipien geht, die für den Behandlungserfolg verantwortlich zu machen sind: 1. Sanierung der Infektionsquelle, 2. Vermeidung einer Peritonitis (Vermeidung der Infektausbreitung), 3. Reduzierung des Toxinpotentials. Über eigene Behandlungsergebnisse wird berichtet.

Key Words
Acute pancreatitis: surgical therapy

Summary
In the operative treatment of necrotizing pancreatitis a number of different methods have been described. The variability of these types of therapies does not only show a variance of technical procedures, but also proves that there exist different ideas regarding pathophysiology and development of the disease. Concerning the technique of the operation, the variable pathomorphology in individual cases has to be taken into consideration. Above all, it is shown that there are three principles of operative treatment, which are important for the success: 1) Elimination of the source of the infection, 2) avoidance of peritonitis (avoidance of infection spreading), (3) reduction of the toxic potential. Our results of treatment are reported.

Einleitung

Die akute nekrotisierende Pankreatitis weist in der Initialphase alle Kennzeichen einer Schockerkrankung auf. Ein absoluter und relativer Flüssigkeitsverlust, begleitet von einer toxinbedingten Kreislaufdysregulation, bilden die pathophysiologische Grundlage des Krankheitsgeschehens. Alle Versuche, in dieser Frühphase der Erkrankung einen operativen Therapiebeitrag zu leisten, haben sich ebenso als unwirksam (wenn nicht gar als nachteilig) erwiesen wie auch alle bislang untersuchten medikamentösen Therapieansätze (Atropin, Glucagon, Calcitonin, Somatostatin usw.)
Allein die konsequente und bedarfsadaptierte Intensivbehandlung mit ihren bilanzierenden Maßnahmen vermag den Krankheitsverlauf günstig zu beeinflussen. Die Phänomenologie dieser Erkrankung ändert sich dann, wenn auf dem Boden der entstandenen Nekrosen eine Infektion manifest wird, insbesondere wenn sich aus der anfänglichen lokalen Infektion ein septisches Krankheitsbild entwickelt [1]. Der Zeitpunkt dieser «Metamorphose» (von der Schockerkrankung zur entstehenden Sepsis) ist oft schwierig zu terminieren, so daß immer wieder die Frage nach dem verläßlichen Zeitpunkt einer eventuellen Therapieerweiterung bzw. -ergänzung (operative Intervention) gestellt wird. Dieser Zeitpunkt läßt sich weniger durch punktuell gemessene Einzelparameter definieren als durch eine sorgfältige Verlaufsbeobachtung unter Würdigung aller Meßgrößen im Kontext einer ganzheitlichen Zustandsbeurteilung eruieren.

KARGER
Fax +49 761 452 07 14
E-mail kargergmbh@aol.com
www.karger.com

Accessible online at:
http://BioMedNet.com/karger

Prof. Dr. J. Horn
Abteilung für Allgemein- und Viszeralchirurgie
Städtisches Krankenhaus München-Harlaching
Sanatoriumsplatz 2
D-81545 München
Tel. +49 89 62 10-23 01, Fax -29 38

Zu berücksichtigen ist dabei, daß die Schwere und der Verlauf der Erkrankung von vielen Variablen abhängen, die gleichermaßen nicht geeignet sind, schematische Aussagen und Festlegungen zu treffen (Alter und Vorerkrankungen, Ätiologie, Ausmaß und Lokalisation der Nekrotisierung, komplikatives Muster, Zeitpunkt der Infektionsentstehung u. a.). Während im Verlauf der ersten Krankheitstage (Schockphase) von einem operativen Eingriff kein therapeutischer Beitrag erwartet werden kann, ändert sich dies im Falle einer nachgewiesenen bzw. klinisch zu vermutenden retroperitonealen Infektion. Entscheidend für eine in diesen Fällen notwendig werdende Therapieerweiterung dürfte die Einsicht sein, daß ein von einer Infektion im Retroperitoneum gekennzeichnetes Krankheitsbild nicht allein mit intensivtherapeutischen Maßnahmen erfolgreich behandelt werden kann. Einer alten und bewährten chirurgischen Vorstellung zufolge erfordert eine solche Infektion eine operative Sanierung entsprechend den Therapievorstellungen bei anders gearteten und anders lokalisierten phlegmonösen oder abszedierenden Entzündungen.

Obgleich hinsichtlich der Notwendigkeit operativer Therapiemaßnahmen bei einer manifesten Infektion weitgehend Einigkeit besteht, wird doch das operationsmethodische Vorgehen von Klinik zu Klinik, von Schule zu Schule unterschiedlich gehandhabt und die Bedeutung der jeweils zur Anwendung kommenden Maßnahmen sehr unterschiedlich eingeschätzt. Was angesichts der Pleomorphologie und Phleophänomenologie dieser Erkrankung nicht leicht nachzuvollziehen ist, ist die von den einzelnen Schulen mitunter doktrinartig festgelegte Vorgehensweise. Es ist eine gewisse Dogmatisierung zu beobachten, die jeweils eine Ausschließlichkeit der einzelnen methodischen Ansätze hinsichtlich Gültigkeit und Wirkung festschreibt. Erschwerend kommt hinzu, daß sich hinter einzelnen methodischen Begriffen häufig sehr unterschiedliche Vorgehensweisen verbergen, die oftmals in den literarischen Mitteilungen unkommentiert bleiben. So verbirgt sich etwa hinter dem Terminus «Nekrosektomie» eine Vielzahl unterschiedlicher methodischer Handhabungen; während sich einige Chirurgen mit der schonenden Ausräumung verflüssigter, infizierter Nekrosen begnügen, legen andere Wert auf die vollständige Beseitigung aller Nekrosenareale, mitunter ganzer Pankreasabschnitte, wobei bei letzterem Vorgehen aus didaktischen oder dogmatischen Gründen der Begriff der Resektion streng vermieden wird, obwohl in Einzelfällen die Nekrosektomie durchaus gleichbedeutend ist mit einem resezierenden Vorgehen.

Es scheint ein akademischer Wettstreit um die Ausschließlichkeit einzelner methodischer Ansätze bei der operativen Behandlung der nekrotisierenden Pankreatitis entstanden zu sein; unberücksichtigt bleiben dabei die im Einzelfall sehr unterschiedlich gestaltete Morphologie und die Variabilität des Krankheitsverlaufs.

Die in der Literatur mitgeteilten methodischen Ansätze spiegeln insgesamt das zur Verfügung stehende Repertoire operativer Maßnahmen wider, welche unseres Erachtens nach Maßgabe der individuellen Vorgegebenheiten und der jeweiligen Situation angemessen genutzt werden sollten. Zu diesem methodischen Repertoire gehören im wesentlichen die in Tabelle 1 aufgelisteten methodischen Vorgehensweisen. Gelegentlich werden begleitende bzw. additive Maßnahmen mehr oder weniger imperativ gefordert (Papillotomie, interventionelle Verfahren, Tripelosteotomie u. a.). Dabei wird der Eindruck vermittelt, daß das jeweils angegebene methodische Vorgehen konditionell für den zu erwartenden Therapieerfolg verantwortlich zu machen ist.

Mit der Darstellung der Letalitätsraten einiger publizierter Patientenkollektive sollen die Entwicklung und der aktuelle Stand der operativen Therapie der nekrotisierenden Pankreatitis veranschaulicht werden (Tab. 2). Eine vergleichende Bewertung dieser Daten ist jedoch aus vielen Gründen nicht möglich (häufig fehlende Charakterisierung der Ausgangssituation, der Erkrankungsschwere und der Begleiterkrankungen, ungenügende Darstellung der intensivtherapeutischen Maßnahmen u. a.). Doch wird ersichtlich, wie problematisch das Krankheitsbild der nekrotisierenden Pankreatitis auch heute noch ist und wie wichtig es ist, sich auch weiterhin intensiv und kritisch mit den unterschiedlichen therapeutischen Vorgehensweisen zu befassen.

Es entspricht unserer Überzeugung und inzwischen auch unserer Erfahrung, daß der operative Behandlungserfolg weniger von einer strengen, monologen Handhabung des methodischen Vorgehens abhängt als vielmehr von der Berücksichtigung bzw. der Einhaltung dreier Behandlungsprinzipien, die im folgenden dargestellt werden.

Prinzipien des operativen Vorgehens

Prinzip 1: Sanierung der Infektionsquelle

Die Behandlung einer manifesten Infektion (abszedierend, phlegmonös) macht bis zu ihrer Abheilung eine regelmäßige, die jeweilige Situation sorgfältig kontrollierende Interventionspraxis erforderlich. In der allgemeinen chirurgischen Terminologie spricht man von Wund-«Pflege», ein Begriff, der bleibend aktuell die therapeutische Handhabung verdeutlicht. Bei der operativen Therapie eines meist ausgedehnten retroperitonealen Infekts bedeutet dies die Notwendigkeit einer programmierten Reintervention, zunächst täglich, später alle 48 h. Dieses regelmäßige «Vor-Ort-Sein» gibt die Möglichkeit, das Infektgeschehen jeweils aktuell einzuschätzen und die jeweiligen Maßnahmen zur gebotenen Infektkontrolle zu ergreifen (Nekrosektomie, gegebenenfalls Resektion von Pankreasanteilen, Wundreinigung, Spülung usw.).

Als operativen Zugang wählen wir stets die quere Oberbauchlaparotomie. Nur beim Ersteingriff wird in den Unterbauch eingegangen, noch bevor die Bursa omentalis eröffnet und das Pankreas revidiert wird. Im Unterbauch befindliches Exsudat wird abgesaugt und die Bauchhöhle gespült. Es wird ein doppelläufiges Ileostoma angelegt (vgl. Prinzip 3). Ab diesem Zeitpunkt wird auf jede weitere Revision des Unterbauchs verzichtet (vgl. Prinzip 2).

Die Skelettierung des Ligamentum gastrocolicum ermöglicht den Zugang zum Pankreas. Das Ausmaß und die Lokalisation der Nekrotisierung werden erkennbar. Schon frühzeitig sind zwei Nekroseformen zu unterscheiden: Die eher festen «trockenen» Nekrosen, meist noch voll integriert in die Strukturen des Pankreasorgans, und die weichen, verflüssigten Nekrosen im Umfeld des Pankreas. Letztere lassen sich mühelos ausräumen, ohne daß die Gefahr von Blutungen entsteht.

Wichtig ist es, zu allen peripankreatischen, vom Nekrotisierungsprozeß betroffenen Bereiche einen Zugang zu schaffen, Nekrosen auszuräumen und durch gut plazierte Drainagen für einen quantitativen Abfluß des «Wundsekrets» Sorge zu tragen. Dies gilt auch für den retroperitonealen Bereich im Umfeld des Pankreaskopfs (Kocher-Manöver). Im Falle einer biliären Pankreatitis (Nachweis von Gallenblasen- bzw. Gallenwegkonkrementen) werden die Gallenwege saniert und eine T-Drainage eingelegt. Bei einer Galleabflußstörung (ohne Konkrementnachweis) wird ein Cholezystostoma angelegt. Stets werden aus dem ganzen Operationsbereich repräsentative

Tab. 1. Operative Therapie der akuten Pankreatitis in methodischer Zuordnung mit Angabe der Sterblichkeitsraten

Methode	Autoren	Referenz	Jahr	Anzahl	Gestorben	Letalität, %
Kompartmentierung	Pemberton et al.	2	1986	17		18
	Hanisch et al.	3	1992	15	2	13
Open packing	Wertheimer und Norris	4	1986	10	2	20
	Garcia-Sabrido et al.	5	1988	49	11	27 9 PA 6 SN 22 IN
	Waclawiczek et al.	6	1991			18
	Bradley	7	1993	71	10	14 IN
	Orlando et al.	8	1993	15	3	20
	Vauthey und Lerut	9	1993	6	0	0
	Harris et al.*	10	1995	11	2	18 IN
Nekrosektomie mit Bursa-/Peritoneallavage	Mercadier	11	1981	16	8	50
	Ranson	12	1982			41,7
	Gebhardt	13	1983			46
	Büchler et al.	14	1985	64	18	28,1
	Wilson et al.	15	1988	14	4	28,6
	Dobroschke et al.	16	1989			35
	Larvin et al.	17	1989	14		21
	Nicola et al.*	18	1989	25	3	12
	Függer et al.	19	1991	121	40	33
	Tedaldi et al.*	20	1991	14	4	28,5
	Rattner et al.	21	1992	73	18	25
	Beger et al.	22	1992	152	20	13,1
	Heinz et al.	23	1995	143	43	30,1
Nekrosektomie mit Drainage	Fritsch	24	1980	56	20	35,7
	Pemberton et al.	2	1986	64		44
	Nicola et al.*	18	1989	25	3	12
	Brougham et al.	25	1994	52	11	21 IN
	Harris et al.*	10	1995	9	4	44 IN
Pankreasresektion	Edelmann und Boutelier	26	1974	74	25	34
	Norton und Eisenmann	27	1974	4	0	0
	Autio et al.	28	1979	29	8	28
	Alexandre und Guerrieri	29	1981	20	12	60
	Gebhardt und Gall*	30	1981	72	28	39
	Hollender et al.	31	1980	49	18	37
	Mercadier*	32	1981	12	9	75
	Kivilaakso et al.	33	1981	30	11	36,6
	Kivilaakso et al.*	34	1984	18	4	22,2
	Aldrige et al.	35	1985	15	5	33
	Nordback und Auvinen	36	1985	40	11	28
	Bartels et al.	37	1988	31	4	12,9
	Teerenhovi et al.	38	1988	84	38	45
	Wilson et al.*	15	1988	7	4	57,1
	Nicola et al.*	18	1989	26	15	57,6
	Tedaldi et al.*	20	1991	7	2	28,5
Drainage ohne Nekrosektomie oder Resektion	Mercadier*	32	1981	72	21	29,1
	Kivilaakso et al.	33	1984	17	8	47,1
	Nicola et al.*	18	1989	75	13	17,3
Peritoneallavage	Fagniez et al.	39	1982			31,4
	Ihse et al.	40	1986	19	4	

PA = Pankreasabszeß; SN = sterile Nekrose; IN = infizierte Nekrose.
*Autoren, die unterschiedliche Methoden angegeben haben.

Abstriche zur bakteriologischen Kontrolle entnommen. Nach Durchführung aller notwendigen Wundreinigungsmaßnahmen wird die gesamte Region gespült und eine lockere Tamponade so eingelegt, daß beim nächsten Revisionseingriff alle erschlossenen retroperitonealen Räume zugänglich bleiben.

Jede operative Intervention wird mit einem provisorischen Bauchdeckenverschluß beendet. Das Einbringen eines sogenannten Reißverschlusses bzw. einer Wellendrainage oder ähnlicher Hilfsmittel zum vorübergehenden Verschluß der Bauchhöhle lehnen wir ab. Zum einen handelt es sich um Fremdmaterial, welches als Infektträger fungiert, zum anderen führen diese Maßnahmen innerhalb kurzer Zeit zu einer Retraktion der Bauchdecken mit der Folge späterer Bauchwandhernien.

Tab. 2. Sterblichkeitsraten bei operativer Behandlung der akuten nekrotisierenden Pankreatitis

Autoren	Referenz	Jahr	Anzahl	Gestorben	Letalität, %
Edelmann und Boutelier	26	1974	74	25	34
Autio et al.	28	1979	29	8	28
Hollender et al.	31	1980	40	18	37
Kivilaakso et al.	33	1981	30	11	36,6
Alexandre und Guerreri	29	1981	20	12	60
Gebhardt und Gall	30	1981	72	28	39
Mercadier	30	1981	100	38	38
Fagniez et al.	39	1982			31,4
Ranson	12	1982			41,7
Gebhardt	13	1983			46
Kivilaakso et al.	34	1984	35	12	34,2
Büchler et al.	14	1985	64	18	28,1
Aldrige et al.	35	1985	15	5	33
Puolakkainen et al.	41	1985	64		22
Nordback und Auvinen	36	1985	40	11	28
Wertheimer und Norris	4	1986	10	2	20
Pemberton et al.	2	1986	17		18
Smadia und Bismuth	42	1986	38	16	42
Ihse et al.	40	1986	19	4	21
Lorenz et al.	43	1987	117		46*
					87**
Froehlicher und Maurer	44	1987	23	4	17,3
Bartels et al.	37	1988	31	4	12,9
Garcia-Sabrido et al.	5	1988	49	11	27
Teerenhovi et al.	38	1988	84	38	45
Wilson et al.	15	1988	21	8	38
Dobroschke et al.	16	1989			35
Larvin et al.	17	1989	14	3	21,4
Nicola et al.	18	1989	126	31	24,6
Stanten et al.	45	1990	50	7	4
Waclawiczek et al.	8	1991			18
Függer et al.	19	1991	121	40	33
Tedaldi et al.	20	1991	21	6	28,5
Rattner et al.	21	1992	73	18	25
Hanisch et al.	3	1992	15	2	13
Beger et al.	22	1992	152	20	13,1
Orlando et al.	8	1993	15	3	20
Bradley	7	1993	71	10	14
Vauthey und Lerut	9	1993	6	6	0
Miller et al.	46	1994	48	15	31
Brougham et al.	25	1994	52	11	21
Harris et al.	10	1995	20	6	30
Heinz et al.	23	1995	143	43	30,1
Howard et al.	47	1995	62	13	21
Luiten et al.	48	1995	102	29	28,4

* Billroth-II-Magenresektion; ** Billroth-III-Magenresektion.

Das beschriebene Vorgehen wird in Abständen von 1–2 Tagen wiederholt. Es wird beendet, wenn keine Nekrosen mehr nachgewiesen werden können und wenn durch die regelmäßige «Wundpflege» die Infektion zur Abheilung gebracht ist. Beim letzten Eingriff wird zur Sicherstellung des Sekretabflusses ausreichend drainiert und das Abdomen mit durchgreifenden Einzelknopfnähten definitiv verschlossen.

Prinzip 2: Vermeidung der Infektionsausbreitung

Die Maßnahmen mit dem Ziel, die Infektquelle retroperitoneal zu sanieren, dürfen nicht so geartet sein, daß sie gleichzeitig und unbeabsichtigt zu einer Infektionsausbreitung führen. Dies wäre dann der Fall, wenn die im peripankreatischen Raum manifeste Infektion in den Unterbauch getragen würde und dort das Krankheitsbild der eitrig-fibrinösen Peritonitis entstehen ließe. Es entstünde auf diese Art eine zusätzliche Erkrankung mit eigener Morbidität und Mortalität.

Zur Vermeidung dieser Infektionsausbreitung wählen wir als Zugang zum Abdomen stets den Oberbauchquerschnitt, selbst dann, wenn der Patient in anderer Weise bereits auswärts voroperiert worden sein sollte. Nur beim Ersteingriff erfolgt eine Revision des Unterbauchs (mit der Anlage des doppelläufigen Ileostomas). Bei allen weiteren Interventionen bleibt der Unterbauch unberührt. Auf diese Weise entsteht ein Oberbauchkompartment, welches alle Sanierungsmaßnahmen im Umfeld des Pankreas ermöglicht.

Initial oder sequentiell im weiteren Krankheitsverlauf angefertigte Computertomogramme geben Auskunft über mögliche retroperitoneale Nekrosenentstehungen und Liquidisierungsprozesse. Um jeder möglichen Infektausbreitung vorzubeugen, werden diese über gesonderte Flankeninzisionen ent-

Tab. 3. Anzahl der operierten und verstorbenen Patienten, projeziert auf die Ranson-Kriterien

	Ranson-Kriterien										
	1	2	3	4	5	6	7	8	9	10	11
Konservative Behandlung	0	0	2	4	10	5	1	0	0	0	0
Operiert	0	0	1	8	38	29	34	13	5	0	0
Gestorben	0	0	0	1	1	1	2	1	0	0	0
Gesamt	0	0	3	13	49	35	37	14	5	0	0

Tab. 4. Methodisches Vorgehen bei 129 operierten Patienten mit nekrotisierender Pankreatitis

Methode	Anzahl
Nekrosektomie, Lavage, Drainage, Tamponade, provisorischer Bauchdeckenverschluß	129
Ileostoma, orthograde Dickdarmspülung, provisorischer Bauchdeckenverschluß	108
Cholezystostoma	73
Ausräumung von retroperitonealen Nekrosen	47
Splenektomie	23
Pankreasschwanzresektion	21
Subtotale Linksresektion	11
Resektion des Pankreaskorpus	4

Tab. 5. Anzahl und Art der Komplikationen

Komplikationen	Anzahl	Korrektureingriffe	Anzahl
Pankreasfisteln	12	Pankreatojejunostomie	8
		spontane Abheilung	4
Kolonfisteln	8	Segmentresektion	5
		spontane Abheilung	3
Duodenalfisteln	5	Duodenalnaht	2
		Duodenojejunostomie	2
		spontane Abheilung	1
Duodenalstenose	3	Billroth-II-Magenresektion	2
		keine Therapie erforderlich	1
Kolonstenose	2	Segmentresektion	2

lastet. Der Zugang ins Retroperitoneum erfolgt jeweils hinter dem Colon ascendens bzw. Colon descendens. Eine Verbindung zum Oberbauchkompartment ist auf diese Weise leicht herzustellen. Hinsichtlich des Sanierungsprozesses dieser Räume wird wie beschrieben verfahren (regelmäßige Revision, Nekrosektomie, Lavage, Drainage, gegebenenfalls kontinuierliche Spülung).

Prinzip 3: Reduzierung des Toxinpotentials
Ein Beitrag zur Toxinreduzierung läßt sich in verschiedener Weise in unterschiedlicher zeitlicher Zuordnung zum operativen Eingriff leisten: präoperativ durch die Peritoneallavage, intraoperativ durch die orthograde Dickdarmspülung (über das angelegte Ileostoma), postoperativ durch die kontinuierliche Lavage des kompartmentierten, retroperitonealen Infektherds.
Die Peritoneallavage führen wir bei Patienten mit nachgewiesenem Aszites durch. Durch dieses Auswaschen der toxinhaltigen Peritonealflüssigkeit wird in aller Regel eine deutliche Schmerzlinderung und eine Stabilisierung der Kreislaufverhältnisse erreicht [49, 50]. Nach unserer Erfahrung gewinnt man auf diese Weise Zeit hinsichtlich eines eventuell notwendig werdenden operativen Eingriffs. Allerdings bleibt dabei unklar, inwieweit mit dieser Maßnahme auf den Infektionszeitpunkt im Bereich der Nekrosen Einfluß genommen werden kann. Schließlich ist er es, mit all den sich daraus ergebenden Konsequenzen, der die Operationsindikation stellen läßt.
Die orthograde Dickdarmspülung hat das Ziel, das Keimresevoir für die Endotoxinproduktion auszuschalten. Vieles spricht dafür, daß das Endotoxin im Ablauf der akuten nekrotisierenden Pankreatitis eine herausragende Rolle spielt. Gerade bei den schweren Krankheitsverläufen ist zu beobachten, daß die Wand des Querkolons in den Entzündungsprozeß involviert ist. Die Barrierefunktion ist gestört, der Endotoxineinstrom über das Pfortadersystem kann unkontrolliert vonstatten gehen. Durch die orthograde Dickdarmspülung wird die Quelle der Endotoxinentstehung eliminiert.
Auch durch die postoperative kontinuierliche Lavage kann ein Beitrag zur lokalen Toxinauswaschung geleistet werden. Eine Quantifizierung ist allerdings nicht möglich. Die kontinuierliche Lavage nach einem operativen Eingriff wird häufig als Bestandteil des Therapiemanagements angegeben. Die Frage, inwieweit sich ihr offensichtlich positiver Effekt auf eine mögliche Toxinreduzierung («wash out») beziehen läßt oder aber durch die Reinigung im Sinne der Infektsanierung («wash through») zu erklären ist, bleibt offen.

Eigene Patienten

Vom 01. Juli 1987 bis 30. Juni 1998 wurden insgesamt 156 Patienten mit akuter nekrotisierender Pankreatitis stationär behandelt (89 männlich, 67 weiblich). Bei 85 Patienten war die Pankreatitis alkoholtoxisch verursacht, bei 59 Patienten war eine biliäre Genese anzunehmen. Dreimal lag eine Hyperlipidämie zugrunde, bei 2 Patienten entwickelte sich die nekrotisierende Pankreatitis nach vorausgegangener Papillotomie. Die Anzahl der jeweils positiven Ranson-Kriterien sowie die Anteile der operierten bzw. gestorbenen Patienten sind in Tabelle 3 wiedergegeben. Insgesamt wurden 129 Patienten operiert. Die Häufigkeit der operativen Interventionen lag zwischen 8 und 41 (durchschnittlich 17 Interventionen).
Das unter Einhaltung der genannten Therapieprinzipien angewandte methodische Repertoire ist in Tabelle 4 aufgelistet. Tabelle 5 zeigt Art und Häufigkeit der aufgetretenen Komplikationen, gleichzeitig sind die notwendigen Korrektureingriffe angegeben.
Insgesamt verstarben 6 Patienten, das sind 3,9%, bezogen auf das Gesamtkollektiv von 156 Patienten, und 4,7%, bezogen auf die Anzahl der operierten Patienten. Bei allen Patienten war es bereits zur Abheilung des peripankreatischen und retroperitonealen Nekroseprozesses gekommen. Als Todesursachen mußten zum Teil Folgen vorbestehender Krankheiten (2mal Leberversagen bei vorbestehender Leberzirrhose am 78. bzw. 85. Behandlungstag, einmal eine schwerste Adipositas am 97. Behandlungstag), z.T. nicht behandelbare Spätkomplikationen (2mal rezidivierende Duodenal- und Dünndarmfisteln am 59. bzw. 67. Behandlungstag), in einem Fall ein nicht erkannter Spannungspneumothorax (am 39. Behandlungstag) angesehen werden.

Literatur

1 Beger HG, Bittner R, Block S, Büchler M: Bacterial contamination of pancreatic necrosis. Gastroenterology 1986;91:433–439.
2 Pemberton JH, Nagorney DM, Becker JM, Ilstrup D, Dozois RR, Remine WH: Controlled open lesser sac drainage for pancreatic abscesses. Ann Surg 1986;203:600–604.
3 Hanisch E, Doertenbach J, Schaeff B, Paolucci V, Hottenrott C: Primäre offene Therapie der akuten nekrotisierenden Pankreatits durch das offene Abdomen. Chirurg 1992;63:181–185.
4 Wertheimer MD, Norris S: Surgical management of pancreatitis. Arch Surg 1986;121:484–487.
5 Garcia-Sabrido JL, Tallado JM, Christou V, Polo JR, Valdecantos E:Treatment of severe intraabdominal sepsis and/or necrotic foci by an open-abdomen approach. Arch Surg 1988;123:152–156.
6 Waclawiczek HW, Heinermann M, Chmelizek F, Boeckl O; in Waclawiczek HW, Boeckl O, Pauser G (eds): The Open Packing Laparostomy. Berlin, Springer, 1991, p 113.
7 Bradley EL: A fifteen year experience with open drainage for infected pancreatic necrosis. Surg Gynecol Obstet 1993;177:215–222.
8 Orlando R, Welch JP, Akbari CM, Bloom GP, Macaulay WP: Techniques and complications of open packing of infected pancreatic necrosis. Surg Gynecol Obstet 1993;177:65–71.
9 Vauthey JN, Lerut J: An open-closed technique for the treatment of necrotizing pancreatitis. Am J Surg 1993;165:277–281.
10 Harris JA, Jury RP, Catto J, Glover JL: Closed drainage versus open packing of infected pancreatic necrosis. Am Surg 1995;61:612–618.
11 Mercadier M: Surgical treatment of acute pancreatitis. Tactics, techniques and results. World J Surg 1981;5:191–204.
12 Ranson JH: The surgical treatment of acute pancreatitis. Bull N Y Acad Med 1982;58:601–614.
13 Gebhardt C (Hrsg): Chirurgie des exokrinen Pankreas. Stuttgart, Thieme, 1983.
14 Büchler M, Block S, Krautzberger W, Bittner R, Beger HG: Nekrotisierende Pankreatitis: Peritoneal-Lavage oder Bursa-Lavage? Chirurg 1985; 56:247–250.
15 Wilson C, McArdle CS, Carter DC, Imrie CW: Surgical treatment of acute necrotizing pancareatitis. Br J Surg 1988;75:1119–1123.
16 Dobroschke J, Rieck J, Grimm H: Akute Pankreatitis – Indikation zur Operation und chirurgische Therapie. Med Welt 1989;40:167–173.
17 Larvin M, Chalmers AG, Robinson PJ, McMahon MJ: Debridement and closed cavitiy irrigation for the treatment of pancreatic necrosis. Br J Surg 1989;76:465–471.
18 Nicola T, Bordos D, Chauche N: Intraperitonealisation of pancreas and multiple coeliostomy – a possible approach to reduce mortality of acute necrotizing pancreatitis. Zentralbl Chir 1989;114:84–92.
19 Függer R, Schulz F, Rogy M, Herbst F, Mirza D, Fritsch A: Open approach in pancreatitis and infectes pancreatic necrosis laparostomies and preplanned revisions. World J Surg 1991;15:516–520.
20 Tedaldi R, Mihaljevic M, Akovbiantz A: Therapy of acute pancreatitis. Helv Chir Acta 1991;88: 621–625.
21 Rattner DW, Legermate DA, Lee MJ, Mueller PR, Warshaw AL: Early surgical debridement of symptomatic pankreatic necrosis is beneficial irrespective of infection. Am J Surg 1992;63:105–110.
22 Beger HG, Uhl W, Berger D: Chirurgische Therapie der akuten Pankreatitis. Helv Chir Acta 1992;59:47–60.
23 Heinz J, Baer U, Schink S: Ergebnisse der operativen Therapie der akuten Pankreatitis. Zentralbl Chir 1995;120:316–322.
24 Fritsch A: Akute Pankreatitis-Indikationen, Verfahrenswahl und Ergebnisse der operativen Behandlung. Chirurg 1980;52:376–379.
25 Brougham TA, Herrmann RE, Hardesty IJ, Paranandi L: Fascial closure in the managment of infected necrosis. Am Surg 1994;60:309–312.
26 Edelmann G, Boutelier P: Treatment of acute necrotizing pancreatitis through the early surgical ablation of necrotic portions. Chirurg 1974;100: 155–167.
27 Norton L, Eisenmann B: Near total pancreatectomy for hemorrhagic pancreatitis. Am J Surg 1974;127:191–195.
28 Autio V, Juusela E, Laslahti K, Markkula H, Pessi T: Resection of the pancreas for acute hemorrhagic necrotizing pancreatitis. World J Surg 1979;20:631–639.
29 Alexandre JH, Guerrieri MT: Role of total pancreatectomy in the treatment of necrotizing pancreatitis. World J Surg 1981;5:369–377.
30 Gebhardt C, Gall FP: Importance of peritoneal irrigation after surgical treatment of hemorrhagic necrotizing pancreatitis. World J Surg 1981; 5:379–385.
31 Hollender LF, Marrie A, Meyer G, Blanchor P, Castellanos JG: Akute Pankreatitis-Indikationen, Verfahrenswahl und Ergebisse der operativen Behandlung. Chirurg 1980;51:371–375.
32 Mercadier M: Surgical treatment of acute pancreatitis: Tactics, techniques and results. World J Surg 1981;5:191–400.
33 Kivilaakso E, Fräki O, Nikki P, Leminen M: Resection of the pancreas for acute fulminant pancreatitis. Surg Gynecol Obstet 1981;152:493–49.
34 Kivilaakso E, Lempinen M, Mäkeläinen A, Nikki P, Schröder T: Pancreas resection versus peritoneal lavation for acute fulminant pancreatitis. Ann Surg 1984;199:426–431.
35 Aldrige MC, Ornstein M, Glazer G, Dudley HAF: Pancreatic resection for severe acute pancreatitis. Br J Surg 1985;72:796–800.
36 Nordback I, Auvinen OA: Long-term results after pancreas resection for acute necrotizing pancreatitis. Br J Surg 1985;72:687–689.
37 Bartels H, Hölscher M, Siewert JR: Chirurgie der akuten Pankreatitis. Dtsch Med Wochenschr 1988;24:972–977.
38 Teerenhovi O, Nordback I, Isolauri J: Influence of pancreatic resection on systemic complications in acute necrotizing pancreatitis. Br J Surg 1988;75:793–795.
39 Fagniez PL, Bounet F, Hannoun S, Thomson C, Julien M, Germein A: Treatment of acute necrotizing pancreatitis by peritoneal dialysis. A prospective study. Chirurg 1982;108:719–723.
40 Ihse I, Evander A, Gustafson I, Holmberg JD: Influence of peritoneal lavage on objective prognostic signs in acute pancreatitis. Ann Surg 1986;204:122–127.
41 Puolakkainen P, Lemprainen M, Schröder T: Fatal pancreatitis. Acta Chir Scand 1985;157:379–383.
42 Smadja C, Bismuth H: Pancreatic debridement in acute necrotizing pancreatitis: An obsolete procedure? Br J Surg 1986;73:406–410.
43 Lorenz D, Sill U, Petermann J, Eldin MK: Operationsindikation, -zeitpunkt und -methode bei akuter Pankreatitis. Zentralbl Chir 1987;112:491–499.
44 Froehlicher P, Maurer W: Akute Pankreatitis: Resultate der operativen Therapie. Helv Chir Acta 1987;54:391–396.
45 Stanten R, Charles F, Frey F: Comprehensive management of acute necrotizing pancreatitis and pancareatic abscess. Arch Surg 1990;125: 1269–1275.
46 Miller BJ, Hendeson A, Strong RW, Fielding GA, DiMarco AM, O'Loughlin BS: Necrotizing pancreatitis: Operating for life. World J Sorg 1994;18:906–911.
47 Howard TJ, Wiebke EA, Mogavero G, Kopekky K, Baer JC, Sherman S, Hawes RH, Lehman GA, Goulet RJ, Madura JA: Classification and treatment of local septic complications in acute pancreatitis. Am J Surg 1995;170:44–50.
48 Luiten EJT, Hop W, Lange JF, Bruining HA: Controlled clinical trial of selective decontamination for the treatment of severe pancreatitis. Ann Surg 1995;222:57–65.
49 Ihse I, Evander A, Gustavon I: Influence of peritoneal lavage on objective prognostic signs in acute pancreatitis. Ann Surg 1986;204:122–127.
50 Mayer AD, McMahon MJ, Corfield AP, Cooper MJ, Williamson RCN, Dickson AP, Shearer MG, Jurie CW: Controlled clinical trial of peritoneal lavage for the treatment of severe acute pancreatitis. N Engl J Med 1985;312:399–407.

Chirurgische Gastroenterologie

Hauptthema · Main Theme

Chir Gastroenterol 1999;15:356–361

Chirurgische Therapie bei akuter Pankreatitis: Indikation und Technik

B. Gloor S. Schölzel C. A. Müller W. Uhl M. W. Büchler

Klinik für Viszeral und Transplantionschirurgie, Inselspital, Universität Bern, Schweiz

Schlüsselwörter
Pankreatitis (akute, nekrotisierende) · Pankreasnekrose (sterile, infizierte) · Chirurgie der akuten Pankreatitis (Indikation, Zeitpunkt)

Zusammenfassung

Rund 80–85% aller akuten Pankreatitiden verlaufen mild und sind selbstlimitierend. Bei den restlichen 15–20% entwickelt sich die Krankheit zu einer schweren nekrotisierenden Pankreatitis, welche durch das Versagen eines oder mehrerer Organsysteme charakterisiert ist. Die Behandlung dieser Patienten hat sich in den letzten drei Jahrzehnten beachtlich gewandelt. Weltweit ist ein klarer Trend zu einem konservativen, nichtchirurgischen Management zu erkennen. Die konservative Behandlung auf der Intensivstation, welche heutzutage eine i.v. Antibiotikatherapie miteinschließt, darf als Goldstandard bezeichnet werden. Auf der anderen Seite ist bei Vorliegen von infizierten Pankreasnekrosen ein chirurgisches Vorgehen Therapie der Wahl. Vom technischen Standpunkt aus sollte ein organerhaltendes Vorgehen gewählt werden. Die intraoperative Nekrosektomie sollte dabei mit einem postoperativen Konzept, das die weitere Evakuation von retroperitonealen Nekrosen und Exsudat gewährleistet, kombiniert werden. In erfahrenen Zentren hat sich die Nekrosektomie kombiniert mit offenem Abdomen oder geplanter Relaparotomie oder geschlossener Lavage der Bursa omentalis und des von den Nekrosen betroffenen Retroperitonealraums bewährt. Mit diesen Verfahren und der verbesserten Intensivmedizin konnte die Letalität bei nekrotisierender akuter Pankreatitis auf unter 15% gesenkt werden.

Key Words
Pancreatitis (acute, necrotizing) · Pancreatic necrosis (sterile, infected) · Surgery of acute pancreatitis (indication, timing)

Summary

About 80–85% of all episodes of acute pancreatitis are mild and self-limiting. In up to 20% of cases, however, severe necrotizing pancreatitis complicated by multiple system organ failure develops. The treatment of such patients has evolved considerably during the past three decades. Clearly, worldwide there is a trend toward being more restrictive with the indication for surgery. The gold standard is conservative treatment in the intensive care unit, nowadays including intravenous antibiotics. In contrast, surgery is mandatory in patients with infected pancreatic necrosis. Today, the best documented approach is an organ-preserving treatment which combines necrosectomy with a postoperative management of evacuation of retroperitoneal necrosis and exudate. Three comparable techniques are available: necrosectomy may be combined with either open packing or planned staged relaparotomy or closed lesser sac and retroperitoneal lavage. With such an approach and the improved management in the intensive care unit, mortality rates in patients with necrotizing pancreatitis dropped to below 15%.

KARGER

Fax +49 761 452 07 14
E-mail kargergmbh@aol.com
www.karger.com

Accessible online at:
http://BioMedNet.com/karger

Prof. Dr. M.W. Büchler
Klinik für Viszeral und Transplantationschirurgie
Inselspital, Universität Bern
CH-3010 Bern
Tel. +41 31–632 24 04, Fax -382 47 72
E-mail markus.buechler@insel.ch

Einleitung

Die akute Entzündung der Bauchspeicheldrüse kann nach klinischen und morphologischen Gesichtspunkten in zwei Verlaufsformen eingeteilt werden, deren frühzeitige Unterscheidung für eine erfolgreiche Behandlung von eminenter Bedeutung ist. Die meisten Episoden der akuten Pankreatitis – etwa 80–85% – verlaufen mild und selbstlimitierend. Hierbei handelt es sich um die akute interstitiell-ödematöse Pankreatitis (AIP), die sich innerhalb von 2–3 Wochen zurückbildet und in der Regel folgenlos ausheilt. Diese Patienten benötigen keine intensivmedizinische Behandlung oder chirurgischen Eingriffe an der Bauchspeicheldrüse. Bei den übrigen 10–15% der Patienten entwickelt sich eine schwere Verlaufsform, die nekrotisierende Pankreatitis, bei der Teile des Pankreas und des umgebenden Gewebes zugrunde gehen [1–5].

Das Krankheitsgeschehen bei der nekrotisierenden Pankreatitis verläuft in zwei Phasen. Die ersten 10–14 Tage sind gekennzeichnet durch eine systemische Entzündungsreaktion («systemic inflammatory response syndrome», SIRS), die durch die Ausschüttung von Entzündungsmediatoren hervorgerufen und unterhalten wird [6, 7]. In der zweiten Phase, die etwa 2–3 Wochen nach Beginn der Erkrankung auftritt, dominieren septische Komplikationen, bedingt durch eine Infektion der Pankreasnekrosen [8]. Das klinische Bild ist durch ein septisches Zustandsbild, das unter Umständen bis hin zum septischen Multiorganversagen führen kann, geprägt. Tatsächlich erliegen 80% der Patienten, die an einer nekrotisierenden Pankreatitis versterben, den Folgen einer Infektion der Pankreasnekrosen.

Neben einer maximalen intensivmedizinischen Behandlung wurde bei diesen Patienten eine Vielzahl von Vorgehensmöglichkeiten propagiert: die Pankreasresektion [9, 10], die Peritonealdialyse [11, 12], die Drainage durch mehrere Spülschläuche [13], das chirurgische Débridement mit Saugdrainagen [14] und die Nekrosektomie, ergänzt durch verschiedene postoperative Behandlungskonzepte (geschlossene Lavage; offenes Abdomen, «open packing»; geplante Relaparotomie) [15–17].

Die chirurgische Therapie der schweren akuten Pankreatitis wird auch heute noch kontrovers diskutiert, insbesondere bezüglich Indikationsstellung, Operationszeitpunkt und Wahl des Operationsverfahrens. In dieser Übersichtsarbeit beschreiben wir die Indikationen und die Technik des chirurgischen Vorgehens bei nekrotisierender akuter Pankreatitis.

Behandlungsplan nach Schweregrad der akuten Pankreatitis

Entscheidend für eine erfolgreiche Behandlung von Patienten mit akuter Pankreatitis und somit der wichtigste diagnostische Schritt beim Management dieser Patienten ist die möglichst frühzeitige Unterscheidung zwischen milder, ödematöser und schwerer, nekrotisierender Pankreatitis. Zur raschen Abschätzung der Schwere der Erkrankung wurden mehrere Nekrosenindikatoren aus Serum und Plasma untersucht. Für die Differenzierung zwischen AIP und nekrotisierender Pankreatitis hat sich die Messung des C-reaktiven Proteins (CRP) im klinischen Alltag bewährt [18–20].

Weitere Laborparameter wie die PMN-Elastase, die Phospholipase-A2-Aktivität, das Trypsinogenaktivationspeptid (TAP) oder Antiproteasen ergaben, verglichen mit dem CRP, keinen weiteren Differenzierungswert für die Unterscheidung zwischen AIP und nekrotisierender Pankreatitis [19]. Ist aufgrund des klinischen Bildes und/oder eines CRP-Werts ≥150 mg/l mit einem nekrotisierenden Verlauf zu rechnen, sollte eine kontrastmittelverstärkte Computertomographie (CT) des Abdomens durchgeführt werden. Letztere erlaubt bei einer Sensitivität von 95% ein zuverlässiges Erkennen von Pankreasnekrosen, insbesondere auch deren Ausmaß und Ausdehnung. Die Spezifität liegt zwischen 95 und 100%, womit diese Untersuchung als Goldstandard für das Staging der akuten Pankreatitis bezeichnet werden kann [21–23].

Das weitere Management richtet sich danach, ob eine AIP oder eine nekrotisierende Pankreatitis diagnostiziert wurde. Während bei der ödematösen Form und beim Vorliegen infizierter Pankreasnekrosen allgemein akzeptierte Behandlungskonzepte vorhanden sind, wird die Behandlung der sterilen Pankreasnekrose weiterhin kontrovers diskutiert. Patienten mit einer akuten ödematösen Pankreatitis, bei der die Letalitätsrate heute bei unter 1% liegt [24, 25], können auf einer Normalstation mit einer Basistherapie, die aus Nahrungskarenz, Flüssigkeits- und Elektrolytersatz sowie ausreichender Analgesie besteht, behandelt werden und benötigen keine intensivmedizinische Versorgung [26].

Wichtig ist sowohl bei der AIP als auch bei der nekrotisierenden Pankreatitis die Differenzierung zwischen einer biliären Genese und anderen auslösenden Faktoren der akuten Pankreatitis (vor allem Alkohol) durch Krankengeschichte, Sonographie und laborchemische Untersuchungen. Bei letzteren hat sich insbesondere die Aspartataminotransferase (ASAT) als treffsicherster Serummarker zum frühen Nachweis einer biliären Ursache etabliert. Bei einem Cut-off-Wert von 60 U/l innerhalb von 12–20 h nach Beginn der Symptome lag die Sensitivität bei 84% und die Spezifität bei 85% zum Nachweis der «Gallenstein-Pankreatitis» [27]. Bei Patienten mit biliärer Pankreatitis stellt sich die Frage nach der Notwendigkeit und dem Zeitpunkt einer endoskopischen retrograden Cholangiopankreatikographie (ERCP). Da rund 95% der Gallensteine spontan abgehen, ist bei der Mehrzahl der Patienten mit biliärer Pankreatitis keine ERCP notwendig. Bei Patienten mit Ikterus, Zeichen einer Cholangitis oder Hinweisen auf einen inkarzerierten Papillenstein sollte jedoch eine ERCP innerhalb von 24 h in Kombination mit einer Papillotomie durchgeführt werden, um Sludge oder vor der Papilla Vateri eingeklemmte Steine zu entfernen [28–30]. Nachfolgend wird bei Patienten mit mildem Verlauf nach klinischer Verbesserung und Normalisierung der Entzündungsparameter (in der Regel nach etwa 5–7 Tagen) noch in derselben Hospitalisation eine Cholezystektomie (meist laparoskopisch) vorgenommen, um weiteren Komplikationen wie einer Rezidivpankreatitis (in rund 30% der Fälle, falls die Cholezystektomie aufgeschoben wird), einer akuten Cholezystitis oder einem Gallenblasenempyem durch die noch vorhandenen Steine in der Gallenblase zuvorzukommen [31–33].

Patienten mit einer nekrotisierenden Pankreatitis benötigen frühestmöglich eine maximale intensivmedizinische Behandlung mit entsprechendem Monitoring. Dies erlaubt, kardiozirkulatorische, pulmonale, renale oder metabolische Komplikationen, hervorgerufen in der Frühphase der Erkrankung durch die lokale und systemische Freisetzung vasoaktiver und toxischer Substanzen, rasch zu erkennen und zu behandeln. Außerdem ist eine Therapie mit einem pankreasgängigen Antibiotikum indiziert, um einer Infektion der Nekrosen vorzubeugen. Entscheidend ist hierbei die ausreichende Penetration der Substanzen in die Bauchspeicheldrüse und das peripankreatische Gewebe, um eine effektive Gewebekonzentration der Antibiotika zu erreichen [34, 35]. Zusätzlich müssen die angewendeten Antibiotika zuverlässig das erwartete Bakterienspektrum (*Escherichia coli, Pseudomonas* spp., *Staphylococcus aureus* und Anaerobier [8]) abdecken. Dafür haben sich besonders Imipenem/Cilastatin oder Chinolone (Ciprofloxacin, Ofloxacin) in Kombination mit Metronidazol bewährt [26, 35].

Eine wirksame spezifische Therapie der akuten Pankreatitis, beispielsweise durch Hemmung der Pankreassekretion oder durch Proteasenhemmung, existiert bis heute leider nicht [36, 37]. Dennoch konnte dank der Verbesserungen des intensivmedizinischen Managements, insbesondere auch unter Einführung einer prophylaktischen Antibiotikatherapie, die Letalität der nekrotisierenden Pankreatitis in der ersten Krankheitsphase (d. h. in den ersten 10–14 Tagen nach Beginn der Symptomatik) auf annähernd Null gesenkt werden. Die Haupttodesursache bei schwerer akuter Pankreatitis bleiben die septischen Komplikationen nach Infektion des nekrotischen Gewebes, ein Ereignis, das dank regelmäßigen Einsatzes von pankreasgängigen Antibiotika seltener und später im Verlauf der Erkrankung auftritt [4, 34, 38–40].

In den letzten Jahren hat sich gezeigt, daß 65–75% der Patienten mit nekrotisierender Pankreatitis durch ein solches Konzept mit maximaler intensivmedizinischer Behandlung rein konservativ ohne chirurgischen Eingriff erfolgreich behandelt werden können [41–43].

Indikation zur chirurgischen Therapie bei nekrotisierender Pankreatitis

Treten bei Patienten mit nekrotisierender Pankreatitis Zeichen septischer Komplikationen auf, ist der dringliche Verdacht auf eine Infektion der Pankreasnekrosen gegeben. Zur genauen Abklärung sollte dann ohne Verzug unter Ultraschall- oder CT-Kontrolle eine Feinnadelpunktion des nekrotischen Gewebes mit anschließenden bakteriologischen Untersuchungen des aspirierten Materials (Gram-Präparat, Kultur) durchgeführt werden [44, 45]. Bei positivem Bakteriennachweis ist ein operatives Débridement baldmöglichst durchzuführen, da in diesem Stadium lokale und systemische septische Komplikationen zu einer raschen Verschlechterung des Allgemeinzustands mit Todesfolge führen können. Ältere Arbeiten zeigten bei konservativer Behandlung infizierter Pankreasnekrosen eine sehr hohe Sterblichkeit (bis zu 100%) [46–49].

Weiterhin kontrovers diskutiert wird die Behandlung und insbesondere die chirurgische Therapie bei steriler Pankreasnekrose. Theoretisch wird die Infektion der Nekrosenherde durch die Entfernung derselben bei Patienten mit steriler Pankreasnekrose vermindert bzw. verhindert. Außerdem könnte die Beseitigung des nekrotischen Gewebes die systemische Ausbreitung der Entzündungsmediatoren und der toxischen Substanzen vorbeugen, so daß der systemische Entzündungsprozeß unterbrochen werden könnte. Unglücklicherweise lassen sich diese Ziele bei Patienten mit sterilen Nekrosen durch einen frühzeitigen chirurgischen Eingriff nicht verwirklichen. Die Nekrosen treten bereits während der ersten 4 Tage des Krankheitsverlaufs auf [50], und auch die Entzündungsmediatoren werden in einem sehr frühen Stadium der Erkrankung freigesetzt. Die Zytokinproduktion während einer schweren akuten Pankreatitis beginnt kurz nach Einsetzen der Schmerzsymptomatik und erreicht ihren Höhepunkt nach 36–48 h [7]. Ein chirurgischer Eingriff ist somit nicht das Mittel der Wahl, um die Stimulation der verschiedenen Kaskadensysteme zu beeinträchtigen, die zum SIRS beitragen.

Ein großes Problem stellen Patienten mit steriler Pankreasnekrose dar, deren Zustand sich trotz maximaler Behandlung auf einer Intensivstation nicht verbessert. Einige Autoren befürworten bei solchen Patienten ein chirurgisches Vorgehen. In einer großen retrospektiven Studie von 172 Patienten mit steriler Pankreasnekrose wurden 107 chirurgisch behandelt, während die übrigen konservativ versorgt wurden. Die erstgenannte Gruppe war durch höhere Ranson- und APACHE-II-Scores und durch höhere CRP-Serumwerte charakterisiert. Die Letalität für das chirurgische und konservative Vorgehen betrug 13,1 und 6,2% und war statistisch nicht signifikant verschieden. Die Autoren schlossen daraus, daß persistierende oder zunehmende Organkomplikationen trotz Behandlung auf einer Intensivstation eine Indikation für einen chirurgischen Eingriff auch bei steriler Pankreasnekrose darstellen [51].

In einer kürzlich erschienenen Veröffentlichung berichten Branum et al. [52] über ihre Ergebnisse bei 50 Patienten, die wegen akuter nekrotisierender Pankreatitis operiert wurden. Von Bedeutung für diese Diskussion sind 8 Patienten, die bei steriler Pankreasnekrose operativ versorgt wurden und von denen 3 starben (37,5%). Dies veranlaßte die Autoren zu der Aussage, sterile Pankreasnekrosen nicht zu operieren. Im Gegensatz dazu befanden Rattner et al. [5], daß das frühzeitige chirurgische Débridement auch bei Patienten mit steriler Pankreasnekrose nützlich sei. Allerdings hatten sie keine Kontrollgruppe, die nichtchirurgisch, d. h. rein konservativ behandelt wurde. Folglich erlauben ihre Daten nicht, das Débridement bei allen Patienten mit nekrotisierender Pankreatitis (d. h. auch bei sterilen Nekrosen) zu favorisieren. Ein wichtiger Nachteil der chirurgischen Intervention ist die sekundäre Infektion von ursprünglich sterilen Pankreasnekrosen. Einige Autoren berichten über zum Teil beträchtliche Infektionsraten nach chirurgischem Vorgehen bei steriler Pankreasnekrose (Tab. 1).

Aufgrund dieser Daten ist eine Operation bei steriler Pankreasnekrose möglichst zu vermeiden. Außerdem sollten auch morphologische Kriterien wie Ausdehnung der Pankreas- und retroperitonealen Nekrosen, Stenose von Duodenum, Gallen- und Pankreas-

Tab. 1. Postoperative Infektionsraten des pankreatischen Restgewebes bei Patienten mit präoperativ steriler Pankreasnekrose

Autoren	Jahr	Patientenzahl	Postoperative Pankreasinfektionen		Letalität	
			n	%	n	%
Smadja und Bismuth [53]	1986	38	14	37	9	24
Widdison et al. [54]	1991	130	37	28	22	17
Uomo et al. [55]	1996	23	6	26	5	22
Rau et al. [56]	1997	18	8	44	6	31

gang und klinische Kriterien wie SIRS und akutes Abdomen bei steriler Pankreasnekrose nicht mehr primäres Kriterium für die Entscheidung zum chirurgischen Eingriff sein, da diese Komplikationen meist sehr erfolgreich konservativ auf einer Intensivstation behandelt werden können [24]. Bei Patienten mit sterilen Pankreasnekrosen und «fulminantem Verlauf», d. h. bei Eintreten eines schnell fortschreitenden Multiorganversagens trotz intensivmedizinischer Behandlung, dürfte sowohl die chirurgische als auch die konservative Behandlung das Problem nicht in den Griff bekommen. Solche Verläufe werden glücklicherweise selten gesehen und beziffern nur etwa 2% aller Patienten mit schwerer akuter Pankreatitis [57, 58] In einem Report von Tsiotos et al. [59] hatten 3 von 4 Patienten, die in einem frühen Stadium starben, einen solchen Verlauf mit Multiorganversagen ohne ersichtliche Bakteriämie oder Sepsis.

Zeitpunkt der Operation und technisches Vorgehen

Die Wahl des richtigen Operationszeitpunktes beeinflußt entscheidend die Letalität und Morbidität. Früh im Verlauf durchgeführte Pankreasresektionen wurden wegen schlechter Langzeitergebnisse bei den überlebenden Patienten aufgegeben [60–63]. In einer retrospektiven Arbeit berichten Aultman et al. [64] über 7 Patienten, die im Zeitraum von 1980 bis 1989 bei nekrotisierender Pankreatitis operativ durch Débridement und Nekrosektomie behandelt wurden. Die Letalität lag dabei bei 86% (6/7). Bei der folgenden Behandlung von 19 Patienten ohne initiale Laparotomie sank die Sterblichkeit auf 10,5% (2/19). Ähnliche Ergebnisse fanden Paajanen et al. [65] nach unterschiedlichen Behandlungsprotokollen bei Patienten mit schwerer akuter Pankreatitis. Nach früh durchgeführter Pankreasresektion (n = 13) lag die Letalität bei 54%. Die Durchführung einer frühzeitigen Laparotomie und abdominalen Lavage (n = 15) war immer noch von einer Sterblichkeit von 40% begleitet. Als die Autoren ihr Behandlungsprotokoll geändert hatten und eine späte Nekrosektomie durchgeführt wurde, starben nur noch 24% ihrer so behandelten Patienten. Daher sollte unbedingt versucht werden, den Operationstermin um bis zu 3–4 Wochen nach Krankheitsbeginn hinauszuzögern. Diese Methode verfolgt mehrere Ziele. Erstens kann durch Abwarten eine gute Demarkierung der Nekrosen gegenüber vitalem Gewebe erreicht werden. Dies verringert das Blutungsrisiko und ermöglicht eine schonende Nekrosektomie mit weitgehender Erhaltung des vitalen und funktionellen Pankreasgewebes, wodurch die Anzahl exo- und endokriner Insuffizienzen wesentlich geringer und die Langzeitergebnisse besser sind [66]. Ein weiteres Ziel ist die Stabilisierung der Organfunktionen unter intensivmedizinischer Behandlung, um eine Operation in einem stabilen Zustand durchführen zu können [63]. Mier et al. [68] verglichen die frühzeitige (innerhalb von 48–72 h) mit der späten (mindestens 12 Tage nach Schmerzbeginn) Nekrosektomie bei 36 Patienten mit nekrotisierender Pankreatitis. Die Letalität betrug in der frühzeitig operierten Gruppe 56% und 27% bei den Spätoperierten. Heute darf die schonende Nekrosektomie mit einer intraoperativen, ausgiebigen Lavage als das Vorgehen der Wahl bezeichnet werden. Dabei erfolgt intraoperativ neben der schonenden Entfernung möglichst aller Anteile des nekrotischen und infizierten Gewebes (Nekrosektomie) eine ausgiebige Lavage, um auch den pankreatogenen Aszites in der Bauchhöhle und der Bursa omentalis zu beseitigen. Zusätzlich muß auch postoperativ ein kontinuierliches Abräumen des nekrotischen Materials gewährleistet sein [67]. Zu diesem Zweck stehen heute drei gleichwertige Verfahren zur Verfügung: die geplante Relaparotomie [16], das offene Abdomen [17] und die kontinuierliche geschlossene Peritoneallavage [15]. In Zukunft wird sich die Frage stellen, ob die beiden ersten Operationsverfahren bei Hinauszögern des chirurgischen Eingriffs in die 3.–4. Krankheitswoche noch benötigt werden. Solche aggressiven Konzepte erwiesen sich vor allem bei früher Intervention als hilfreich, da in diesem Stadium die Nekrosen noch schlecht demarkiert sind.

Durch dieses Therapiekonzept (Nekrosektomie anstelle Pankreasresektion, Hinauszögern des Operationszeitpunktes) konnte die Mortalität der schweren akuten Pankreatitis auf 10–15% gesenkt werden [26, 67, 69].

Berner Behandlungskonzept und Ergebnisse

Als Operationstechnik hat sich in unserer Klinik die Nekrosektomie mit anschließender Lavage des Retroperitoneums über 2–4 Salem-Drainagen bewährt. Zusätzlich werden Silikondrainageschläuche der Größe Charriere 27–32 eingelegt, um das Ausschwemmen von Gewebedetritus, bakteriell infizierten Nekroseresten und biologisch aktiven Substanzen zu gewährleisten. Die Lavage beginnt unmittelbar nach Bauchdeckenverschluß mit initial rund 40 l Peritonealdialyselösung pro Tag. Die Spülmenge wird je nach klinischem Verlauf ab dem 5.–10. Tag schrittweise reduziert und dann sistiert. Die Drainagen bleiben noch in situ und werden je nach Fördermenge über rund 10–14 Tage belassen und anschließend schrittweise entfernt.

Von November 1993 bis Ende 1998 haben wir in Bern 176 Patienten mit akuter Pankreatitis aufgenommen. Abbildung 1 zeigt unser therapeutisches Vorgehen. Von den 176 Patienten litten 76 an einer nekrotisierenden Pankreatitis. Diese 76 Patienten erhielten eine prophylaktische Antibiotikatherapie in Form von 500 mg Imi-

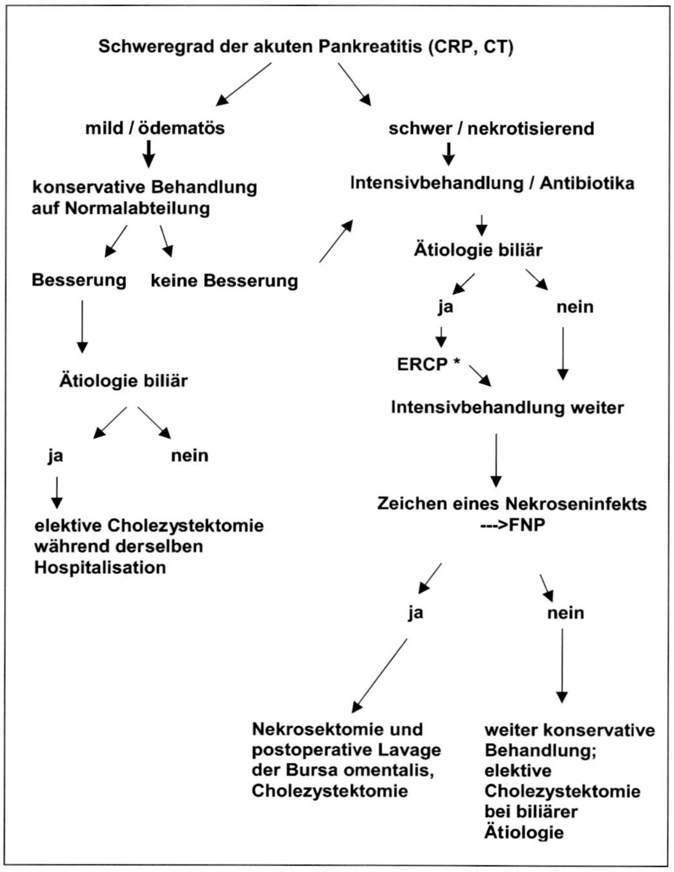

Abb. 1. An der Berner Klinik praktiziertes Vorgehen bei der Behandlung von Patienten mit akuter Pankreatitis. * Bei Cholangitis, Ikterus und Verdacht auf inkarzerierten Gallenstein. FNP = Feinnadelpunktion.

Tab. 2. Ätiologie, Schweregrad, Hospitalisationsdauer, Aufenthalt auf der Intensivstation (ICU), Dauer der postoperativen Lavage und Letalität bei den an der Berner Universitätsklinik behandelten Patienten (November 1993 bis Dezember 1998)

	AIP	Nekrotisierende Pankreatitis
Patientenzahl, n	100	76
Biliäre Ätiologie, n/%	46/46	33/43
Alkoholabusus, n/%	32/32	28/37
Andere oder idiopathische Ursache, n/%	22/22	15/20
Ranson-Score (Range)	1,9 (0–7)	3,9 (0–8)
APACHE-II-Score (Range)	10,3 (1–22)	14,5 (5–28)
Hospitalisationsdauer, Tage (Range)	13 (2–53)	44 (11–209)
ICU-Aufenthalt, Tage (Range)	2,7 (0–7)	18,1 (1–152)
Dauer der Lavage*, Tage (Range)		36 (10–124)
Relaparatomie*, n/%		6/22
Letalität, n/%	0	7/9

* Bei 27 Patienten mit infizierten Nekrosen.

penem/Cilastatin 3–4mal täglich. In Tabelle 2 sind Ätiologie, Schweregrad an Hand von Ranson- und APACHE-II-Score, Hospitalisationsdauer, Aufenthalt in der Intensivstation und Dauer der postoperativen Lavage bei unseren Patienten zusammengefaßt. Zwei Drittel der Patienten mit nekrotisierender Pankreatitis (49/76) hatten sterile Nekrosen und konnten ausschließlich konservativ behandelt werden. In dieser Gruppe verstarben 2 Patienten (4%). Die 27 Patienten mit infizierten Nekrosen wurden, im Mittel am Tag 22 nach Beginn der Symptomatik, operiert. In dieser Gruppe betrug die Letalität 18% (5/27).

Literatur

1 Büchler MW, Uhl W, Malfertheiner P: Pankreaserkrankungen. Basel, Karger, 1996, pp 1–65.
2 Büchler MW, Uhl W, Friess H, Malfertheiner P: Acute Pancreatitis: Novel Concepts in Biology and Therapy. Berlin, Blackwell, 1999, pp 143–248.
3 Banks P: Medical management of acute pancreatitis and complications; in Go VLW, Dimagno EP, Gardner JD, Lebenthal E, Reber HA, Scheele GA (eds): The Pancreas. New York, Raven, 1993, pp 593–612.
4 Luiten EJ, Hop WC, Lange JF, Bruining HA: Controlled clinical trial of selective decontamination for the treatment of severe acute pancreatitis. Ann Surg 1995;222:57–65.
5 Rattner DW, Legermate DA, Lee MJ, Mueller PR, Warshaw AL: Surgical debridement of symptomatic pancreatic necrosis is beneficial irrespective of infection. Am J Surg 1992;163:105–110.
6 Gloor B, Reber HA: Effects of cytokines and other inflammatory mediators on human acute pancreatitis. J Int Care Med 1998;13:305–312.
7 Norman J: The role of cytokines in the pathogenesis of acute pancreatitis. Am J Surg 1998;175:76–83.
8 Beger HG, Bittner R, Block S, Büchler MW: Bacterial contamination of pancreatic necrosis. A prospective clinical study. Gastroenterology 1986;91:433–438.
9 Alexandre JH, Guerrieri MT: Role of total pancreatectomy in the treatment of necrotizing pancreatitis. World J Surg 1981;5:369–377.
10 Hollender LF, Meyer C, Marrie A, Costa Jda S, Castellanos JG: Role of surgery in the management of acute pancreatitis. World J Surg 1981;5:361–368.
11 Lasson A, Balldin G, Genell S, Ohlsson K: Peritoneal lavage in severe acute pancreatitis. Acta Chir Scand 1984;150:479–484.
12 Mayer AD, McMahon MJ, Corfield AP, Cooper MJ, Williamson RRN, Chir M: Controlled clinical trial of peritoneal lavage for the treatment of severe acute pancreatitis. N Eng J Med 1985;312:399–404.
13 McCarthy MC, Dickermann RM: Surgical management of severe acute pancreatitis. Arch Surg 1982;117:476–480.
14 Waterman NG, Walsky R, Kasdan ML, Abrams BL: The treatment of acute hemorrhagic pancreatitis by sump drainage. Surg Gynecol Obstet 1968;126:963–971.
15 Beger HG, Buchler M, Bittner R, Block S, Nevalainen T, Roscher R: Necrosectomy and postoperative local lavage in necrotizing pancreatitis. Br J Surg 1988;75:207–212.
16 Sarr MG, Nagorney DM, Mucha P Jr, Farnell MB, Johnson CD: Acute necrotizing pancreatitis: Management by planned, staged pancreatic necrosectomy/debridement and delayed primary wound closure over drains. Br J Surg 1991;78:576–581.
17 Bradley EL III: Management of infected pancreatic necrosis by open drainage. Ann Surg 1987;206:542–550.
18 Büchler MW, Malfertheiner P, Schoetensack C, Uhl W, Beger HG: Sensitivity of antiproteases, complement factors and C-reactive protein in detecting pancreatic necrosis. Results of a prospective clinical study. Int J Pancreatol 1986;1:227–235.
19 Uhl W, Büchler MW, Malfertheiner P, Martini M, Beger HG: PMN-elastase in comparison with CRP, antiproteases, and LDH as indicators of necrosis in human acute pancreatitis. Pancreas 1991;6:253–259.
20 Pezzilli R, Billi P, Miglioli M, Gullo L: Serum amylase and lipase concentrations and lipase/amylase ratio in assessment of etiology and severity of acute pancreatitis. Dig Dis Sci 1993;38:1265–1269.
21 Block S, Maier W, Bittner R, Büchler MW, Malfertheiner P, Beger HG: Identification of pancreas necrosis in severe acute pancreatitis:

imaging procedures versus clinical staging. Gut 1986;27:1035–1042.
22 Balthazar EJ: CT diagnosis and staging of acute pancreatitis. Radiol Clin North Am 1989;27:19–37.
23 Kivisaari L, Somer K, Standertskjold-Nordenstam CG, Schroder T, Kivilaakso E, Lempinen M: A new method for the diagnosis of acute hemorrhagic-necrotizing pancreatitis using contrast-enhanced CT. Gastrointest Radiol 1984; 9:27–30.
24 Uhl W, Büchler MW: Approach to the management of necrotizing pancreatitis. Problems in general surgery 1996;13 67–79.
25 Büchler MW, Uhl W, Beger HG: Acute pancreatitis: When and how to operate. Dig Dis 1992;10:354–362.
26 Uhl W, Vogel R, Büchler MW: Chirurgische Therapie der schweren akuten Pankreatitis. Schweiz Med Wochenschr 1997;127:805–811.
27 Mayer AD, McMahon MJ: Biochemical identification of patients with gallstones associated with acute pancreatitis on the day of admission to hospital. Ann Surg 1985;201:68–75.
28 Folsch UR, Nitsche R, Ludtke R, Hilgers RA, Creutzfeldt W: Early ERCP and papillotomy compared with conservative treatment for acute biliary pancreatitis. The German Study Group on Acute Biliary Pancreatitis. N Engl J Med 1997;336:237–242.
29 Fan ST, Lai EC, Mok FP, Lo CM, Zheng SS, Wong J: Early treatment of acute biliary pancreatitis by endoscopic papillotomy. N Engl J Med 1993;328:228–232.
30 Neoptolemos JP, Carr-Locke DL, London NJ, Bailey IA, James D, Fossard DP: Controlled trial of urgent endoscopic retrograde cholangiopancreatography and endoscopic sphincterotomy versus conservative treatment for acute pancreatitis due to gallstones. Lancet 1988;ii:979–983.
31 Kelly TR, Wagner DS: Gallstone pancreatitis: A prospective randomized trial of the timing of surgery. Surgery 1988;104:600–605.
32 Uhl W, Schmid SW, Vogel R, Büchler MW: Laparoscopic cholecystectomy in acute biliary pancreatitis; in Büchler MW, Frei E, Klaiber C, Krähenbühl L (eds): Five Years of Laparoscopic Cholecystectomy: A Reappraisal. Basel, Karger, 1996, pp 108–117.
33 Gloor B, Reber HA Gallstone pancreatitis. In: Cameron JL, ed. Current Surgical Therapy. St. Louis, Mosby, 1998:494–496.
34 Schentag JJ, Gengo FM: Principles of antibiotic tissue penetration and guidelines for pharmacokinetic analysis. Med Clin North Am 1982;66:39–49.
35 Büchler MW, Malfertheiner P, Friess H, Isenmann R, Vanek E, Grimm H, Schlegel P, Friess T, Beger HG Human pancreatic tissue concentration of bactericidal antibiotics. Gastroenterology 1992;103:1902–1908.
36 Büchler MW, Malfertheiner P, Uhl W, Schölmerich J, Stockmann F, Adler G, Gaus W, Rolle K, Beger HG: Gabexate mesilate in human acute pancreatitis. German Pancreatitis Study Group. Gastroenterology 1993;104:1165–1170.
37 Uhl W, Büchler MW, Malfertheiner P, Beger HG, Adler G, Gaus W, Group GPS: A randomized, double blind, multicenter trial of Octreotide in moderate to severe acute pancreatitis. Gut 1999;45:97–104.
38 Pederzoli P, Bassi C, Vesentini S, Campedelli A: A randomized multicenter clinical trial of antibiotic prophylaxis of septic complications in acute necrotizing pancreatitis with imipenem. Surg Gynecol Obstet 1993;176:480–483.
39 Sainio V, Kemppainen E, Puolakkainen P, Taavitsainen M, Kivisaari L, Valtonen V, Haapiainen R, Schroder T, Kivilaakso E: Early antibiotic treatment in acute necrotising pancreatitis. Lancet 1995;346:663–667.
40 Golub R, Siddiqi F, Pohl D: Role of antibiotics in acute pancreatitis: A meta-analysis. J Gastrointest Surg 1998;2:496–503.
41 Uhl W, Schrag HJ, Büchler MW: Acute pancreatitis: Necrosectomy and closed continuous lavage of the retroperitoneum. Dig Surg 1994; 11:245–251.
42 Bassi C, Falconi M, Talamini G, Uomo G, Papaccio G, Dervenis C, Salvia R, Minelli EB, Pederzoli P: Controlled clinical trial of pefloxacin versus imipenem in severe acute pancreatitis. Gastroenterology 1998;115:1513–1517.
43 Bradley ELD, Allen K: A prospective longitudinal study of observation versus surgical intervention in the management of necrotizing pancreatitis. Am J Surg 1991;161:19–24.
44 Gerzof SG, Banks PA, Robbins AH, Johnson WC, Spechler SJ, Wetzner SM, Snider JM, Langevin RE, Jay ME: Early diagnosis of pancreatic infection by computed tomography-guided aspiration. Gastroenterology 1987;93:1315–1320.
45 Rau B, Pralle U, Mayer JM, Beger HG: Role of ultrasonographically guided fine-needle aspiration cytology in the diagnosis of infected pancreatic necrosis. Br J Surg 1998;85:179–184.
46 Jimenez G, Aldrete JS: Clinical implications derived from the morphological classification of 89 patients with acute pancreatitis. J Clin Gastroenterol 1983;5:137–146.
47 Frey CF: Hemorrhagic pancreatitis. Am J Surg 1979;137:616–623.
48 Renner I, Savage W, Pantoja J, Renner V: Death due to acute pancreatitis. A retrospective analysis of 405 autopsy cases. Dig Dis Sci 1985; 10:1005–1008.
49 Warshaw AL: A guide to pancreatitis. Compr Ther 1980;6:49–55.
50 Isenmann R, Buchler M, Uhl W, Malfertheiner P, Martini M, Beger HG: Pancreatic necrosis: An early finding in severe acute pancreatitis. Pancreas 1993;8:358–361.
51 Rau B, Pralle U, Uhl W, Schoenberg MH, Beger HG: Management of sterile necrosis in instances of severe acute pancreatitis. J Am Coll Surg 1995;181:279–288.
52 Branum G, Galloway J, Hirchowitz W, Fendley M, Hunter J: Pancreatic necrosis: Results of necrosectomy, packing, and ultimate closure over drains. Ann Surg 1998;227:870–877.
53 Smadja C, Bismuth H: Pancreatic debridement in acute necrotizing pancreatitis: An obsolete procedure? Br J Surg 1986;73:408–410.
54 Widdison AL, Alvarez C, Reber HA: Surgical intervention in acute pancreatitis: When and how? Pancreas 1991;6:S44–51.
55 Uomo G, Visconti M, Manes G, Calise F, Laccetti M, Rabitti PG: Nonsurgical treatment of acute necrotizing pancreatitis. Pancreas 1996;12:142–148.
56 Rau B, Steinbach G, Gansauge F, Mayer JM, Grunert A, Beger HG: The potential role of procalcitonin and interleukin 8 in the prediction of infected necrosis in acute pancreatitis. Gut 1997;41:832–840.
57 Uhl W, Büchler MW, Rau B, Beger HG: Necrosectomy and local lavage reduces multiple organ failure effectively in patients with necrotizing pancreatitis. Gastroenterology 1992;102:A295.
58 Schroder T, Sainio V, Kivisaari L, Puolakkainen P, Kivilaakso E, Lempinen M: Pancreatic resection versus peritoneal lavage in acute necrotizing pancreatitis. A prospective randomized trial. Ann Surg 1991;214:663–666.
59 Tsiotos GG, Luque-de Leon E, Soreide JA, Bannon MP, Zietlow SP, Baerga-Varela Y, Sarr MG: Management of necrotizing pancreatitis by repeated operative necrosectomy using a zipper technique. Am J Surg 1998;175:91–98.
60 Autio V, Juusela E, Lauslahti K, Markkula H, Pessi T: Resection of the pancreas for acute hemorrhagic and necrotizing pancreatitis. World J Surg 1979;3:631–639.
61 Kivilaakso E, Fraki O, Nikki P, Lempinen M: Resection of the pancreas for acute fulminant pancreatitis. Surg Gynecol Obstet 1981;152:493–498.
62 Nordback IH, Auvinen OA: Long-term results after pancreas resection for acute necrotizing pancreatitis. Br J Surg 1985;72:687–689.
63 Teerenhovi O, Nordback I, Isolauri J: Influence of pancreatic resection on systemic complications in acute necrotizing pancreatitis. Br J Surg 1988;75:793–795.
64 Aultman DF, Bilton BD, Zibari GB, McMillan RW, McDonald JC: Nonoperative therapy for acute necrotizing pancreatitis. Am Surg 1997;63:1114–1117.
65 Paajanen H, Jaakkola M, Karjalainen J, Oksanen H, Nordback I: Changing strategies in the surgical management of acute necrotizing pancreatitis. Int Surg 1994;79:72–75.
66 Stanten R, Frey CF: Comprehensive management of acute necrotizing pancreatitis and pancreatic abscess. Arch Surg 1990;125:1269–1274.
67 Uhl W, Büchler MW: Technik und Ergebnisse der chirurgischen Therapie bei akuter Pancreatitis. Ther Umsch 1996;53:346–353.
68 Mier J, Leon EL, Castillo A, Robledo F, Blanco R: Early versus late necrosectomy in severe necrotizing pancreatitis. Am J Surg 1997;173:71–75.
69 Fernandez-del Castillo C, Rattner DW, Warshaw AL: Acute pancreatitis. Lancet 1993;342:475–479.

Chirurgische Gastroenterologie

Hauptthema · Main Theme

Chir Gastroenterol 1999;15:362–368

Komplikationen der akuten Pankreatitis: Abszeß und Pseudozyste[1]

I. Klempa[a] W. Arnold[b]

[a] Klinik für Allgemein- und Gefäßchirurgie, [b] Medizinische Klinik II, Zentralkrankenhaus, Bremen

Schlüsselwörter
Pankreasabszeß · Pankreaspseudozyste · Perkutane Drainage · Zystojejunostomie

Zusammenfassung

Die Komplikationen der akuten Pankreatitis bestimmen die Prognose des Leidens. Die Entwicklung von Nekrosen und Abszeß, die lokale Infektion, sind wesentliche Determinanten des Verlaufs. Der nichtobligate Infekt läßt sich mittels Feinnadelpunktion und bakteriologischer Untersuchung erfassen. Da der pankreatische Abszeß, eine lokale peripankreatische Ansammlung von Eiter bzw. infiziertem Sekret, durch supportive Maßnahmen wie Antibiotikagabe nicht effektiv zu behandeln ist, stellt seine Diagnose eine absolute Indikation zur interventionellen Behandlung dar. Eine andere morphologische Entität beinhaltet die infizierte Nekrose; sie wird als solides, nichtperfundiertes, abgestorbenes Gewebematerial klassifiziert. Bei den meisten Patienten mit nekrotisierender Pankreatitis variiert das morphologische Spektrum der Zerstörung vom infizierten Sekret über den Abszeß bis hin zu Nekrosen. Oft sind alle genannten Komponenten bei ein und demselben Patienten vorhanden. Eine Differenzierung zwischen Abszeß und Nekrose ist oft nicht möglich. Solides infiziertes Gewebe erfordert ein chirurgisches Débridement; der Abszeß wird interventionell durch perkutane Entlastung behandelt.

Pankreaspseudozysten sind eine häufige Komplikation der akuten und chronischen Pankreatitis. Seit der Einführung von Ultraschall und Computertomographie wurde unser Verständnis für pankreatische Pseudozysten hinsichtlich Spontanverlauf und Häufigkeit grundlegend verändert. So umfaßt die sogenannte Frühphase der Zystenentstehung einen Zeitraum von etwa 8 Wochen nach Krankheitsbeginn, in dem die Zysten remittieren können. Besteht die Zyste fort, reifen die Zystenwände zu definierter Stärke. Unbehandelt rufen sie in bis zu 40% der Fälle Komplikationen in Form von Spätabszessen, Fisteln, Spontanrupturen und massiven Einblutungen bis hin zum Tod des Patienten hervor. Symptomatische, reife Pankreaspseudozysten werden durch Entlastungsmaßnahmen in Form von externen oder internen Drainagen zum Intestinum (Magen und Darm), seltener durch Resektion, im eigenen Krankengut durchaus auch laparoskopisch, behandelt.

Key Words
Pancreatic abscess · Pancreatic pseudocysts · Drainage (percutaneos, internal)

Summary

Complications of acute pancreatits such as development of necrosis, infection, pancreatic abscess, a circumscribed liquid collection of pus are the primary determinants of outcome. Diagnostic aspiration of pancreatic collections is of value in establishing the presence or absence of infection. Because no case of pancreatic abscess has ever been cured by supportive treatment as antibiotics alone, the finding of infection is a absolute indication for a intervention. Percutaneous catheter drainage is an efficacious method to treat pancreatic abscess. A different morphological entity is the infected pancreatic necrosis that can be morphologically classified as solid nonperfused dead tissue. Most of the patients with pancreatic infections show a protean manifestation of necrotizing pancreatitis morphologically varying from abscess over fluid collections to solid unperfused tissue, a mixture of solid and liquid components. A differentiation between abscess and infected necrosis is often difficult and 'somewhat artificial'. Infected solid material can not be evacuated through a catheter. Simple abscess can be treated with percutaneous drainage, solid necrosis need surgical debriment.

Pancreatic pseudocysts are a common complication of acute and chronic pancreatitis. Until the advent of computed tomography and laparoscopic surgery, the management of pseudocysts has evolved over the past 15 years. The natural history of pancreatic pseudocysts includes an early phase of 8 weeks during which a spontaneous resolution is possible. Maturation of the pseudocyst wall occur with pseudocyst resistance. Untreated pseudocysts have been associated with a 40% complication rate, including abscess, fistulae, spontaneous rupture, massive bleeding, and death. The management of symptomatic pancreatic pseudocysts include, decompression by external and internal drainage into the alimentary tract (stomach, duodenum, jejunum) and in a few pancreatic pseudocyst resection.

[1] Herrn Professor Dr. Dr. h. c. K.-H. Meyer zum Büschenfelde zur Vollendung des 70. Lebensjahres gewidmet.

KARGER
Fax +49 761 452 07 14
E-mail kargergmbh@aol.com
www.karger.com

Accessible online at:
http://BioMedNet.com/karger

Prof. Dr. I. Klempa
Klinik für Allgemein- und Gefäßchirurgie
Zentralkrankenhaus
St.-Jürgen-Straße
D-28205 Bremen
Tel. +49 421 497-5458 Fax -3307 E-mail info@zkhstjuergen.bremen.de

Die Behandlung der akuten Pankreatitis beinhaltet zunächst immer supportive Maßnahmen, bis sich Zeichen einer schweren Variante der Erkrankung herausstellen. Die vornehmlichste Aufgabe bei der Behandlung von Komplikationen besteht in der Erhebung von diversen klinischen, biochemischen und radiologischen Befunden, um die Schweregrade zu evaluieren und gegebenenfalls den Zeitpunkt einer chirurgischen oder interventionellen Maßnahme zu bestimmen [1–3]. Während dies in der Akutphase der Erkrankung hinsichtlich der Erfassung und Therapie des Abszesses besonders wichtig ist, relativiert sich die Eilbedürftigkeit bei der Spätkomplikation, d. h. bei der Therapie der Pankreaspseudozyste.

Die nachstehenden Daten reflektieren die Handhabung des Problems «akute Pankreatitis» an unserer Klinik bei 169 Patienten, die von 1993 bis 1997 behandelt wurden. Der Zeitraum ist durch die Einführung von Scores und Schweregraderfassung bzw. durch ein definiertes diagnostisch-therapeutisches Programm bei schweren Verlaufsformen festgelegt. Die Auswertung der Fälle erfolgte retrospektiv.

Diagnostisches Programm und frühes Staging der akuten Pankreatitis

Unser Algorithmus im Hinblick auf die Therapiemaßnahmen hat die Beurteilung der Klinik, einen Score (APACHE II) und eine Spiralcomputertomographie (CT) des Abdomens mit Balthazar-Score zur Grundlage [4, 5].

Nach Objektivierung der schweren akuten Pankreatitis und Ausschluß eines Gallensteinleidens durch Ultraschall (gegebenenfalls erfolgt beim Steinleiden eine notfallmäßige endoskopische retrograde Cholangiopankreatikographie, ERCP, bzw. Papillotomie) wird obligat ein Thoraxröntgen durchgeführt. Dadurch lassen sich frühe Hinweise auf die Schwere der Erkrankung feststellen, falls Perfusionsstörungen in den Lungen vorliegen. Die erste Untersuchung mittels CT erfolgt innerhalb von 24 h nach Klinikaufnahme, um die Ausgangssituation zu dokumentieren.

Bei der korrekten frühen Einstufung der Krankheitsschwere liefert der APACHE-II-Score gute Hinweise [5]. Patienten, die einen Score von weniger als 6 Punkten haben, bereiten in der Regel keine Probleme. Komplizierte Verläufe rangieren bei 10 ± 2 Punkten, schwerste Formen mit oft letaler Prognose bei 15 ± 4. Das CT-Grading von Balthazar aufgrund der alten oder neuen Nomenklatur besagt ab 3–4 Punkten ein Ausmaß der Nekrose von >50% [4]. Die biochemischen Marker wie z. B. C-reaktives Protein haben keine eminente prädiktive Aussagekraft [6].

Diagnostik und interventionelle Therapie des Abszesses

Lediglich 10–20% der Patienten mit akuter Pankreatitis entwickeln eine schwerere Form der Erkrankung [7]. Charakteristisch ist dabei (ab der zweiten Erkrankungswoche) das Auftreten von pankreatischen und peripankreatischen Nekrosen und gelegentlich ist auch mit peripankreatischen Abszessen zu rechnen [8, 9]. Diese Veränderungen der Drüse und der Nachbarschaft sind mit systemischen Komplikationen assoziiert, so daß bei den schwersten Verlaufsformen ein Organversagen obligat ist [10]. Lediglich mit Supportivmaßnahmen die Therapie zu betreiben, beinhaltet vielfach, den Kranken dem schicksalhaften Verlauf der Erkrankung preiszugeben.

Die Ultraschalluntersuchung in der Diagnostik von Nekrose und des Abszesses ist ungenügend. Allein die CT mit Kontrastmittelgabe erlaubt eine differenzierte Erfassungsmöglichkeit der Gewebezerstörung und der Lokalisation umschriebener Abszeßbildungen [4, 11]. Mit der CT-gesteuerten Feinnadelpunktion gelingt der Nachweis der Infektion [12] (Abb. 1). Beim Abszeß ist es möglich, Sofortmaßnahmen zu ergreifen und Pus zu evakuieren (Abb. 2, 3). Die diagnostische Verläßlichkeit der Feinnadelpunktionsmethode ist groß; in diversen Studien wird eine Spezifität von 90–100% mit ähnlich hohen Sensivitätsraten angegeben [13]. Das Spektrum der

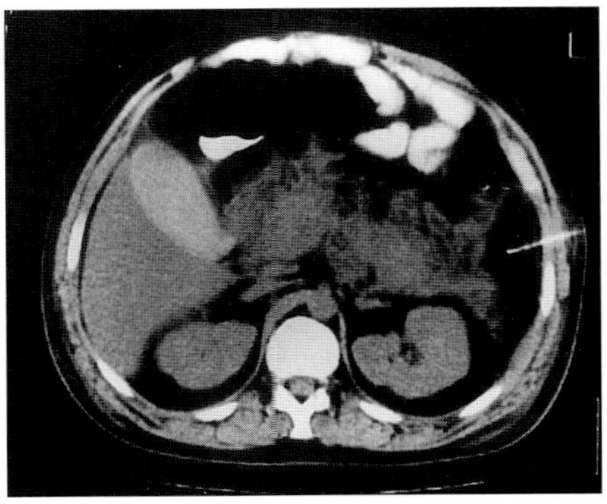

1

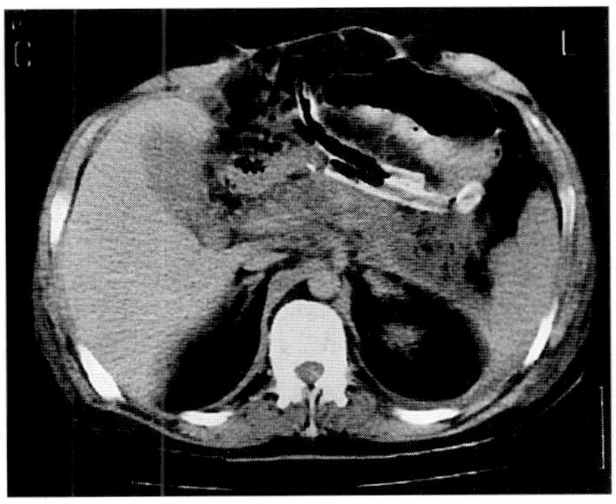

2

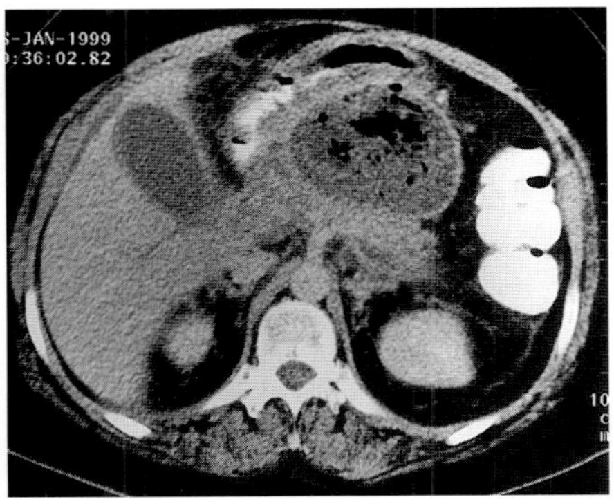

3

Abb. 1. Spiral-CT des Abdomens 14 Tage nach ERCP als Auslöser des schweren Krankheitsverlaufs der Pankreatitis. Feinnadelaspiration des phlegmonenartig imponierenden peripankreatischen Gewebes mit fraglichen Gaseinschlüssen. Mehr solides als liquides Material.

Abb. 2. Offene Abszeßdrainage mit zwei 36-French-Spülkathetern durch transperitoneale Zugänge.

Abb. 3. Peripankreatischer Abszeß mit Gaseinschlüssen bei einer 48jährigen Patientin nach ERCP und schwerem Verlauf der Pankreatitis.

Erreger, das bei der Punktion ermittelt wird, ist individuell unterschiedlich. In der Regel ist mit *Escherichia coli* zu rechnen, häufig aber wird *Staphylococcus aureus* diagnostiziert, seltener Anaerobier, selbst Pilzbesiedlung ist möglich, meist aber erst in der Spätphase der Erkrankung [14]. Der bakterielle Nachweis der Infektion, kongruent zur Schwere der Klinik, ist das Startsignal zu interventionellen und chirurgischen Maßnahmen. Die simultane, gegebenenfalls testgerechte antibiotische Therapie allein ist hier unzureichend [15–17].

Der isoliert vorkommende peripankreatische Abszeß bei akuter Pankreatitis ist eine Rarität, d. h., meistens fehlt die Nekrose bei umschriebenen Eiteransammlungen nicht [18, 19]. Häufig werden beide Strukturen computertomographisch erfaßt, so daß die perkutane Entlastung nur eine erste Therapiemaßnahme darstellt. Wesentlich scheint die korrekte Indikationsstellung zur perkutanen Abszeßentlastung zu sein, da lediglich verflüssigtes, d. h. liquides Material dadurch evakuiert werden kann [20, 21]. Ein vorübergehender Erfolg der perkutanen Drainage kann trügerisch sein, so daß eine CT-Kontrolle des Abdomens nach dieser Maßnahme unerläßlich ist.

Das Problem «pankreatischer Abszeß» ist erst gelöst, wenn sich klinische Zeichen und Score zum Positiven entwickeln. In großen Kollektiven von Patienten mit akuter Pankreatitis wird der Abszeß mit bis zu 2,8% mit geringer ausgeprägten Krankheitszeichen als bei der infizierten Nekrose zu erwarten ist angegeben [22].

CT-gesteuerte Untersuchungstechniken einschließlich Positionieren von Drainagen gehören in die Zuständigkeit der Radiologie. Initial beginnt die Punktion mit der Trokartechnik, in der Regel CT-gesteuert und nur ausnahmsweise durch Ultraschall. Die Katheterstärke variiert von 12 bis 18 French. Bei gekammerten bzw. multifokal aufgetretenen Abszessen können mehrere Katheter gelegt werden. Bei ungenügender Funktion sind auch Spülkatheter bis 30 French Stärke anwendbar, die auch obliterieren können, so daß ihre Pflege besonderer Aufmerksamkeit bedarf [23, 24].

Eine gänzlich andere Situation stellt der sogenannte Spätabszeß nach Nekrosektomie dar. Nach «geschlossenem» Vorgehen beim Débridement können sich Abszesse entwickeln, die sich für die perkutane Drainage gut eignen (Abb. 3). So ergänzen sich Operation und interventionelle Technik vorzüglich, um z. B. dem Patienten eine Relaparotomie als die größere Belastung zu ersparen. Die Bonitäten der perkutanen Entlastung von intraabdominalen Abszessen sind unbestritten. Bei präziser Indikation ist sie eine ungleich schonendere Maßnahme als die Operation. Ihr unkritischer Einsatz ist aber auch geeignet, Mißerfolge zu verbuchen, z. B. die Anwendung des Verfahrens bei infizierten Nekrosen, wobei sie keinen Nutzen bringt.

Chirurgische Maßnahmen beim Abszeß

Nicht alle pankreatischen Abszesse sind durch interventionelle Methoden zu behandeln. Auch Teilerfolge der perkutanen Drainage sind durch operative Maßnahmen zu ergänzen, denn selbst bei erfahrensten Radiologen sind 100%ige Erfolge nicht zu verbuchen. Gerade hierin besteht die Gefahr der Krankheitsverschleppung und Exazerbation der Septikämie, so daß im Bedarfsfall die sogenannte orthodoxe Abszeßentlastung anzuwenden ist [20].

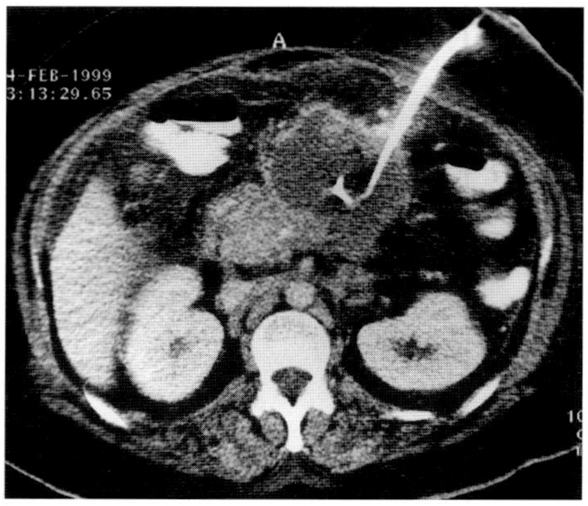

Abb. 4. Perkutane Drainage des Abszesses mit einem 22-French-Katheter durch ventralen transperitonealen Zugang. Deutlicher Rückgang der klinischen Symptome und Schrumpfung des Abszesses nach 7 Tagen.

Das Ausmaß der Operation richtet sich nach der Lokalisation des Abszesses; so können transabdominale wie retroperitoneale Zugangswege, wie auch beim perkutanen Vorgehen, genutzt werden. Der eminente Vorteil der chirurgischen Abszeßentlastung ist die in gleicher Sitzung durchführbare Nekrosektomie beim Vorhandensein von Nekrosen.

Fernerhin lassen sich großlumige, gegebenenfalls doppellumige Spülkatheter bei der offenen Methode plazieren, deren größere Effektivität im Vergleich zu Pigtails und anderer perkutaner Drainagemöglichkeit offensichtlich ist (Abb. 4).

Liegen Abszeß und Nekrose vor, gelten wiederum Prinzipien des operativen Débridements, wozu unterschiedliche, konkurrierende Verfahren angewandt werden [25–27].

Diagnostik und Therapie der Pankreaspseudozyste

Pankreaspseudozysten sind lokalisierte Ansammlungen von Pankreassekret, vorwiegend in der Bursa omentalis, oft vermischt mit nekrotischem Gewebematerial und blutdurchsetztem Detritus als Folge einer akuten und/oder chronischen Entzündung der Bauchspeicheldrüse. Charakterisiert sind diese Zysten durch das Fehlen der epithelialen Auskleidung. Die Zystenwand besteht aus fibrotischem bzw. Granulationsgewebe, die der umliegenden Serosa oder Kapselstrukturen der benachbarten Viszera, des Peritoneums, des Retroperitoneums und des intestinalen Mesenteriums entstammen.

Durch die Einführung der beiden bildgebenden Verfahren Ultraschall und CT wurde unser Verständnis für die pankreatischen Pseudozysten sowohl für den Spontanverlauf als auch die Häufigkeit grundlegend verändert [28]. So können mit einer serienmäßigen Ultraschalluntersuchung über Wochen nach der Diagnostik einer Pseudozyste die Veränderungen oder eventuelle Komplikationen beobachtet, die Behandlung fortgesetzt und zum gegebenen Zeitpunkt chirurgische oder interventionelle Maßnahme ergriffen werden [29].

Prävalenz, Spontanverlauf, Komplikationen

Pankreaspseudozysten sind häufige Komplikationen der akuten und chronischen Pankreatitis, wobei die Häufigkeitsangaben außerordentlich variieren (7–57%) [28, 30]. Der Spontanverlauf der pankreatischen Pseudozyste beinhaltet auch die Zurückbildung der Flüssigkeitsansammlung in der Nähe des Organs. So verschwinden die Zysten in den ersten Wochen nach ihrem Auftreten bei etwa jedem zweiten Patienten (22–60%) [28, 30, 31].
Eine spätere Remission ist dann unwahrscheinlich, bedingt durch die «Reifung», d. h. Verfestigung der Zystenwand. Radiologisch manifestiert sich diese Veränderung in der Größenzunahme der Kapsel auf beträchtliche Stärke von 2–4 mm [28].
Die therapeutischen Optionen jedweder Art, ob interventionell oder chirurgisch, fokussieren sich auf diese reifen Zysten, die länger als 8 Wochen nach Krankheitsbeginn bestehen bleiben. Zahlenmäßig sind sie, eben wegen der häufigen Rückbildung nach akuter Pankreatitis, lediglich bei etwa 10% der Patienten von Bedeutung.
Reife, nennenswert große Pseudozysten mit einem Durchmesser von >5 cm führen ohne Behandlung zu Komplikationen, die sich in Form von spontaner Ruptur, massiver Blutung, Abszeßbildung und Fisteln manifestieren. Eine letale Komplikation hat heute nur noch anekdotische Relevanz. Früher wurde auch die Inzidenz der Komplikationen viel zu hoch eingeschätzt; gelegentlich wird sie im Schrifttum heute noch mit etwa 40% angegeben [30, 32, 33].
So sind auch Daten zur chirurgischen Therapie aus früheren Jahren heute Medizingeschichte. In einer Sammelstatistik von Bradley aus dem Jahre 1969 bis 1982 wurde bei 1525 chirurgisch behandelten Patienten mit Pankreaspseudozysten eine Gesamtletalität von 8,1% und eine Morbidität von 16,5% ermittelt. Die Zystojejunostomie war mit einer Letalität von 4,5% und einer Morbidität von 14% belastet [34]. Solche Letalitäts- und Morbiditätsraten sind heute nicht mehr gültig, schließlich reflektieren sie ausschließlich Komplikationsraten von operativen Behandlungsmethoden, die zum Teil so nicht mehr angewandt werden.
Insgesamt erfuhr die Diagnostik und Therapie der Pankreaspseudozysten einen grundlegenden Wandel, der ausschließlich auf dem technischen Fortschritt basiert, während Pathomechanismus und Prävalenz unverändert blieben. Die heute anzuwendenden Maßnahmen sind praktisch ohne Letalität mit einer geringen Morbidität durchführbar.

Diagnostik

Von den diagnostischen Möglichkeiten der Pseudozyste steht die perkutane Sonographie am Anfang der Diagnostik [35]. Sie gibt insgesamt eine gute Übersicht der Pankreaskopfregion. Probleme können lediglich bei einer Beurteilung der Korpus- und der Schwanzregion auftreten, bedingt durch die tiefe retroperitoneale Lage und Organüberlagerung (luftgefüllter Darm, Magen). Echofreie Abszesse und Pseudozysten lassen sich damit gut erfassen. Im Spiral-CT mit Kontrastmittelgabe stellen sich Pseudozysten als

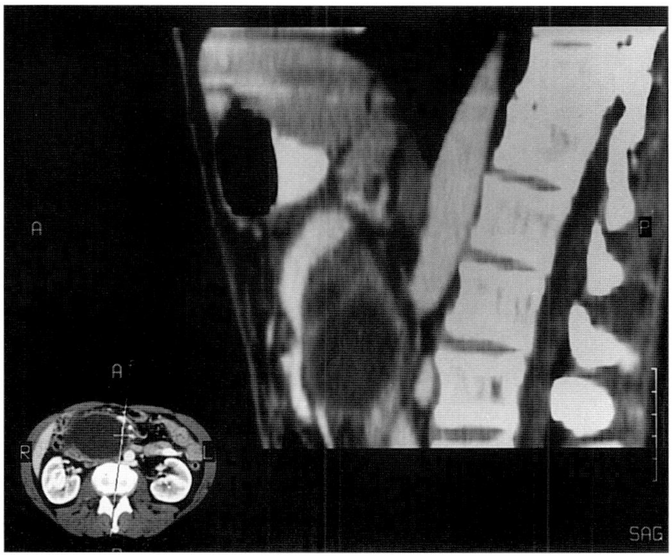

Abb. 5. 2-D-Rekonstruktion der Spiral-CT-Darstellung einer reifen, im Durchmesser 8 cm messenden Pankreaspseudozyste nach schwerem Verlauf einer ätiologisch ungeklärten Pankreatitis. Sagittale Darstellung der Strukturen. Die rechts vom Duodenum gelegene Pseudozyste imprimiert die Vena cava caudalis (durch offene Zystoduodenostomie entlastet).

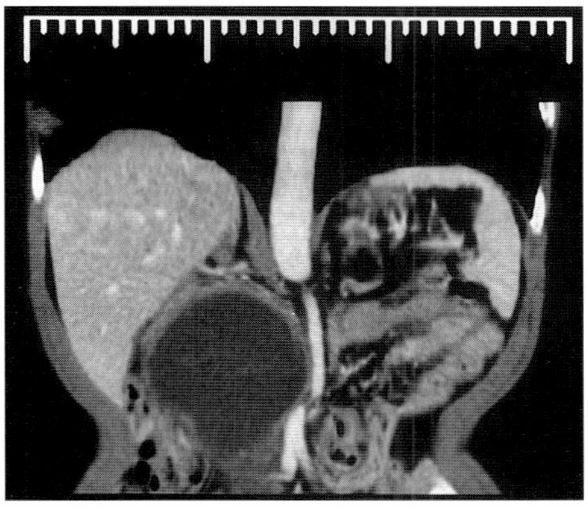

Abb. 6. Koronare Ansicht der Pseudozyste im 2-D-Rekonstruktionsbild des Spiral-CT. Kompression des Pars descendens des Duodenums und der Arteria mesenterica superior.

scharf abgrenzbare Areale mit Dichtewerten von Wasser dar (Abb. 5). Eine Differenzierung zwischen Abszeß und blander Pseudozyste mittels CT ist oft nicht möglich. Typisch sind randständige Enhancements der Zystenwand für Abszesse. Beweisend für das Vorliegen eines Abszesses bzw. einer infizierten Pseudozyste sind multiple Gaseinschlüsse in den abgebildeten Hohlräumen [36].
Der Nachweis der Pseudozysten im Magnetresonanztomogramm (MRT) ist gut möglich [37]. Analog zum CT zeigen infizierte Pseudozysten und Abszesse ein starkes randständiges Enhancement.
Sonographie und CT sind geeignet, die postakuten morphologischen Veränderungen, den Abszeß und die Pseudozyste, in der Nähe des Pankreas korrekt zu diagnostizieren. Sie reichen für eine Indikationsstellung zur interventionellen oder operativen Maßnahme vollkommen aus (Abb. 6). Die kosten- und zeitaufwendige MRT

sollte erst dann herangezogen werden, wenn eine Notwendigkeit für eine globale Untersuchung des Organs besteht (Darstellung von Arterien, Venen, Pankreas und Gallengängen, Differenzierung zwischen Pankreatitis und Tumorkrankheit usw.).
Die ERCP ist in der Regel nach akuter nekrotisierender Pankreatitis mit postnekrotischer Pseudozyste nicht dringlich indiziert. Hingegen ist die Maßnahme bei der chronischen Pankreatitis, wenn die Gangmorphologie bzw. die Beziehung der Pankreaspseudozyste zum Gangsystem von Interesse ist, unverzichtbar [38].

Interventionelle, radiologische und endoskopische Maßnahmen bei der Pseudozyste

Während in früheren Zeiten die symptomatische Pankreaspseudozyste im reifen Stadium überwiegend operativ behandelt wurde, steht heute eine große Palette von Alternativverfahren zur Verfügung [39]. Pankreaspseudozysten können interventionell, perkutan, transmural und auch transpapillär entlastet werden [39, 40]. Das älteste Verfahren, die perkutane Drainage, entspricht den Prinzipien der operativen Ableitung [41, 42]. Der größte Nachteil dieser Methode ist die mit etwa 50% hohe Rezidivrate. Sie sollte für die infizierten Fälle reserviert bleiben. Von den endoluminären transmuralen Techniken haben sich sowohl die Pseudozystengastrostomie als auch die Duodenostomie bewährt. Das Prinzip der Maßnahmen beruht auf der Organnähe der Zysten, z. B. zum Magen; idealerweise ist eine Pelottierung der Zyste sichtbar. Sowohl beim Magen als auch beim Duodenum sind lokale Verhältnisse vorzufinden, die eine Direktbeziehung zwischen Zyste und Organlumen ergeben. Nach endoskopischem Anpunktieren der Zyste werden Pigtail-Katheter gelegt und solange die Zyste existiert, in situ belassen. In der Regel werden sie einige wenige Monate verweilen, bis die Zysten sonographisch oder im CT nicht mehr nachzuweisen sind. Das Verfahren hat einen hohen Stellenwert in der Behandlung der Pseudozysten bekommen, da es komplikationsarm ist. Tödliche Komplikationen bzw. Verläufe sind bisher nicht beschrieben worden.
Eine transpapilläre Pseudozystendrainage beinhaltet die Entlastung der Zyste über den Ausführungsgang des Pankreas. Sie ist technisch sehr aufwendig. Die Methode ist vor allem dann indiziert, wenn bereits eine Kommunikation zwischen Gangsystem und Zyste besteht [43].

Operative Therapie der Pankreaspseudozyste

Eingriffe wegen symptomatischer, postakuter Pseudozysten sind heute Operationen ohne Letalität mit geringer Morbidität [33, 44–47]. In der Regel sind es zystodigestive Ableitungen, eine Marsupialisation, d. h. die kutane externe Drainage kommt heute nicht mehr in Frage. Selbst notfallmäßige Indikationen bei infizierten Zysten ziehen CT-gesteuerte Entlastungsmaßnahmen nach sich.

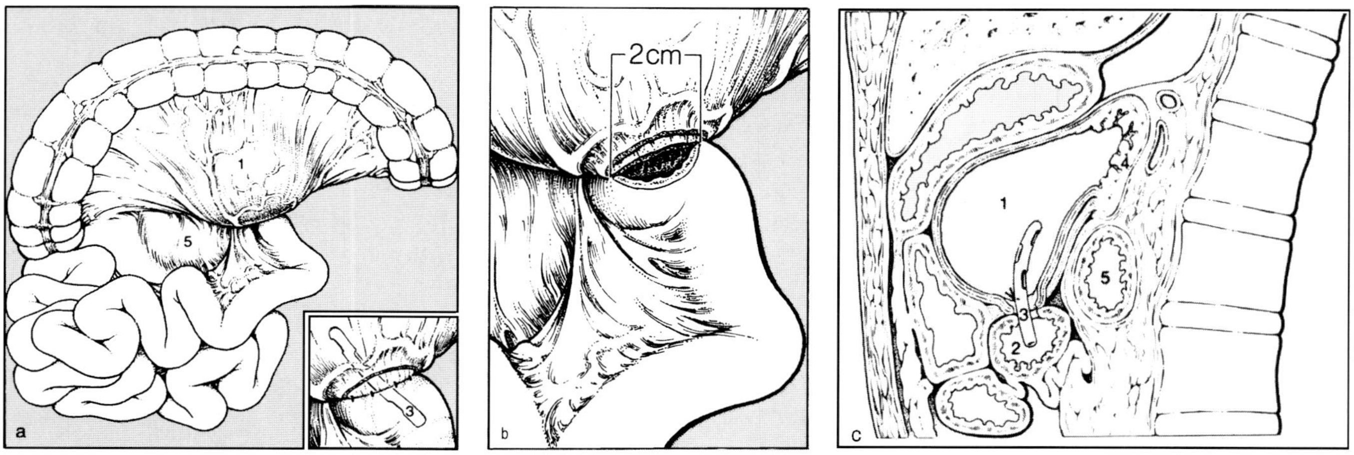

Abb. 7. a, b Seit-zu-Seit-Zystojejunostomie. Unmittelbar distal des Treitzschen Bandes wird zwischen dem Jejunum und dem tiefsten Punkt der Pankreaspseudozyste eine Seit-zu-Seit-Anastomose angelegt. Der Zugang zur Zyste erfolgt durch das Mesocolon transversum. Die Länge der Inzision beträgt etwa 2 cm. Die großen Mesenterialgefäße sind erfahrungsgemäß gut abzugrenzen und bleiben unberührt. Kleinere Blutungen aus der Zystenwand werden mit Umstechungen versorgt. Bei entsprechendem Verdacht kann aus diesem Bereich auch eine Probeexzision entnommen werden. Nach Herstellung der Anastomosenhinterwand (einreihig allschichtige Einzelknopfnähte mit 3 × Vicryl) wird eine etwa 5 cm lange Silikondrainage Charriere 16 (innerer Durchmesser 3 mm, äußerer 5 mm) als verlorenes Drain eingebracht. Die Naht der Anastomosenvorderwand erfolgt ebenfalls einreihig allschichtig. **c** Seitliche Ansicht der inneren Zystenableitung mit verlorener Drainage. 1 = Zyste; 2 = Jejunum; 3 = verlorene Drainage; 4 = Pankreas; 5 = Duodenum.

Operative Verfahren kommen erst dann in Frage, wenn die zuvor beschriebenen interventionellen Maßnahmen nicht möglich oder erfolglos geblieben sind. Die Operation sollte, wann immer möglich, im Stadium der reifen Zyste erfolgen. Ob sie als Gastro-, Duodeno- oder Jejunozystostomie zu erfolgen hat und wie diese durchzuführen sind, wird kontrovers beurteilt. Seit 1983 praktizieren wir eine eigene, vereinfachte operative Technik der Zystojejunostomie, die ohne die sonst übliche Braunsche Enteroanastomose oder Roux-Y-Anastomose auskommt [47]. Abbildung 7 illustriert das Verfahren.
Seit der Einführung der laparoskopischen Operationstechniken läßt sich das Verfahren minimalinvasiv durchführen und die Anastomose auch – falls eine breitere Verbindung zwischen Zyste und Darm erforderlich ist – mit dem Klammernahtgerät anlegen.
Von 1983 bis 1994 haben wir an unserer Klinik bei 61 Patienten Pankreaspseudozysten offen chirurgisch mit der Zystojejunostomie ohne Enteroenteroanastomose behandelt. Das vereinfachte Operationsverfahren wurde, auch was den operativen Zugang betrifft, durch die Laparoskopie, durch die minimalinvasive Methode, noch einmal hinsichtlich des Operationstraumas verbessert.
Obwohl konkurrierende Verfahren (interventionelle Methoden) eine operative Zystojejunostomie immer seltener werden lassen, verfügen wir jetzt über ausreichende Erfahrungen mit der laparoskopischen Zystojejunostomie ohne Enteroanastomose. Dadurch konnte der durchschnittliche Krankenhausaufenthalt von 14 Tagen auf 8 Tage gesenkt werden. Die perioperative Letalität war 0. In keinem Fall kam es postoperativ zu Nachblutungen, Fistelbildungen oder Abszedierungen. Ein Zystenrezidiv haben wir bei 3 Patienten beobachtet, die keine weitere Behandlungsmaßnahme erforderte.

Diskussion und Schlußfolgerung

Eigenheiten des pankreatischen Abszesses
Mit dem Auftreten von pankreatischen Abszessen bei der akuten Pankreatitis ist ab der zweiten Erkrankungswoche zu rechnen. Gewöhnlich messen sie im Durchmesser mehrere Zentimeter und können auch septiert sein. Das Mehrfachauftreten in der peripankreatischen Region ist ebenfalls typisch. Die adäquate Therapie ist hier zunächst die CT-gesteuerte Entlastung, gegebenenfalls die Mehrfachdrainage mit unterschiedlich lumenstarken Kathetern. Die Angaben zu Erfolgsraten im Schrifttum variieren zwischen 35 und 100%. Limitierender Faktor der Maßnahme ist das simultane Vorkommen von Abszeß und Nekrose, wobei nekrotisches Material durch die Kathetermethode nicht evakuiert werden kann.
Aus dieser Veranlassung ist die kritische Beobachtung in der entscheidenden Krankheitsphase der Patienten erforderlich, um den Zeitpunkt einer operativen Maßnahme nicht zu versäumen. Die Exazerbation der Sepsis ist ein sicherer Hinweis auf die Ineffektivität der perkutanen Drainage. Ihr falscher, nicht indizierter Einsatz kann zur Verschleppung der Probleme der akuten Pankreatitis führen.

Eigenheiten der Pankreaspseudozyste
Seit Großenbauer [48] 1883 die Marsupialisationstechnik und Jedlicka [49] 1915 die interne Drainage der Pankreaspseudozyste inauguriert haben, stehen dem Chirurgen verschiedene Operationsverfahren zur Verfügung. Die Art des chirurgischen Vorgehens wurde früher individuell entschieden. Für Patienten mit akuten Komplikationen wie Abszeß oder drohender Perforation war die externe Drainage unter Umständen eine lebensrettende Maßnahme.
Durch die Perfektionierung der interventionellen Methoden sind die chirurgischen Verfahren als Methode der Wahl bei der Zystenentlastung deutlich zurückgedrängt worden. Die wesentlichen Gründe für die Bevorzugung der interventionellen Methoden sind die gleich hohe Erfolgsrate und die sehr viel geringere Belastung des Patienten. Heute gibt es kaum einen Zweifel, daß im Regelfall bei der symptomatischen reifen Zysten die interne Drainage das Verfahren der Wahl darstellt. Aus der Literatur ist eine Präferenz für die eine oder andere Art der internen Drainage nicht abzuleiten. Es ist sicher nicht falsch, bei einer dem Magen anhaftenden Zyste eine Zystogastrostomie oder bei einer duodenumnahen Zyste eine Duodenozystostomie anzulegen.
Andererseits sind frühere Angaben zur Letalität und Komplikationsziffern zur operativen Therapie der Pankreaspseudozyste heute nicht mehr gültig. Die Zystojejunostomie ist heute eine auch laparoskopisch durchführbare Maßnahme ohne Letalität und mit nur geringer Morbidität. Die tiefergelegenen Zysten werden im Regelfall durch Zystojejunostomie mit Braunscher Fußpunktanastomose oder Roux-Y-Anastomose angegangen. Die minimalinvasive Operationstechnik bei der Zystojejunostomie und Zystogastrostomie ist ein sicheres Verfahren zur Entlastung von pankreatischen Pseudozysten.

Literatur

1 Bradley EL III: A clinically based classification system for acute pancreatitis. Arch Surg 1993;128:586–590.
2 Ranson JC, Rifkind KM, Roses DF, Fink SD Eng K, Spencer FC: Prognostic signs and the role of operative management in acute pancreatitis. Surg Gynecol Obstet 1974;139:69.
3 Frey C, Reber HA: Clinically based classification system for acute pancreatitis. Pancreas 1993;8:738–741.
4 Balthazar EJ, Robinson DL, Megibow AJ, Ranson JH: Acute pancreatitis: Value of CT in establishing prognosis. Radiology 1990;174:331–336.
5 Larvin M, McMahon MJ: APACHE II score for assessment and monitoring of acute pancreatitis. Lancet 1989;2:201–205.
6 Malfertheiner P, Dominguez-Munoz JE: Prognostic factors in acute pancreatitis. Int J Pancreatol 1993;14:1–8.
7 Steinberg W, Tenner S: Acute pancreatitis. N Eng J Med 1994;330:1198–1210.
8 Isenmann R, Büchler MW: Infection and acute pancreatitis. Br J Surg 1994;81:1707–1708.
9 Dubner H, Steinberg W, Hill M, Bassi C, Chardavoyne R, Bank S: Infected pancreatic necrosis and peripancreatic fluid collections: Serendipitous response to antibiotic and medical therapy in three patients. Pancreas 1996;12:298.
10 Isenmann R, Rau B, Schoenberg MH, Beger HG: Determinants of organ failure in patients with necrotizing pancreatitis. Gastroenterology 1998;114:A470.

11 Kivisaari L, Schroder T, Sainio V, Somer K, Standertskjold-Nordenstam CG: CT evaluation of acute pancreatits: 8 years clinical experience and experimental evidence. Acta Radiol 1991;377(suppl):20–24.
12 Gerzof SG, Banks PA, Robbins AH, Johnson WC, Spechler SJ, Wetzner SM, Snider JM, Langevin RE, Jay ME: Early diagnosis of pancreatic infection by computed tomography-guides aspiration. Gastroenterology 1987;93:1315–1320.
13 Beger HG, Bittner R, Block S, Büchler MW: Bacterial contamination of pancreatic necrosis – a prospecitve clinical study. Gastroenterology 1986;91:433–438
14 Bassi C, Falconi M, Girelli R, Nifos F, Elio Am Martinit N, Pederzoli P: Microbiological findings in severe pancreatitis. Surg Res Comm 1989;5:1–4.
15 Pederzoli P, Bassi C, Vesentini A, Campedelli A: A randomized multicenter clinical trial of antibiotic prophylaxis of septic complications in acute necrotizing pancreatitis with imipenem. Surg Gynecol Obstet 1993;176:480–483.
16 Sainio V, Kemppainen E, Puolakkainen P, Taavitsainen M, Kivisaari L, Valtonen V, Haapiainen R, Schröder T, Kivilaakso E: Early antibiotica treatment in acute necrotising pancreatitis. Lancet 1995;346:663–667
17 Bradley EL, Allen K: A prospective longitudinal study of observation versus surgical intervention in the management of necrotizing pancreatitis. Am J Surg 1991;161:19–25.
18 Adams DB, Harvey TS, Anderson MC: Percutaneous catheter drainage of infected pancreatic and peripancreatic fluid collections. Arch Surg 1990;125:1554–1557.
19 Ranson JHL, Balthazar E, Caccavale R, Cooper M: Computed tomography and the prediction of pancreatic abscess in acute pancreatitis. Ann Surg 1985;201:656–663.
20 Bradley EL, Fulenwider JH: Open treatment of pancreatic abscess. Surg Gynecol Obstet 1984;159:509–513.
21 McClare SA, McAllister EW, Karl RC, Nord HJ: Pancreatic abscess: 10 year experience at the University of South Florida. Am J Gastroenterol 1986;81:180–184.
22 Bittner R, Block S, Büchler MW, Beger HG: Pancreatic abscess and infected pancreatic necrosis. Different local septic complications in acute pancreatitis. Dig Dis Sci 1987;32:1082–1087.
23 van Sonnenberg E, Wing VW, Casola G, Coons HG, Nakamoto SK, Mueller PR, Perrucci JT, Halasz NA, Simeone JF: Temporizing percutaneous drainage of complicated abscesses in critically ill patients. Am J Roentgenol 1984;142:821–826
24 Freeny PC, Lewis GP, Traverso LW, Ryan JA: Infected pancreatic fluid collections: Percutaneous catheter drainage. Radiology 1988;167:435–441.
25 Beger HG, Krautzberger W, Bittner R, Block S, Büchler MW: Results of surgical treatment of necrotizing pancreatitis. World J Surg 1985;9:972–979.
26 Wilson C, McArdle CS, Carter DC, Imrie CW: Surgical treatment of acute necrotizing pacreatitis. Br J Surg 1988;75:119–123.
27 Bradley EL III: A fifteen-year experience with open drainage for infected pancreatic necrosis. Surg Gynecol Obstet 1993;177:215–222.
28 Yeo C, Bastidas J, Lynch-Nyhan A, et al: The natural history of pancreatic pseudocysts documented by computed tomography. Surg Gynecol Obstet 1990;170:411–417.
29 Aranha GV, Prinz RA, Esguerra AC, Greenlee HB: The nature and course of cystic pancreatic lesions diagnosed by ultrasound. Arch Surg 1983;118:486–488
30 Bradley EL, Clements J Jr, Gonzalez AC: The natural history of pancreatic pseudocysts: A unified concept of management. Am J Surg 1979;137:135–141.
31 Warshaw AL, Rattner DW: Timing of surgical drainage for pancreatic pseudocysts. Clinical and chemical criteria. Ann Surg 1985;202:720–724.
32 D'Egidio A, Schein H: Pancreatic pseudocysts: A proposed classification and its management implications. Br J Surg 1991;78:981–984.
33 Vitas GI, Sarr MG: Selected management of pancreatic pseudocysts: Operative versus expectant management. Surgery 1992;11:123–130.
34 Bradley EL: Cystoduodenostomy – new perspectives. Ann Surg 1984;200:698.
35 Freeny PC: Radiology of acute pancreatitis: Diagnosis, detection of complications, and interventional therapy; in Glazer G, Ranson JHC (eds): Acute Pancreatitis: Experimental and Clinical Aspects of Pathogenesis and Management. London, Bailliere Tindall, 1988, pp 275–302.
36 van Sonnenberg E, Wittich GR, Casola G, Stauffer AE, Polansky AD, Coons HG, Cabrera OA, Gerver PS: Complicated pancreatic inflammatory disease: Diagnostic and therapeutic role of internventional radiology. Radiology 1985; 155:335–340.
37 Ahlström H, Gehl HB: Overview of MnDPDP as a pancreas-specific contrast agent for MR imaging. Acta Radiol 1997;38:660–664.
38 Barthet M, Sahel J, Bodiou-Bertei C, Berard JP: Endoscopic transpapillary drainage of pancreatic pseudocysts. Gastrointest Endosc 1995; 42:208–213.
39 Beckingham IJ, Krige JE, Bornemann PC, Terblanche J: Endoscopic management of pancreatic pseudocysts. Br J Surg 1997;84:1638–1645.
40 Smits ME, Rauws EA, Tytgat GN, Huibregtse K: The efficacy of endoscopic treatment of pancreatic pseudocysts. Gastrointest Endosc 1995; 42:202–207.
41 von Sonnenberg E, Wittich G, Casola G: Percutaneous drainage of infected and noninfected pancreatic pseudocysts: Experience in 101 cases. Radiology 1989:170:757–761.
42 D'Egidio A, Schein M: Percutaneous drainage of pancreatic pseudocysts: A prospective study. World J Surg 1991;16:141–146.
43 Barthet M, Sahel J, Bodiou-Bertei C, Bernard JP: Endoscopic transpapillary drainage of pancreatic pseudocysts. Gastrointest Endosc 1995; 42:208–213.
44 Heider R, Meyer AA, Galanke JA, Behrns K: Percutaneous drainage of pancreatic pseudocysts is associated with a higher failure rate than surgical treatment in unselected patients. Ann Surg 1999;6:781–789
45 Klempa I, Baca I, Menzel J: Cystojejunostomie ohne Entero-entero-Anastomose. Chirurg 1988;4:279–283.
46 Baca I, Klempa I, Götzen V: Laparoskopische Pankreatozystojejunostomie ohne Entero-entero-Anastomose. Chirurg 1994;65:378–381.
47 Reber, PU, Uhl W, Büchler MW: Pankreaspseudocysten bei chronischer Pankreatitis. Chirurg 1997;68:881–887.
48 Grossenbauer C: Zur Operationsbehandlung der Pankreascysten. Arch Klin Chir 1883;29:358.
49 Jedlicka R: Eine neue Operationsmethode der Pankreascysten. Zentralbl Chir 1923;50:132.

Gesellschaftspolitik

In bester Gesellschaft finden Sie unsere Systeme für Diagnostik und Therapie.

Seit Jahren entwickeln und fertigen wir Systemlösungen für die Gastroenterologie. In der Grundlagenforschung wurden viele Arbeiten mit Sonderanfertigungen aus unserem Haus erfolgreich durchgeführt. Unsere Systeme für die tägliche Routine sind daher auch immer wieder durch neue Erfahrungen geprägt. Gleichzeitig legen wir auch im Hinblick auf die immer weniger verfügbare Zeit grossen Wert auf schnelle Verfügbarkeit bei präzisen Ergebnissen.

In dieser Broschüre zeigen wir Ihnen einige unserer Produkte in Kurzform. Ein komplexes System lässt sich besser demonstrieren als beschreiben, weshalb Sie unser Aussendienst gerne besucht.

Service ist für uns eine Selbstverständlichkeit. Wir sind von der Qualität unserer Geräte so überzeugt, dass wir Ihnen eine 5 jährige Garantie auf alle Fertigungsmängel gewähren. Wenn doch mal was schiefgeht, dann können Sie sich auf uns verlassen.

Wir sind für Ideen offen, wenn Sie hier etwas nicht finden, genügt ein Anruf.

Zubehör und Verbrauchsmaterial von höchster Qualität bei gleichzeitig niedrigen Kosten erhalten Sie ebenfalls bei uns, notfalls über Nacht.

... und wenn Sie sich unsere Referenzen ansehen, befinden Sie sich als unser Kunde ebenfalls in bester Gesellschaft.

ISOLAB

ISOLAB ist ein modulares System zur Messung von Drucksignalen, und optional auch geeignet für andere Signalformen. In Verbindung mit unseren Softwarepaketen IDAA-OESO und IDAA-ANAL ist es auf einzigartige Weise geeignet, in der klinischen Routine für schnelle Diagnostik zu sorgen.

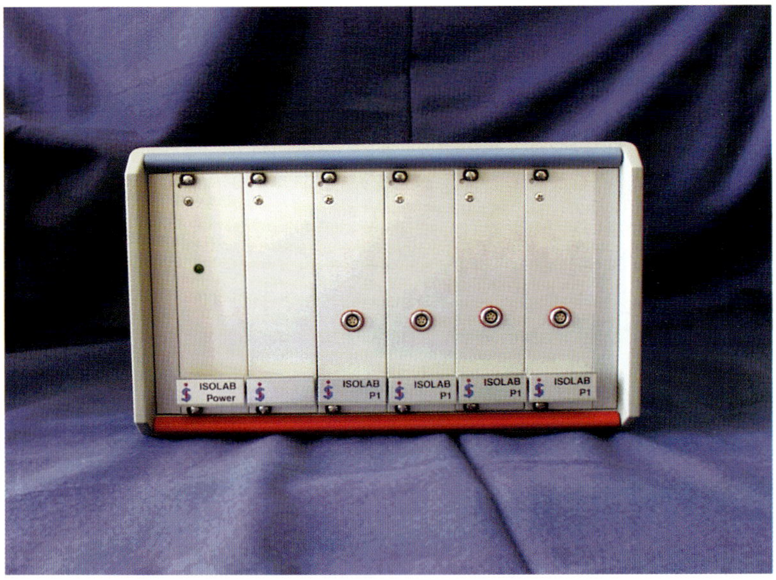

Software-Updates sind selbstverständlich kostenlos. ISOLAB ist besonders schnell wenn es mit unseren Halbleiter-Drucksensoren betrieben wird, lässt sich aber ebenfalls problemlos mit einer Perfusionspumpe verwenden.

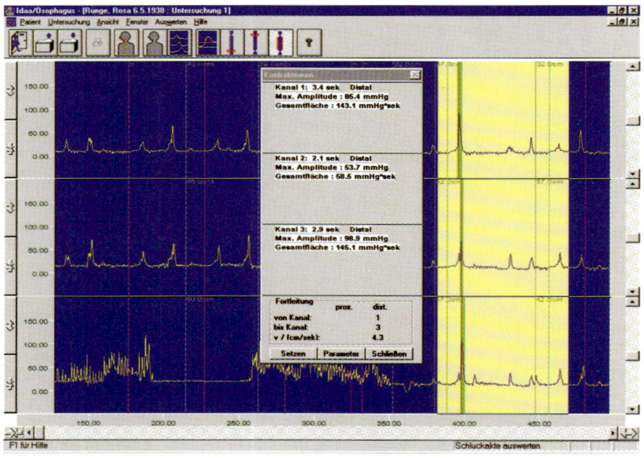

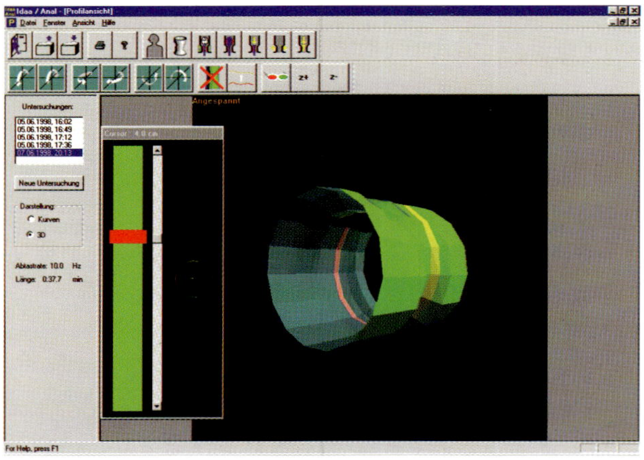

... Blick auf die Auswertung eines Schluckaktes mit IDAA-OESO und 3-D-Darstellung eines Analsphinkters mit IDAA-ANAL.

Die Anpassung an sich ändernde Anforderungen ist durch das Modulsystem jederzeit problemlos möglich. 4- oder 8-Kanal Grundrahmen stehen zur Verfügung. Das System ist darüber hinaus beinahe beliebig erweiterbar. Neben sinnvollem Zubehör halten wir auch ein Softwarepaket für die Grundlagenforschung bereit.

DL70

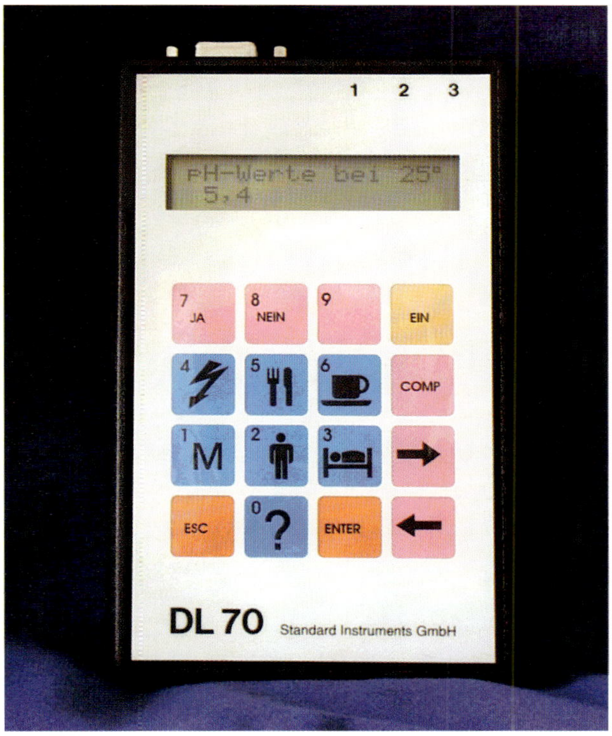

Unser Langzeit pH-Metrie-System DL70 stellt sich mit seinen drei universellen Eingängen jeder Sonde und jeder Aufgabe. Die integrierte Anzeige und das plausible Tastenfeld stellen einfache Bedienung sicher.
Ein grosszügiger Speicher und Langzeitspeicherung der Daten sind selbstverständlich.
Die Auswertesoftware XPH sorgt für eine schnelle Datenanlyse auf höchstem Niveau - unter Windows 95, 98 und NT. Wir bieten Ihnen darüber hinaus Sonden, deren Qualität und Lebensdauer Standards setzen - eine Garantie für niedrige Folgekosten.

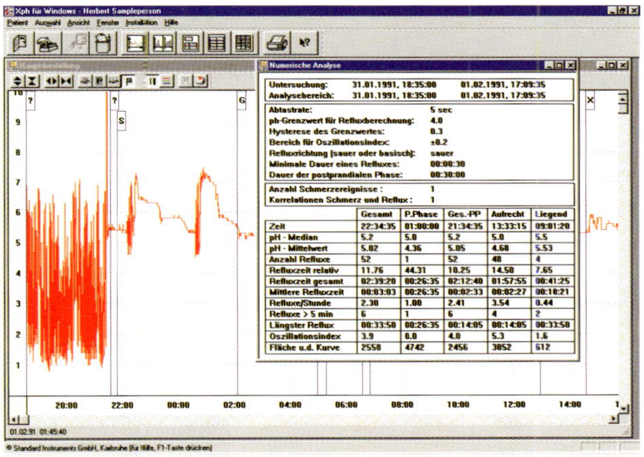

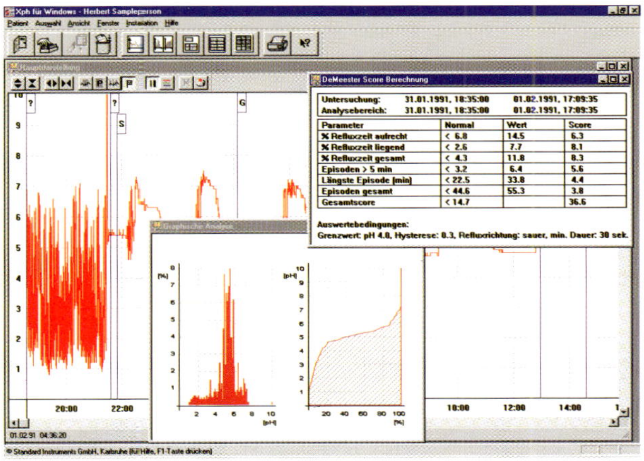

Unsere Auswertesoftware ist so einfach zu bedienen und so universell einsetzbar, dass Sie Ihre helle Freude haben werden. Die Datenübertragung auch langer Messreihen geht schnell vonstatten. Die Auswertung ist mit wenigen Maus-Klicks druckbar vorhanden.
Sollten Sie sehr kleine Kinder untersuchen, ist die Anpassung an die dann speziellen Anforderungen schnell und unproblematisch.
Spezielle Auswertungen sind bereits integriert (z.B. Oszillatorischer Index und Area under the Curve).
Als besonderen Clou bietet die Software eine Korrelation zwischen Schmerzereignissen und Refluxen. Die Eingabe von Ereignissen aus einem Protokoll erfordert jeweils nur 1 Mausklick pro Eintrag.

SODIAG

So wünschenswert die Information über die Druckverhältnisse im Sphincter Oddi auch wären - bis jetzt war die Untersuchung mit vielen Risiken verbunden. Die Kombination einer speziellen Drucksonde mit SODIAG ermöglicht nun eine schnelle ad hoc Diagnostik der Druckverhältnisse im SO. Das Gerät ist klein genug um auch bei engen Platzverhältnissen eingesetzt zu werden, dennoch mit einem grossen Display ausgestattet, welches eine sichere Interpretation der Daten unterstützt.

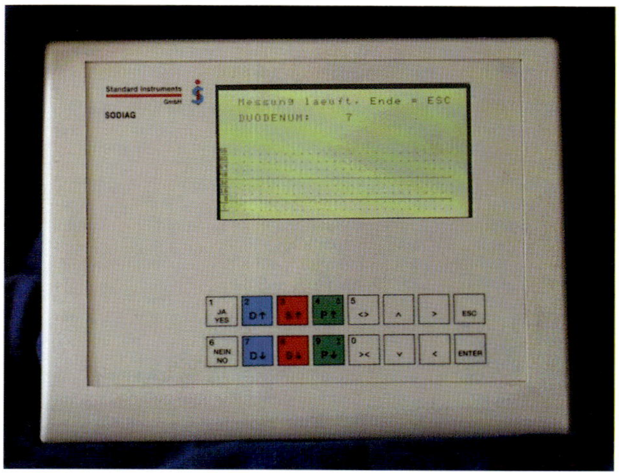

Die bekannten Risiken der Druckmessung mittels Perfusionssensoren werden drastisch gesenkt. Die Messdaten werden gespeichert und zur Übertragung und Auswertung auf einem PC angeboten.

Das System wird selbstverständlich komplett mit allem Zubehör geliefert.

ISOPRE

Speziell als Ergänzung für Schlaflabors und bettseitige Überwachungsgeräte haben wir die Reihe ISOPRE entwickelt. Diese kleinen Geräte bereiten pH- und Drucksignale so auf, dass sie von anderen Systemen problemlos weiterverarbeitet werden können. Dabei passen sich unsere Geräte eingangs- und ausgangsseitig allen Wünsche an.

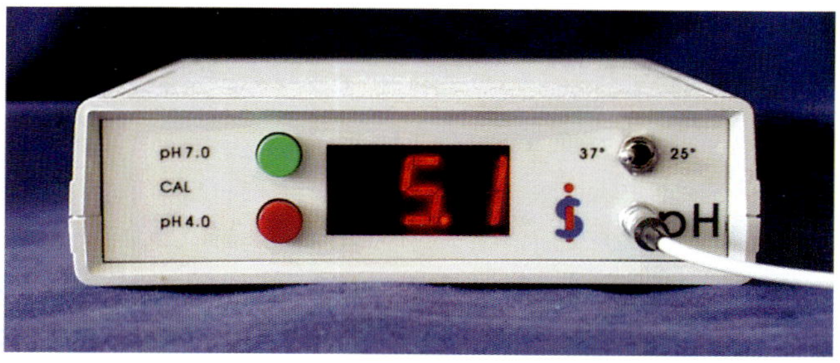

Das wars fürs erste. Gerne zeigen wir Ihnen diese Produkte sowie unser Programm für Kontinenz.

Chirurgische Gastroenterologie

Interdisziplinäres Gespräch · Interdisciplinary Discussion

Chir Gastroenterol 1999;15:369–382

Akute Pankreatitis

Gesprächsleiter: M. Zimpfer, Wien, Österreich
Teilnehmer: H. G. Beger, B. Rau, Ulm E. L. Bradley, New York, N. Y., USA E. Klar, J. Schmidt, Heidelberg R. Schiessel, Wien, Österreich R. Függer, G. Huemer, P. Götzinger, R. Jakesz, M. Zimpfer, Wien, Österreich M. Rünzi, Essen L. Dominioni, Varese, Italien D. H. Wittmann, Brookfield, WI, USA W. T. Knoefel, J. R. Izbicki, Hamburg M. A. Malangoni, Cleveland, Ohio, USA P. Roka, R. Sporn, Wien, Österreich

Einleitung

Die Behandlung der akuten nekrotisierenden Pankreatitis als Erkrankungsbild unterschiedlicher Ätiologie, Pathophysiologie und sehr variabler klinischer Präsentation erfordert, interdisziplinär abgestimmt, ein orchestriertes Vorgehen. Obwohl der klinische Verlauf oft selbstlimitierend ist und das Organ somit nur geringfügig bis gar nicht permanent geschädigt bleibt, ist die gefürchtetste letale Komplikation in Form der Ausbildung eines Multiorganversagens (MOV) oft nur durch eine Reihe von chirurgischen Interventionen bei gleichzeitig aufwendiger Intensivtherapie zu kontrollieren, um den Patienten in seinem Heilungsverlauf zu unterstützen.

Erwartungsgemäß läßt sich kein klarer Algorithmus für den Erkrankungsbegriff mit oft bestehenden diagnostischen Unsicherheiten und einer derartigen Vielzahl von pathogenetischen Ursachen und klinischen Verlaufsformen festlegen. Auch liegen, obwohl für eine Reihe ausgewählter Therapien gute physiologische Rationale bestehen, vielfach keine sorgfältig kontrollierten prospektiv randomisierten Studien vor. Ziel dieses «Interdisziplinären Gesprächs» ist es deshalb, bestehende grundsätzliche chirurgische und intensivmedizinische Konzeptionen zur Behandlung der akuten nekrotisierenden Pankreatitis multizentrisch zu evaluieren und zu definieren. Es hat nicht zum Ziel, die einzelnen chirurgischen, diagnostischen oder intensivmedizinischen Behandlungsabläufe detailliert darzustellen.

1. Frage: Wann besteht eine Operationsindikation bei akuter Pankreatitis?

Beger/Rau: Da die Initialtherapie der akuten Pankreatitis unabhängig vom Schweregrad konservativ ist, ergibt sich die Indikation zur operativen Behandlung aus dem weiteren klinischen Verlauf. Hierbei spielt der bakteriologische Status der Nekrosen eine wesentliche Rolle. Persistieren bei Patienten mit steriler Pankreasnekrose Organkomplikationen pulmonaler, renaler oder kardiozirkulatorischer Art über einen Zeitraum von mehr als 3–5 Tagen oder bietet sich das klinische Bild eines «systemic inflammatory response sydrome» (SIRS) mit positivem Bakteriennachweis aus den Nekrosen, so ist die chirurgische Intervention indiziert. Generell sind Patienten mit Zeichen von Peritonitis, intestinaler Perforation oder persistierendem Ileus einer Operation zu unterziehen. Obwohl bei gegebener Indikation die Operation unabhängig von der Krankheitsdauer durchgeführt werden muß, ist die Frage nach dem bestmöglichen Operationszeitpunkt noch immer Gegenstand kontroverser Ansichten. Das Prinzip der verzögerten Operation liegt darin, die Demarkierung der Nekrosen abzuwarten, um diese möglichst vollständig und ohne großen Blutverlust abtragen zu können. Obwohl bis heute kein wissenschaftlicher Beleg für den genauen Demarkationszeitpunkt existiert, ist dieser erfahrungsgemäß frühestens auf die 2. Krankheitswoche anzusetzen. In unserem operativ behandelten Patientengut liegt dieser Zeitpunkt im Median bei etwa 8 Tagen nach Symptombeginn. Die frühe Operation sollte sich auf Patienten mit fulminantem Krankheitsverlauf oder septischem Schock bei Nachweis infizierter Nekrosen beschränken.

Bradley: a) Infected necrosis; b) no exploration before day 10; c) multiorgan failure (MOF) supported by non-operative means in intensive care unit during first week.

Klar/Schmidt: Durch eine Optimierung der Operationsindikation wurden die Ergebnisse in der Behandlung der akuten nekrotisierenden Pankreatitis innerhalb der letzten 15 Jahre entscheidend verbessert. Aktuell wird die Operationsindikation seltener und später gestellt als im historischen Vergleich. Diese entscheidende Änderung im chirurgischen Vorgehen basiert auf einem Zugewinn an pathophysiologischem Verständnis im Verlauf der akuten Pankreatitis. In der Entscheidung zur Operation müssen unbedingt die verschiedenen Krankheitsphasen berücksichtigt werden. Die Frühphase der Erkrankung, d. h. im wesentlichen die 1. Woche, ist eine Domäne der intensivmedizinischen Therapie. Eine Destabilisierung des Patienten beruht im wesentlichen auf einer Einschwemmung von Mediatoren (hauptsächlich TNF-α, IL-6 und IL-8) und stellt per se keinen chirurgischen Angriffspunkt dar, im Gegenteil, eine Operation führt während dieser Phase zur zusätzlichen Belastung des Patienten und zur möglichen Kontamination primär steriler Nekrosen. Natürlich muß sich das Vorgehen auch in der Früh-

KARGER
Fax +49 761 452 07 14
E-mail kargergmbh@aol.com
www.karger.com

Accessible online at:
http://BioMedNet.com/karger

o. Univ.-Prof. Dr. M. Zimpfer, M. B. A.
Universitätsklinik für Anästhesie und Allgemeine Intensivmedizin
Allgemeines Krankenhaus
Währinger Gürtel 18–20
A-1090 Wien
Tel. +43 1 40 400 41-02, Fax -04, E-mail 101466.3143 Compu.Serve.com

phase am klinischen Verlauf orientieren. Wir sehen daher in seltenen Fällen eine Operationsindikation bei fehlender Stabilisierung des Patienten trotz maximaler intensivmedizinischer Therapie innerhalb von 72 h oder zur Differentialdiagnose gegenüber anderen schwerwiegenden Oberbaucherkrankungen, im Rahmen derer die vorliegende Pankreatitis lediglich als Epiphänomen zu interpretieren wäre. Wenn irgendmöglich sollte eine Operation nicht vor der 2. Krankheitswoche durchgeführt werden. Indikation in dieser Phase besteht bei sekundärer Verschlechterung der Organfunktionen und Nachweis von Pankreasnekrosen mittels kontrastmittelverstärker Computertomographie (CT). Es muß betont werden, daß bei Stellung der Operationsindikation in diesem Krankheitsabschnitt ein chirurgisches Korrelat mittels CT definiert sein muß. Mit anderen Worten: Eine Organdysfunktion ohne Nachweis von Pankreasnekrosen stellt auch in der mittleren Phase der akuten Pankreatitis keine Operationsindikation dar. Eine typische Operationsindikation in der Spätphase der nekrotisierenden Pankreatitis ist der Pankreasabszeß. Eine interventionelle Drainage befürworten wir lediglich beim instabilen Patienten zur akuten Dekompression des Abszesses mit dem Ziel der nachfolgenden operativen Sanierung. Die Pankreaspseudozyste sollte mit dem Ziel einer Pankreatikozystojejunostomie frühestens 6 Wochen nach der Akutphase angegangen werden. Ziel ist, eine Konsolidierung der Pseudozystenwand abzuwarten, um die interne Drainage problemlos anlegen zu können. In der Operationsindikation ist zusätzlich die Größe der Zyste führend; üblicherweise stellen Zysten unter 6 cm kein chirurgisches Problem dar. Die entscheidende Grundbedingung zur Stellung der Operationsindikation bei Pseudozyste ist jedoch eine schwerwiegende klinische Symptomatik.

Schiessel: Eine zwingende Operationsindikation besteht für uns bei infizierter Pankreasnekrose. Eine weitere Indikation ist die progrediente Verschlechterung trotz Ausschöpfung aller intensivmedizinischen Möglichkeiten. Es gibt für uns keinen Zeitpunkt ab Onset, ab dem nicht operiert werden sollte.

Függer/Huemer/Götzinger/Jakesz/Zimpfer: Die Operationsindikation bei akuter nekrotisierender Pankreatitis sehen wir bei nachgewiesener Pankreasnekrose mit einem therapieresistenten MOV. Dies entspricht meist dem Stadium der infizierten, selten einer sterilen Pankreasnekrose.

Prinzipiell behandeln wir am Beginn nur konservativ unter Ausschöpfung der intensivmedizinischen Möglichkeiten. Wir versuchen, die Operation so spät wie möglich anzusetzen. Es gibt aber keinen Zeitpunkt, vor dem nicht operiert wird. Aktuell werden die meisten unserer Patienten um die 3. Erkrankungswoche operiert.

Entwickelt sich sofort nach Onset ein MOV, so ist das nach unserer Erfahrung eine extrem ungünstige Situation. Wenn wir den Patienten nicht intensivmedizinisch stabilisieren können, wird in dieser Situation operiert, um die Nekrose als ursächlichen Herd weitestgehend zu entfernen. Dies ist chirurgisch problematisch und meist nur unbefriedigend lösbar.

Rünzi: Bei der leichten ödematösen und der schweren nekrotisierenden Verlaufsform der akuten Pankreatitis ohne Nekroseninfektion besteht nach aktueller Datenlage und unseren Erfahrungen keine Indikation zur Operation im Sinne einer Nekrosektomie. Dies gilt auch bei schweren septischen Verläufen (SIRS). Als «Goldstandard» der Indikation gilt derzeit die Infektion der Nekrosen. In unserem Zentrum wird im Konsens mit den Chirurgen jedoch eine andere Vorgehensweise gewählt. Wir sehen die Nekroseninfektion nicht als zwingende Indikation zur sofortigen Operation, sondern optimieren und intensivieren fallorientiert zunächst die intensivmedizinische Therapie. Dies setzt eine Ultraschall-(US)- und CT-gesteuerte Feinnadelaspiration (FNA) der Nekrosen mit Gramfärbung und Anzucht in Kultur mit einer möglichen Umstellung der antibiotischen Therapie voraus. Ferner erfolgt bereits eine Sauerstoffzufuhr per Nasensonde bei einem partiellen Sauerstoffdruck von <90 mm Hg und eine maschinelle Beatmung bei <60–65 mm Hg. Die kontinuierliche venovenöse Hämodialyse (CVVHD) wird bei Kreatininwerten >2,0 mg/dl eingeleitet. In Einzelfällen ist die interventionelle Therapie liquider Nekrosenzonen mit großlumigen Spül-Saug-Drainagen erfolgreich, jedoch risikobehaftet (Infektion, Blutung usw.). und nur in geübten Zentren mit entsprechender Kompetenz und Ausstattung sinnvoll.

Generell ist die frühe Operation, bezogen auf den Beginn der Symptomatik, nicht zu favorisieren. Ziel unserer Therapie ist es, den Patienten nicht im instabilen Zustand zu operieren, auch nicht bei einem MOV, da dies die Morbidität nicht reduziert, sondern im Gegenteil die Mortalität erheblich steigert. Nach unserer Erfahrung gelingt eine Stabilisierung durch optimierte konservative Intensivmedizin in den überwiegenden Fällen, so daß die Verschiebung einer im Einzelfall notwendigen Operation, z. B. zur Abszeßdrainage oder lokal begrenzten Nekrosektomie, in die risikoärmere Spätphase möglich ist. Bei Versagen dieses Therapieansatzes hat auch ein zeitiges operatives Vorgehen letztlich keinen Nutzen für die Prognose. Mit dem genannten Ansatz konnten wir die Mortalität der schweren nekrotisierenden Pankreatitis mit Infektion der Nekrosen auf <15% im Vergleich zu 20–50%, publiziert unter anderem aus chirurgischen Schwerpunktzentren, reduzieren.

Wittmann: Although there has been a consensus during the Atlanta conference [1] to only operate in the presence of infected pancreatic necrosis, in clinical practice there are other circumstances that may require operative intervention. Sometimes, early after onset of acute pancreatitis, a severe systemic inflammatory response requires massive hemodynamic support and sometimes it is impossible to interact nonoperatively by means of fluid substitution and hemodynamic support to provide all tissues, and cells in particular, with sufficient fuel. During such a systemic inflammatory response syndrome, which in acute pancreatitis is sometimes termed as 'pancreatic shock', too much nitric oxide is produced along with the events of overwhelming mediator response. Nitric oxide is known to inhibit Krebs' cycle energy generation by blocking the Krebs' cycle enzymes aconitase and complex II [2–4]. Anaerobic glycolysis cannot generate sufficient energy, and cellular death ensues followed by sequential multisystem organ failure.

We have learned that in presence of acute inflammation inflammatory mediators are compartmentalized within the abdominal cavity [5]. High TNF-α concentration, for example, correlates positively with mortality. Therefore, I evacuate 'bad' peritoneal fluid such as seen in acute pancreatitis when hemodynamic support for shock fails. At the same time, I pack the pancreas without too much debridement and initiate a procedure that I call Staged Abdominal Repair (STAR), which is one operation done in multiple abdominal entries at 24-hour intervals with temporary closure of the abdomen using the artificial bur device and final fascia-to-fascia closure after the last entry.
One could argue that percutaneous drainage of peritoneal fluid may do the job. In my experience, however, open irrigation during STAR is much more effective and also allows for necrosectomy when the patient's general condition is better.
So to answer your question, the operation is always indicated in the presence of infected pancreatic necrosis. If there are no signs of infection, an operation may be indicated at an early stage when hemodynamic support for pancreatic shock fails or when there is sustained increased intra-abdominal pressure that means above 25 Torr for more than 24 h.

Knoefel/Izbicki: Eine Operationsindikation besteht für uns dann, wenn infizierte Nekrosen nachgewiesen wurden oder ein Fortschreiten des MOV trotz maximaler konservativer Therapie zu beobachten ist. Die Indikation zur Operation kann ohne Abwarten eines bestimmten Zeitraums gestellt werden. Die interventionelle Therapie bei infizierten Nekrosen ist noch in der klinischen Erprobung und bedarf der Standardisierung. Bisher zeichnet sich keine Verbesserung der Morbidität und Mortalität gegenüber der offenen chirurgischen Versorgung ab; sie erfordert aber eine deutliche Verlängerung des Therapiezeitraums.

Malangoni: Operation should be done whenever there is evidence of infected pancreatic necrosis. Objective measures of infected necrosis would include the finding of peripancreatic gas on abdominal CT scan or evidence of bacteria on fine-needle aspiration cytology. Patients who do not have obvious signs of infection do not need operation unless there are evidence of progressive organ system failure or signs of sepsis without the objective findings noted above. When operation is done, the findings on CT scan of the abdomen are often helpful in directing attention to other sites of potentially infected fluid which need to be drained.

Roka/Sporn: Es gibt keine Konstellation der Laborparameter, die eine zwingende Operationsindikation bedeutet. Vielmehr ergibt sich die zwingende Indikation aus der Superinfektion oder der extrapankreatischen Komplikation (Blutung, intestinale Nekrose). Unser Konzept zielt darauf hin, den Operationszeitpunkt möglichst in die 3. Woche ab Onset hinauszuschieben. Aufgrund unserer Erfahrungen ergibt sich sehr selten innerhalb der 1. Woche ab Onset die Notwendigkeit zu einer Laparotomie. Therapeutische Optionen beim MOV früh nach Krankheitsbeginn: immer konservativ, der intensivmedizinische Schwerpunkt ist die Stabilisierung des Kreislaufs, vorrangig die Volumenkorrektur mit allen supportiven Maßnahmen bei MODS.

2. Frage: Welches sind Indikation, Stellenwert und therapeutische Konsequenzen der Feinnadelaspiration bei der akuten Pankreatitis?

Beger/Rau: Zur Diagnose einer Infektion von Pankreasnekrosen ist die CT- oder US-gesteuerte FNA die Methode der Wahl. Wir bevorzugen die US-gesteuerte Punktion, da sie gegenüber der CT-gesteuerten Methode den Vorteil der höheren räumlichen Flexibilität besitzt, keine Strahlenbelastung für den Patienten bedeutet und kostengünstiger ist. Jedoch sind die Anforderungen hinsichtlich spezifischer Erfahrungen des Untersuchers bei dieser Methode ungleich höher. Mittels Gramfärbung und Kultur des Aspirats lassen sich Bakterien und Pilze frühzeitig, schnell und zuverlässig nachweisen. Die Indikation zur FNA ergibt sich beim Vorliegen einer nekrotisierenden Pankreatitis mit dem klinischen Bild eines SIRS, welches über mindestens 3 Tage persistiert oder im Verlauf neu auftritt. Die diagnostische Gesamttreffsicherheit der US-gesteuerten FNA liegt in unserer Einrichtung bei 90% und steigt bei Durchführung nach der 1. Krankheitswoche bis auf 99% an. In Anbetracht der Tatsache, daß sich eine Nekroseninfektion üblicherweise gegen Ende der 2. Krankheitswoche manifestiert, sollte die FNA frühestens ab der 2. Woche nach Symptombeginn eingesetzt werden und kann, falls erforderlich, problemlos in 3–4tägigen Intervallen wiederholt werden. Inwieweit Procalcitonin, ein neuer Serummarker zur Vorhersage septischer Komplikationen, dazu beitragen kann, die FNA als invasive diagnostische Maßnahme in der Diagnose der infizierten Pankreasnekrose gezielter einzusetzen, wird sich in prospektiven klinischen Studien zeigen.

Bradley: a) Persistent fever and leukocytosis after 10 days of intensive unit care therapy which is not explained by obvious causes; b) have performed >150 aspirations; c) technique is safe.

Klar/Schmidt: Die Operationsindikation bei Vorliegen von Pankreasnekrosen orientiert sich primär am klinischen Verlauf. Bei Auftreten von Organkomplikationen wird die Operationsindikation unabhängig von der Tatsache gestellt, ob es sich um sterile oder infizierte Nekrosen handelt. Es konnte von anderen Arbeitsgruppen mehrfach nachgewiesen werden, daß auch sterile Nekrosen ein sepsisähnliches Syndrom hervorrufen können. Der Einsatz der FNA zum Nachweis der Superinfektion bestehender Nekrosen beschränkt sich bei uns auf eine sehr enge Konstellation: Entwickelt ein Patient mit nachgewiesenen Pankreasnekrosen während der 2. Krankheitswoche zunehmende Infektzeichen und eine beginnende Organdysfunktion (z.B. Sauerstoffbedarf über die Nasensonde ohne Beatmungspflichtigkeit oder geringer Anstieg des Kreatinins), so würden wir bei Nachweis einer bakteriellen Besiedlung der Nekrosen die Operationsindikation unverzüglich stellen. Erbringt die FNA keinen Keimnachweis, so sehen wir darin die Basis zu einem weiteren Zeitgewinn mit dem Ziel, eine bessere Demarkierung der Nekrosen vor der 1. Nekrosektomie zu erreichen.

Schiessel: Die Indikation zur FNA ergibt sich bei Temperaturanstieg und Flüssigkeitsretentionen in der CT.

Függer/Huemer/Götzinger/Jakesz/Zimpfer: In unserem Konzept hat die FNA mit bakteriologischer Untersuchung keinen festen Platz. Der intensivmedizinische Verlauf des Patienten ist unserer Meinung nach aussagekräftiger als die FNA. Bei einer Pankreasnekrose mit klinisch stabilem Zustand sehen wir trotz Keimnachweis im Aspirat keine Operationsindikation, andererseits ist diese bei persistierendem MOV auch bei negativem Keimbefund gegeben. Wie bei allen bakteriologischen Untersuchungen sind falschnegative Befunde möglich, was ebenso gegen die absolute Wertigkeit der Punktion spricht.

Rünzi: Die FNA ist die sensitivste Methode zur Sicherung einer Nekroseninfektion. Die Komplikationsrate liegt unter 5% (Blutung, Perforation). Sie wird bei uns bei klinischem Verdacht auf Nekroseninfektion (im Verlauf neu: Schmerzen, Fieber, lokaler Peritonismus) zu 70% US-gesteuert durchgeführt, gestützt durch erkennbare Gasblasen im dann indizierten kontrastmittelverstärkten CT und ferner Anstieg der Leukozytenzahl und des C-reaktiven Proteins. Einen sicheren Parameter zur Diagnose einer Nekroseninfektion gibt es derzeit nicht. Die Konsequenz der positiven FNA besteht in der Änderung der therapeutischen Strategie mit gegebenenfalls Antibiotikaeinsatz oder -wechsel auf ein für das Keimspektrum empfindliches Präparat; sie führt bei uns jedoch nicht zur sofortigen Operation. Eine negative FNA kann auch Folge einer frühzeitigen Antibiose sein.

Dominioni: I do not perform routinely FNA. I use US-guided FNA sampling for the microbiologic assessment of infection of acute pancreatitis tissue or pancreatic fluid only in selected circumstances, when the ocurrence of infection is suspected but not enough documented by the clinical status and by the radiologic imaging. In any case, a positive culture from FNA would not be an indication to immediate surgery, unless the clinical conditions are rapidly deteriorating.

Wittmann: Although widely promoted, FNA to obtain a bacteriology and guide indication for operative management is highly overrated. One should do a FNA in the 2nd week after onset of acute pancreatitis, but most commonly patients are on broad-spectrum antibiotics already and FNA may not be positive because antibiotics are aspirated with the bacteria and act within the aspirate. If the patient has a huge pancreatic necrosis on CT and remains clinically stable, I do not see any indication for a FNA. If he deteriorates one may have to operate anyway, in spite of the results of the FNA.

Malangoni: FNA is indicated when this information will change the course of patient treatment. Patients who are doing well clinically, do not need FNA. Patients who are doing poorly, who do not have obvious indications for operation, can benefit from FNA. When FNA shows evidence of bacteria, operation is generally indicated.

Roka/Sporn: Die Indikation zur FNA ist der Verdacht auf Superinfektion. Stellenwert und Aussagekraft sind hoch; die therapeutische Konsequenz ist immer die Operation. Die Verdachtsmomente für eine Superinfektion ergeben sich aus der Verschlechterung des klinischen Bildes nach primärer Stabilisierung bzw. erneut auftretender septischer On-demand-Parameter.

3. Frage: Ist die sterile Pankreasnekrose aus Ihrer Sicht eine Indikation zur Operation?

Beger/Rau: Die ausschließlich konservative Behandlung der nekrotisierenden Pankreatitis mit steriler Nekrose unabhängig vom Ansprechen bestehender Organkomplikationen auf Intensivtherapie ist bis heute umstritten. Es besteht Einigkeit darüber, daß der Nachweis von Pankreasnekrosen per se keine Operationsindikation darstellt. Bei Patienten mit sterilen Nekrosen, die keine organspezifischen oder systemischen Komplikationen entwickeln oder auf intensivmedizinische Therapie innerhalb von 3–5 Tagen ansprechen, kann das konservative Behandlungsregime meist erfolgreich fortgesetzt und die Nekrosektomie umgangen werden. Die Mehrzahl dieser Patienten weist ein nur geringes intrapankreatisches Nekrosenausmaß <30% auf; in unserer Einrichtung sind dies 65 gegenüber nur 37% der operativ behandelten Patienten. Im Gegensatz hierzu ist die ausgedehnte intra- und extrapankreatische sterile Nekrose in hohem Maß von einem SIRS mit Multiorgandysfunktion begleitet. Dies entspricht dem klinischen Bild einer Sepsis, jedoch ohne Infektionsherd, und wird als Konsequenz der umfangreichen lokalen Freisetzung von Entzündungsmediatoren erachtet, deren Evakuierung Ziel der Operation ist. Um Patienten mit steriler Nekrose zu charakterisieren, die potentielle Kandidaten für eine Operation sind, gilt derzeit das persistierende Organversagen trotz maximaler intensivmedizinischer Maßnahmen für mindestens 3–5 Tage als kritischer Faktor und daher als Operationsindikation. Insbesondere Patienten mit intrapankreatischem Nekroseausmaß von mehr als 50% scheinen eigenen Beobachtungen zufolge eher von der operativen (Letalität 16%) als von rein konservativer Therapie zu profitieren (Letalität 33%) Bis heute ist weder das Pro noch das Kontra hinsichtlich der operativen Therapie steriler Nekrosen mit persistierendem Organversagen durch prospektiv randomisierte Daten untermauert worden. Demnach wird die Frage nach der Therapie der Wahl in dieser Patientengruppe auch weiterhin uneinheitlich beantwortet werden.

Bradley: Only if 're-feeding pancreatitis' develops late in course (>3–4 weeks) after otherwise recovered.

Klar/Schmidt: Siehe Frage 2.

Schiessel: Die sterile Pankreasnekrose ist dann eine Operationsindikation, wenn sich das Befinden des Patienten nach zunächst stabilem Verlauf progredient verschlechtert.

Függer/Huemer/Götzinger/Jakesz/Zimpfer: Eine Analyse unserer Patienten mit Pankreasnekrose ergab, daß bei 89% eine infizierte und nur bei 11% eine sterile Nekrose vorlag. Die Operationsindikation ergab sich aus einem persistierenden MOV.

Rünzi: Die sterile Pankreasnekrose ist aus den genannten Gründen keine Operationsindikation.

Dominioni: No, it is not.

Wittmann: No. One should avoid operating a patient with sterile pancreatic necrosis unless his general condition deteriorates and the operation is the last resort to save the patient from dying.

Knoefel/Izbicki: Die sterile Pankreasnekrose per se ist keine Operationsindikation. Lediglich bei fortschreitendem MOV trotz maximaler konservativer Therapie stellen wir die Indikation zur Operation.

Malangoni: No.

Roka/Sporn: Die Indikation ergibt sich üblicherweise ab der 3. Krankheitswoche bei unbeherrschbarem MODS.

4. Frage: Ab wann wird eine Antibiotikaprophylaxe eingesetzt, und welche empirische Therapie empfehlen Sie? Gibt es prophylaktische Antimykotika?

Beger/Rau: Prospektiven, randomisierten Studien zufolge kann die Inzidenz lokaler und systemischer septischer Komplikationen und nicht zuletzt die Letalität bei nekrotisierender Pankreatitis durch den prophylaktischen Einsatz pankreasgängiger Antibiotika signifikant gesenkt werden. Dieses Regime kommt bislang auch bei unseren Patienten unmittelbar nach Diagnosesicherung einer nekrotisierenden Pankreatitis durch CT, meist innerhalb von 72–96 h nach Symptombeginn, mittels Carbapenemen zum Einsatz und wird über mindestens 2–3 Wochen fortgesetzt bzw. bei Bedarf an das vorliegende Keimspektrum angepaßt. Es bleiben jedoch weiterhin wesentliche Fragen, wie die definitive Dauer der Therapie, ein eventuell induzierter Wandel des Keimspektrums und dessen Auswirkungen, Resistenzentwicklungen sowie die steigende Inzidenz von Pilzinfektionen, unbeantwortet. Wir hoffen, durch eine derzeit laufende, prospektive, randomisierte Multizenterstudie über den prophylaktischen Einsatz von Ciprofloxacin und Metronidazol hierauf Antworten zu finden. Da unter diesem Antibiotikaregime insbesondere pilzbedingte Infektionen gehäuft aufzutreten scheinen, ist der Gedanke an den zusätzlichen Einsatz eines prophylaktischen Antimykotikums naheliegend. Aufgrund der bekannten vielfältigen Nebenwirkungen und der potentiellen Gefahr weiterer Resistenzen im Bereich der insgesamt geringeren Palette zur Verfügung stehender Antimykotika sehen wir hierfür derzeit keine Indikation.

Bradley: a) Imipenem/cilastin; b) if necrosis >30% on CT scan and patient has 8 or more APACHE II signs; c) use oral nystatin prophylactically 5 cm^3 p. o. t. i. d 'swish and swallow', if unable to swallow, use i.v. 5-fluconazole.

Klar/Schmidt: Bei Nachweis von Pankreasnekrosen und/oder ausgedehnten retroperitonealen Exsudaten beiderseits perirenal als Zeichen eines hohen Schweregrades der Erkrankung führen wir eine Antibiotikaprophylaxe durch. Wir verwenden hierzu pankreasgängige Antibiotika, in erster Linie das Imipenem, im 2. Schritt auch Ciprofloxacin und Metronidazol. Eine prophylaktische Gabe von Antimykotika führen wir nicht durch, zumal die klinische Datenlage hierzu unzureichend ist.

Schiessel: Wir führen eine Antibiotikaprophylaxe ab Krankheitsbeginn mit Imipenem durch.

Függer/Huemer/Götzinger/Jakesz/Zimpfer: Sobald eine nekrotisierende Pankreatitis nachgewiesen ist, verabreichen wir ein Antibiotikum. Wir verwenden ein breites Basisantibiotikum (z. B. Amoxillin mit Clavulansäure) und setzen spezifische Antibiotika nach bakteriologischem Keimnachweis ein. Prophylaktisch wird kein Antimykotikum eingesetzt.

Rünzi: Die Rolle der Antibiotikaprophylaxe bei nekrotisierender Pankreatitis ist noch nicht zweifelsfrei geklärt. Auf der Grundlage der infektiologischen, pharmakokinetischen, experimentellen und klinischen Studien ist bekannt, daß nur wenige Antibiotika geeignet sind, die vermutlich vom Darm ausgehende Kontamination der Nekrosen zu verhindern bzw. zu vermindern. Hierbei handelt es sich um das Chinolon Ciprofloxacin in Kombination mit Metronidazol, das Ureidopenicillin Mezlocillin in Kombination mit Metronidazol und das Imipenem. Die klinischen Studien basieren auf Erfahrungen mit Imipenem und auf vergleichende Anwendungen von Pefloxacin in Monotherapie, wobei die Studien klein angelegt, nicht doppelblind randomisiert und plazebokontrolliert durchgeführt wurden. Aufgrund dieser Untersuchungen und eigenen Studien ist bislang nicht gesichert, welche Patientengruppe verläßlich von der prophylaktischen Antibiose profitiert. Ferner ist unklar, ob durch die frühe Antibiose möglicherweise ein selektiver Keimwechsel zu grampositiven Erregern erfolgt und ob eine selektive Besiedlung der Nekrosen durch Candida-Spezies begünstigt wird. Beide Varianten führen zu einem komplizierten Verlauf mit gesteigerter Mortalität. Andererseits ist der Wert einer prophylaktischen Antimykose nicht gesichert und derzeit nicht zu empfehlen. Aktuell wird in einer großen interdisziplinären Studie mit Ciprofloxacin plus Metronidazol der Stellenwert der prophylaktischen Antibiose bei schwerer nekrotisierender Pankreatitis untersucht, um die offenen Fragen zu klären.

Dominioni: I use antibiotic prophylaxis (third-generation cephalosporins) only in severe acute pancreatitis, when fever and leukocytosis are documented, and in all cases of post-ERCP pancreatitis. I do not use prophylactic antimycotics.

Knoefel/Izbicki: Eine Antibiotikaprophylaxe ist unseres Erachtens sinnvoll, wenn bei dem Patienten eine deutliche Erhöhung des C-reaktiven Proteins zu beobachten ist. Zur empirischen Therapie verwenden wir Imipenem, das nach Datenlage das optimale empirische Antibiotikum zu sein scheint. Prophylaktische Antimykotika verwenden wir nur dann, wenn es im Verlauf der weiteren Therapie zu rezidivierenden Dünndarmperforationen kommt.

Malangoni: I use a carbapenem antibiotic. Either imipenem/cilastatin or meropenem are effective. Antibiotics should be used in patients who have demonstrated peripancreatic necrosis. The duration of prophylaxis should be as short as possible. I do not use prophylactic antimycotics as the incidence of fungal infections in these patients is 5% or less.

Roka/Sporn: Eine Antibiotikaprophylaxe besteht bei extremen Risiko, definiert durch hochgradiges MOV, weite Ausdehnung der Nekrose beim Nachweis durch bildgebende Verfahren, hohes Patientenalter bzw. Komorbidität. In diesen Fällen wird routinemäßig Imipenem verabreicht, jedoch kein Antimykotikum.

5. Frage: Welche Scores verwenden Sie?

Beger/Rau: Nach wie vor besitzen die klassischen Pankreatitis-Scores nach Ranson und Imrie die beste prognostische Wertigkeit hinsichtlich des Krankheitsverlaufs. Ein wesentlicher Nachteil beider Scores ist die zeitlich begrenzte Validität, die eine Bestimmung später als 48 h nach Therapiebeginn nicht mehr zuläßt. Etwa zwei Drittel unserer behandelten Patienten mit nekrotisierender Pankreatitis kommen als sekundäre, bereits anbehandelte Zuweisungen zur Aufnahme und sind somit diesen Scores nicht mehr zugänglich. Daher ziehen wir grundsätzlich das APACHE-II-Staging-System heran. Im Gegensatz zum Ranson- oder Imrie-Score weist dieses Staging-System eine hohe Dynamik in der zeitlichen Verlaufsbeobachtung auf und kann zu jedem beliebigen Zeitpunkt unabhängig von der zugrundeliegenden Ätiologie der Pankreatitis bestimmt werden. Insgesamt muß jedoch betont werden, daß sämtliche Scoring-Systeme im therapeutischen Entscheidungsfindungsprozeß unserer Patienten keine Rolle spielen und im wesentlichen wissenschaftlichen Stellenwert besitzen.

Bradley: Only APACHE II.

Klar/Schmidt: Im Regelfall den APACHE-II- und den Ranson-Score. Score-Systeme halten wir generell nur für sinnvoll zur Beschreibung der Patientenkollektive, um eine Vergleichbarkeit mit Literaturdaten herzustellen. Die klinische Entscheidungsfindung orientiert sich hieran wenig.

Schiessel: Wir halten die Ranson-Kriterien für ausreichend.

Függer/Huemer/Götzinger/Jakesz/Zimpfer: APACHE II routinemäßig.

Rünzi: Wir wenden zur Stratifizierung und prognostischen Evaluierung unserer Patienten sowohl den Ranson- als auch den APACHE-II-Score an. Letzterer ist für die tägliche Praxis außerhalb von Zentren und Studien aufgrund der Komplexizität problematisch.

Dominioni: If the patient is primary referral, I use the Ranson score [6] to assess severity of pancreatitis within the 1st 48 h. If the case is delayed presention, or of secondary referral, I use the contrast-enhanced CT score [7] and the sepsis score [8, 9].

Wittmann: The APACHE II system to allow for comparison as agreed upon by the European and American Surgical Infection Societies at the International Congress on Intra-Abdominal Infection in Hamburg in 1989 [10]. I also use the Ranson's score mainly for educational purpose for our residents who need to know the score for their annual exams.

Knoefel/Izbicki: Keine.

Malangoni: The prognostic signs of acute pancreatitis as outlined by Ranson is quite useful.

Roka/Sporn: Routinemäßig werden an unserer Klinik der APACHE-II- sowie der SAPS-Score und bei Vorliegen einer Peritonitis der Mannheimer Score angewendet.

6. Frage: Welche Konzepte der Operationstechnik empfehlen Sie?

Beger/Rau: Die Anpassung der chirurgischen Vorgehensweise an die pathophysiologischen Abläufe konnte die Letalität der nekrotisierenden Pankreatitis auf unter 20% senken. Dies wurde durch die Kombination von gewebeschonender Nekrosektomie und einer nachfolgenden additiven Maßnahme erreicht. Letztere dient dazu, die durch den Ersteingriff nicht entfernbaren Nekrosen, Bakterien und toxischen Substanzen zu beseitigen und somit deren systemischen Einfluß zu verhindern. Aus der praktischen Umsetzung dieses Therapieprinzips resultieren 3 konkurrierende Verfahren mit annähernd gleich guten Ergebnissen. Ein grundsätzliches Unterscheidungsmerkmal stellt die Art der additiven Maßnahme dar, die als konventionelles Drainageverfahren, offen (Open packing) oder halboffen (Etappenlavage) mit programmierten Reoperationen oder geschlossen mit kontinuierlicher Lavage der retroperitonealen Kompartimente (Bursalavage) durchgeführt werden kann.
Die konventionelle Drainageoperation mit Nekrosektomie/Débridement und einfacher Drainage erzielt in der Behandlung der nekrotisierenden Pankreatitis sehr uneinheitliche Ergebnisse, wobei die durchschnittliche Letalität in der Literatur bei knapp 30% liegt. Reoperationen, üblicherweise wegen septischer Komplikationen, sind bei mehr als einem Drittel der Patienten notwendig. Die halboffenen bzw. offenen Verfahren stellen eine invasivere Art der additiven Maßnahme nach primärer Nekrosektomie dar und entstanden aus der Überlegung, daß die häufig im postoperativen Verlauf wiederkehrende abdominale Sepsis durch eine einzige Operation nicht zu beherrschen ist. Die durchschnittliche Letalität dieser Verfahren liegt im Literaturvergleich bei 20–25%. Gemeinsamer Nachteil der offenen und halboffenen Verfahren ist der durch die häufigen Reoperationen bedingte, hohe operative bzw. intensivme-

dizinische Aufwand und die höhere Inzidenz an postoperativen Komplikationen wie Fisteln, nosokomialen Infektionen, Blutungen und Narbenbrüchen.

Anfang der 80er Jahre haben wir die Nekrosektomie mit der postoperativen, geschlossenen, kontinuierlichen Bursalavage als operatives Konzept zur Behandlung der nekrotisierenden Pankreatitis eingeführt. Diese kann im Falle einer intraperitonealen Beteiligung mit einer kurzfristigen Peritoneallavage kombiniert und nach Stabilisierung des Patienten auch ohne intensivmedizinische Überwachung weitergeführt werden, bis sich in der Lavageflüssigkeit keine Pankreasenzyme und Bakterien mehr nachweisen lassen. Besteht bei klinisch schweren Pankreatitisverläufen zusätzlich eine deutliche Ileussymptomatik, so erfolgt bei Erstoperation die Anlage eines doppelläufigen Entlastungsileostoma. Die durchschnittliche Letalität der geschlossenen Verfahren liegt im Literaturvergleich bei 20%. Reoperationen sind bei etwas mehr als einem Drittel der Patienten erforderlich, und die Häufigkeit postoperativer Komplikationen wie Blutung und Fisteln ist relativ gering. Da bislang keine prospektiv randomisierten Vergleichsstudien hinsichtlich dieser drei Therapiemodalitäten existieren, kann bezüglich der Überlegenheit eines bestimmten Verfahrens keine definitive Aussage gemacht werden.

Bradley: a) If infected necrosis extends retrocolically, use open packing; b) if infected necrosis is limited to immediate peripancreatic region, use lesser sac lavage.

Klar/Schmidt: Erstoperation: Resezierende Verfahren haben wir bereits seit vielen Jahren verlassen und führen diese nur bei sicherem Nachweis einer kompletten Parenchymnekrose mit guter Abgrenzung gegenüber den Umgebungsstrukturen durch. Grundsätzlich gilt jedoch, daß eine Nekrosektomie, d. h. nur die Entfernung von offensichtlich avitalem Gewebe, gleich, ob es sich hierbei um Fettgewebe- oder Parenchymnekrosen handelt, durchgeführt wird. Die Nekrosektomie erfolgt immer nur bis zur Freilegung durchbluteter Gewebeareale. Eine vollständige Ausräumung im ersten Eingriff wird bewußt wegen des Blutungsrisikos vermieden. Bei Nekrosen, die auf das Pankreas bzw. den unmittelbar peripankreatischen Bereich beschränkt sind, führen wir eine Kompartmentierung des Oberbauchs mit kontinuierlicher, geschlossener Lavage durch. Bei Ausdehnung der Nekrosektomie nach kaudal, insbesondere retrokolisch, erfolgt ein Open packing mit Bauchtucheinlage bei sicher notwendiger Relaparotomie im Intervall. Die Revisionsindikation wird grundsätzlich beim Ersteingriff und allen nachfolgenden Eingriffen neu gestellt. Sie ergibt sich im wesentlichen aus dem Vorhandensein von deutlichen Restnekrosen, deren Demarkierung noch nicht ausreichend etabliert war. Darüber hinaus wird bei jeder klinischen Verschlechterung die Indikation zur Revision erwogen. Kommt es nach Abschluß der Nekrosektomie und endgültigem Abdominalverschluß zur klinischen Verschlechterung, wird zur Diagnostik und gegebenenfalls Operationsplanung ein erneutes Kontrast-CT durchgeführt. Umschriebene Flüssigkeitsansammlungen oder Abszesse können in dieser Phase interventionell drainiert werden.

Schiessel: Das Grundprinzip der Operation ist die Nekrosektomie mit geplanter Revision in 24- bis 28stündigem Intervall. Eine kontinuierliche Lavage führen wir nicht durch.

Függer/Huemer/Götzinger/Jakesz/Zimpfer: Das chirurgische Konzept bei der Erstoperation besteht in der stumpfen Nekrosektomie; die Resektion wird vermieden. Zusätzlich zur Drainage werden laterale Laparostomata angelegt.

Die Indikation zur Revision stellen wir heute nach Bedarf (on demand). In unserem Patientengut, das seit 1983 prospektiv verfolgt wird und 244 Patienten mit akuter nekrotisierender Pankreatitis umfaßt, haben wir die Indikation zur Revision sowohl nach Bedarf gestellt als auch die geplante Revision angewandt. Vor- und Nachteile der jeweiligen Schemata wurden analysiert und publiziert. Wegen der verbesserten intensivmedizinischen Überwachung, der lokalen Nachteile der geplanten Revisionen (erhöhte Frequenz von intestinalen Fisteln) und des möglichen immunologischen Schadens zu häufiger Relaparotomien [11] wird die Indikation zur Revision nach Bedarf gestellt. Analog zur Erstoperation ist vor allem der intensivmedizinische Verlauf entscheidend.

Rünzi: Wie eingangs beschrieben, werden an unserer Klinik in der Regel keine primären Nekrosektomien durchgeführt. Die elektive Operation im Verlauf beschränkt sich auf chirurgische Drainage persistierender Abszesse oder lokal begrenzter Nekroseareale.

Dominioni: The initial operation for treatment of infected pancreatic necrosis is necrosectomy, peritoneal lavage and closed drainage with a zipper laparostomy. Sequential surgical treatment in then carried out by planned abdominal re-explorations every 24–48 h during the 1st 7–10 days; open abdomen and repeated peritoneal debridements for the following 7–10 days; subsequently continuous closed peritoneal lavage with multiple drainages, until resolution of infection [9].

Wittmann: I do STAR, which is different from all the options listed. As mentioned before, it is one operation done in multiple abdominal reentries at 24-hour intervals with temporary closure of the abdomen with the artificial bur and final fascia-to-fascia closure. The patient leaves the hospital with a closed abdomen as if he had had only one single procedure. STAR allows for evacuation of mediator-rich peritoneal fluid, of gentle debridement of pancreatic and peripancreatic necrosis, neutralization of digestive pancreatic juice by daily copious irrigation and constant drainage, and final flank drainage with a large bore Silastic tube or drain, and decompression, to counteract the functional impairment from abdominal hypertension. If bleeding is encountered, packing is a good option rather than extensive dissection to find the bleeding artery. All tissues should be handled very gently [12].

Necrosectomy or resection: I think one has to be careful not to remove too much viable pancreatic tissue.

Continuous lavage: It is not necessary when you do STAR. STAR provides some sort of constant evacuation of pancreatic and peritoneal fluid from the abdominal cavity. The wound area on top of

the artificial bur is closed with what I call the 'hypobaric wound shield' which consists of a long tube with side holes wrapped in gauze, and is positioned over the artificial bur mesh and covered with a self-adhesive plastic drape that hermetically seals the wound, thus protecting it from contamination from outside and allowing the peritoneal fluid to be suctioned from the wound and collected. Fluid and protein losses can be measured and are substituted. Fresh frozen plasma is better than albumin.
Laparostoma: STAR is a sort of laparostoma. It mandates, however, planned abdominal reentries at 24-h intervals to allow for inspection, control of the operative site, debridement, repacking, and efficient drainage of peritoneal fluid. At the end, however, the abdomen is closed fascia-to-fascia. Retroperitoneostoma and open packing are variations of laparostoma.
Closed drainage: Scrutiny of the results of this technique reveals many flaws and is not convincing.

Knoefel/Izbicki: Bei der Erstoperation wird eine Nekrosektomie durchgeführt. Sie erlaubt den maximalen Erhalt von funktionellem Pankreasgewebe bei minimaler Morbidität. Eine kontinuierliche Lavage wird durchgeführt, wobei diese bei geringer Volumenaufnahme des Darms und lokalisiertem Befund in der Bursa als geschlossene Lavage angelegt wird. Bei Patienten mit deutlicher Volumenaufnahme oder ausgedehnterem peritonealem Geschehen wird eine primär offene Bauchbehandlung mit gezielter Drainage vorgenommen. Die Indikation zur Revision besteht bei lokalisiertem Befund bei Zustandsverschlechterung trotz maximaler Therapie und kontinuierlicher geschlossener Lavage bei ausgedehnteren Befunden, die nicht auf die Bursa omentaliss beschränkt sind, nach 24 h.

Malangoni: I generally perform necrosectomy along with closed drainage for most patients as their first operation. If the patient has a coagulopathy and bleeding is not controlled, then open packing is a better choice. In general, I perform re-laparotomy until the necrosis is controlled, at which time definitive closure of the abdomen can be done.

Roka/Sporn: Das Konzept besteht in Nekrosektomie und kontinuierlicher Lavage über ein ein- oder beidseitiges Retroperitoneostoma. Die primäre Resektion wird nur in extremen Einzelfällen bei extensivem Linksbefall und zunehmendem MOV durchgeführt. Die Revision besteht in der bis 2mal täglich durchgeführten digitoklastischen Ausräumung der Restnekrosen über das Peritoneostoma an der Intensivstation.

7. Frage: Welche Erfahrungen haben Sie mit der Flüssigkeitssubstitution (Kristalloide/Kolloide in den ersten 72 h)?

Beger/Rau: Die ausreichende Flüssigkeitssubstitution während der initialen Phase der akuten Pankreatitis zählt zu den wichtigsten Maßnahmen im intensivmedizinischen Management. Generell ist die Gabe von Kristalloiden unter zentralvenösem Druckmonitoring bei den meisten Patienten mit leichter bis mittelschwerer Pankreatitis ausreichend. Im Gegensatz hierzu ist die Gabe großer Mengen ausschließlich kristalloiden Flüssigkeitsersatzes bei Patienten mit klinisch schweren Verläufen oftmals ungenügend. Hier sollten zusätzlich Kolloide zum Einsatz kommen, die eine längerfristigere hämodynamische Wirkung besitzen. Ein weiterer, in pathophysiologischer Hinsicht wichtiger Vorteil insbesondere von Dextranen und Stärke mit mittlerem Molekulargewicht ist die Verbesserung der Mikrozirkulation sowie die gleichzeitige Verminderung der Gefäßpermeabilität und der Plättchenaggregation. Neben Kristalloiden verwenden wir zur Volumensubstitution bei Patienten mit schwerer akuter Pankreatitis üblicherweise Hydroxyäthylstärke bis zu einem Volumen von höchstens 2500 ml pro Tag. Sind größere Mengen erforderlich, so erfolgt die zusätzliche Gabe von Fresh frozen plasma zur Kompensation der gerinnungshemmenden Wirkung dieses Plasmaexpanders.

Bradley: Primarily crystalloids; if albumin <9%, will add salt-poor albumin.

Klar/Schmidt: Bei allen schweren Fällen einer akuten nekrotisierenden Pankreatitis mit Hämokonzentration (Hämatokrit >44%) und dem Fehlen von Kontraindikationen (koronare Herzkrankheit, Gerinnungsstörung usw.) führen wir regelhaft eine isovolämische Hämodilution mit Dextran 60 durch. Das ausgetauschte Vollblut wird als Erythrozytenkonzentrate für eine später möglicherweise nötige Retransfusion asserviert. Ziel der isovolämischen Hämodilution ist die rasche Absenkung des Hämatokrits auf einen Wert um 30% als optimalem Kompromiß zwischen Reduktion der Sauerstoffträger und überproportionaler Steigerung der Organmikrozirkulation aufgrund der Abnahme der Blutviskosität. Die Stabilisierung der Mikrozirkulation ist insbesondere im Bereich des Pankreas wirksam hinsichtlich einer Verhinderung von Pankreasnekrosen bzw. der Limitierung einer Progredienz bereits bestehender nekrotischer Areale. Aufgrund experimenteller Daten ist Dextran den anderen Kolloiden in dieser Wirkungsweise deutlich überlegen. In den ersten 5 Tagen der akuten Pankreatitis wird nach der isovolämischen Hämodilution täglich eine Infusion von 500 ml Dextran durchgeführt. Die ergänzende Volumentherapie erfolgt mit Kristalloiden.

Schiessel: Die Flüssigkeitssubstitution in der Frühphase erfolgt in erster Linie mit Kristalloiden.

Függer/Huemer/Götzinger/Jakesz/Zimpfer: Vor allem Kristalloide werden verwendet. Den kolloidosmotischen Druck halten wir über 12 mm Hg.

Rünzi: Die adäquate Volumensubstitution ist von eminenter Bedeutung und sollte durch den zentralen Venendruck gesteuert werden. Dieser sollte zwischen 5 und 10 cm H_2O betragen. Um das zu gewährleisten, sind bis zu 10 l Volumen pro 24 h bei schwerster Form nicht selten. Ein besonderer Stellenwert kolloidaler Lösungen ist nicht gesichert. Um die Therapie fallorientiert mit höchster Effizienz durchzuführen, ist es unerläßlich, möglichst frühzeitig das Ausmaß der Nekrosen und somit den Schweregrad der Erkrankung optimal zu evaluieren (z. B. durch kontrastmittelgestützte CT). Einzelne Untersuchungen konnten aufzeigen, daß ein Hämatokritwert zwischen 30 und 34% für die Perfusion des Organs ideal ist.

Dominioni: I use crystalloids.

Wittmann: In our institution, crystalloids are preferred in general.

Knoefel/Izbicki: Die Flüssigkeitssubstitution orientiert sich an den Kreislaufparametern, die intensiv überwacht werden. Eine ml/kg-KG-pro-Stunden-Regel verwenden wir nicht.

Malangoni: Crystalloid solutions, primarily lactated Ringer's solution, should be used in the first 72 h of treatment.

Roka/Sporn: Vorwiegend kommen kristalloide Lösungen zur Anwendung, kolloidale Lösungen lediglich bei Absinken des kolloidosmotischen Drucks unter 12 Torr bei routinemäßiger Messung. Eine weitere Indikation für kolloidale Lösungen ergibt sich aus der akuten Hypotension.

8. Frage: Wann empfehlen Sie eine enterale Ernährung?

Beger/Rau: Bekanntermaßen ist die Intaktheit der intestinalen Mukosa von der luminären Nährstoffversorgung mit abhängig und atrophiert als Konsequenz längerfristiger vollständiger parenteraler Ernährung. Dies könnte im weiteren eine höhere bakterielle Translokationsrate aus dem Intestinum und bei schwerer akuter Pankreatitis eine höheren Nekroseninfektionsrate begünstigen. Die orale Nahrungskarenz zählt jedoch zur grundsätzlichen Basistherapie der akuten Pankreatitis, um die nahrungsinduzierte Pankreassekretion zu minimieren. Obwohl erste Ergebnisse überwiegend nichtkontrollierter klinischer Studien einen tendenziell möglichen Einfluß aufzeigen konnten, ist der Nutzen der frühzeitigen enteralen Ernährung bei akuter Pankreatitis bislang unbewiesen und wird im Rahmen unseres Therapieregimes nicht praktiziert.

Bradley: a) Use routinely if patient operated upon; b) used selectively (APACHE II >8) in unoperated cases; c) route is via feeding jejunostomy for (a); and via nasojejunal tube for (b).

Schiessel: Die enterale Ernährung erfolgt über Sonde ab der 3. Krankheitswoche, unter der Voraussetzung, daß eine adäquate Peristaltik vorhanden ist.

Függer/Huemer/Götzinger/Jakesz/Zimpfer: Obwohl die vorliegenden Daten kontrovers sind, befürworten wir eine frühzeitige enterale Ernährung. Wir erhoffen dadurch eine Minderung der Darmdysfunktion und damit Vorteile hinsichtlich Immunologie und Infektion. Als Basis werden 250 ml/24 h über eine Jejunalsonde appliziert. Jejunostomien verwenden wir wegen der lokalen Komplikationsgefahr nicht. Entwickelt sich eine massive Paralyse mit kompletter Stase und Reflux über eine Magensonde, wird die enterale Ernährung ausgesetzt.

Rünzi: Die vorliegenden Studien sind präliminär und erlauben keine sichere Beurteilung. Insbesondere ist ihr Stellenwert bei schweren Verläufen nicht gesichert. Die bisherige restriktive Haltung zur enteralen Ernährung mit vorsichtigem mehrstufigem Kostaufbau ist andererseits nicht mehr Standard. Zu vermuten ist, daß bei leichten Verläufen die frühzeitige enterale Ernährung durch Erhaltung der Integrität des Darmepithels und damit der Darmflora protektiv für die Nekrosenkontamination ist, und ferner ein in nur 2 Schritten abgestufter Kostaufbau (Nulldiät, Tee/Zwieback, Schonkost) meist problemlos vertragen wird. Der Patient sollte aber zumindest schmerzfrei sein und keinen paralytischen Ileus (mehr) haben. Der Beginn der enteralen (Sonden-)Ernährung ist individuell verschieden. Wir bevorzugen die enterale Ernährung durch eine endoskopisch plazierte jejunale Doppler-Lumen-Sonde, über die, beginnend mit 30 ml/h, die klassische Sondenkost appliziert und bei Verträglichkeit (Diarrhö) auf bis zu 100 ml/h gesteigert werden. Dislokation und Verschluß der Sonde sind selten.

Dominioni: I think that enteral feeding is generally contraindicated in the treatment Auf acute pancreatitis. In fact, patients with mild pancreatitis resume oral feeding after only a few days' starvation, during which the they receive peripheral vein nutrition support. Patients with severe pancreatitis often have prolonged ileus, which is a contraindication to enteral feeding. Those few patients who need an operation for necrosectomy and planned lavage procedure it is advantageous to avoid the distension of bowel loops which is caused by enteral feed, in order to facilitateclosure and healing of the abdominal wound. All patients with severe pancreatitis routinely have a multilumen central venous catheter that can be used for total parenteral nutrition.

Wittmann: Enteral feeding as early as possible via nasojejunal feeding catheter. Never try to do an invasive approach to the gastrointestinal tract in the presence of acute intra-abdominal inflammation. Those enterotomies tend to interfere with STAR and often leak.

Knoefel/Izbicki: Die enterale Ernährung wird frühstmöglich, z. B. durch Drei-Lumen-Enteralsonden begonnen. Ein Ausschluß besteht bei Dünndarmperforation oder diffuser Peritonitis.

Malangoni: Enteral feeding can be initiated as soon as the acute inflammatory process begins to reside. A variety of iso-osmotic enteral formulas can be used. The placement of a nasal jejunal tube is important in order to minimize pancreatic stimulation.

9. Frage: Welche Nierenersatzverfahren verwenden Sie? Gibt es extrarenale Indikationen?

Beger/Rau: Das derzeit bei unseren Patienten eingesetzte Nierenersatzverfahren ist die Hämofiltration; die früher fast ausschließlich verwendete Hämodialyse wurde verlassen. Im Gegensatz zu anderen Zentren zählt die Hämofiltration in unserer Einrichtung nicht zur routinemäßigen intensivmedizinischen Therapie der schweren akuten Pankreatitis, sondern kommt erst beim Auftreten einer renalen Insuffizienz im Verlauf der Erkrankung zur Anwendung. Trotz positiver Trends in klinischen und experimentellen Studien ist die Effizienz der frühen hochvolumigen Hämofiltration bei schwerer Pankreatitis keinesfalls bewiesen und rechtfertigt aus unserer Sicht den hohen Aufwand dieses Verfahrens nicht. Als extrarenale, jedoch seltene Indikation der Hämofiltration betrachten wir eine schwere, systemische Sepsis mit anderweitig nicht beherrschbaren Temperaturkontinua >40 °C zur physikalischen Kühlung.

Bradley: Do not use.

Klar/Schmidt: Eine extrarenale Indikation zum Einsatz der Hämodiafiltration oder der Hämofiltration zur Elimination von Toxinen sehen wir nicht. Hierzu liegen keine überzeugenden Daten klinischer Studien vor.

Függer/Huemer/Götzinger/Jakesz/Zimpfer: Routinemäßig wenden wir die kontinuierliche maschinelle venovenöse Hämofiltration nur beim Nierenversagen an. Entwickelte sich ein fulminantes MOV, konnten wir in Einzelfällen einen stabilisierenden Effekt der Hämofiltration feststellen. Diese Indikation sehen wir pragmatisch als Hilfe, eine Operation kurz nach Onset der Pankreatitis zu vermeiden. Die Literaturdaten über die Hämofiltration zur «Toxinelimination» sind kontrovers.

Rünzi: Wir setzen die CVVHD bei schweren Verläufen mit Nierenversagen ein. Der Kreatininwert liegt hierbei bei ≥2,0 mg/dl. Eine extrarenale Indikation sehen wir nicht. Der Stellenwert der Plasmapherese ist nicht gesichert.

Dominioni: In our intensive care unit hemodialysis is used.

Knoefel/Izbicki: Die kontinuierliche venöse Hämofiltration wird in Zukunft eine größere Bedeutung erlangen. In tierexperimentellen Studien konnten wir im randomisierten Vergleich kürzlich zeigen, daß sich das Verfahren günstig auf die Prognose auswirkt. Weitere klinische Studien zur Anwendung beim Menschen sind aber noch notwendig.

Malangoni: I do not use any of these techniques except for patients who develop acute oliguric renal failure. In that situation, I prefer continuous veno-venous hemofiltration.

Roka/Sporn: Das Standardverfahren besteht in der kontinuierlichen venösen Hämofiltration, beim extremen Hyperkatabolismus in der kontinuierlichen Hämodiafiltration. Die Indikation sind Azotämie und/oder mangelnde Flüssigkeitsausscheidung. Extrarenale Indikationen (Elimination von Mediatoren) gibt es keine.

10. Frage: Gibt es Indikation zur Periduralanästhesie?

Beger/Rau: Im Behandlungskonzept der akuten Pankreatitis sehen wir keine Indikation zur Periduralanästhesie. Erfahrungsgemäß trägt diese Maßnahme zu einer weiteren Verschlechterung der im Rahmen der Erkrankung bereits häufig verminderten Dünn- und Dickdarmperistaltik bei und verstärkt somit die Ileussymptomatik. Als weitere Komplikationen der Periduralanästhesie sind der hohe Anteil an Blasenentleerungsstörungen sowie die potentielle Gefahr von Katheterinfektionen, insbesondere nach operativer Therapie, zu nennen. Zur Schmerztherapie ziehen wir daher den Einsatz von Procainhydrochlorid und Opiaten vor.

Bradley: Do not use.

Klar/Schmidt: Die Indikation zur Durchführung einer Periduralanästhesie wird immer dann gesehen, wenn sich durch Novocain-Perfusorapplikation und supplementäre Gaben von Pentazocin und Novalgin keine ausreichende Analgesie herstellen läßt. Auf Morphiumgabe wird verzichtet, obwohl die hierzu führenden Überlegungen (Spasmus des Sphincter Oddi) nur durch tierexperimentelle Untersuchungen belegt sind.

Schiessel: Die Periduralanästhesie wurde bisher nicht angewendet.

Függer/Huemer/Götzinger/Jakesz/Zimpfer: Die Periduralanasthäsie wird bei Pankreatitis bei uns nicht routinemäßig angewendet.

Rünzi: Nur bei schwersten, nicht durch geeignete Analgetika wie z.B. Procainhydrochlorid mit/ohne Buprenorphin beherrschbare Schmerzen ist in erfahrenen Zentren die Anlage eines Periduralkatheters zu empfehlen.

Dominioni: Do not use.

Wittmann: The use of peri-/epidural anesthesia depends on the anesthesiologist in charge. I would like to have it in all STAR patients. Some anesthesiologists, however, feel that the risk of infection to the spinal canal is too high. This argument does not make sense to me in a disease with a mortality of 20–30%. However, on the other hand, there is no good literature proving the evidence (i.e., that it reduces mortality) for peridural analgesia. Most of the data are anecdotal.

Knoefel/Izbicki: Die Indikation zur Periduralanästhesie ist wissenschaftlich noch nicht unterlegt, jedoch favorisieren wir sie aus physiologischen Gründen.

Malangoni: I do not use peridural anesthesia.

Roka/Sporn: Routinemäßig, wenn es die Blutgerinnung erlaubt. Die Indikationen sind Schmerzstillung und Verbesserung der Darmmotilität infolge Sympatikusblockade. Eine dringliche Indikation ergibt sich, wenn aufgrund der gestörten Darmmotilität ein extremer Zwerchfellhochstand, hoher intraabdominaler Druck und damit gesteigerter Beatmungsaufwand bestehen.

11. Frage: Welchen Stellenwert haben für Sie Swan-Ganz-Katheter und Herzecho im Management der Flüssigkeits- und Herz-Kreislauf-Therapie?

Beger/Rau: Bei unseren Patienten mit MOV, insbesondere bei hämodynamischer Instabilität, zählt ein engmaschiges kardiopulmonales Monitoring mittels Swan-Ganz-Katheter zur Standardtherapie. Dies ist zudem zur Optimierung und Kontrolle der oftmals umfangreichen Organersatz- und medikamentösen Therapie unabdingbar.

Bradley: Routine in all *severe* acute pancreatitis (i. e. APACHE II >8).

Klar/Schmidt: Die Indikation zur Anlage eines Pulmonaliskatheters sehen wir bei Sepsis und pulmonaler Funktionsverschlechterung zum besseren Management der Flüssigkeitsbilanzierung und zum Monitoring des peripheren Widerstands. Ein Herzecho wird nur bei Verdacht auf Myokardinfarkt und/oder bei fehlendem Ansprechen auf Katecholamine durchgeführt und spielt im Management der Flüssigkeitstherapie keine Rolle.

Függer/Huemer/Götzinger/Jakesz/Zimpfer: Swan-Ganz-Katheter und Herzecho sind wesentliche Hilfen zur Optimierung der Flüssigkeits- und Herz-Kreislauf-Therapie und werden von uns ergänzend eingesetzt. Die kurzfristige, intermittierende Kontrolle der Herz-Kreislauf-Therapie sehen wir als Vorteil des Herzechos.

Domioni: Not routinely, only in the severely compromised patients.

Knoefel/Izbicki: Ein Swan-Ganz-Katheter oder die regelmäßige Messung des Herzechos zum Management der Flüssigkeitsbilanz und der Herz-Kreislauf-Therapie ist nur in den schwersten Fällen einer akuten Pankreatitis indiziert und wird bei auch bei Patienten mit akuter Pankreatitis, die sich im Etappenlavage-Programm befinden, nicht routinemäßig verwendet.

Malangoni: The placement of a pulmonary artery catheter is useful for patients who require vasoactive or inotropic agents. These catheters are also useful to guide fluid treatment in patients with preexisting serious cardiopulmonary diseases. I don't believe that a pulmonary artery catheter is indicated routinely in other patients.

Roka/Sporn: Extreme Flüssigkeitsverluste infolge Sequestration und Paralyse erfordern hochpositive Flüssigkeitsbilanzen. Bei gleichzeitig bestehendem großem Risiko einer Schocklunge ist eine repetitive Messung der Wedge-Drücke unerläßlich. Das Herzecho hat in der Differentialdiagnose der myokardialen Insuffizienz einen zusätzlich hohen Stellenwert.

12. Frage: Welchen Stellenwert haben für Sie Somatostatin-Analoga, Trypsin-Inhibitoren und Immunmodulation?

Beger/Rau: Eine spezifische, medikamentöse Therapie der akuten Pankreatitis ist bis heute nicht verfügbar. Verschiedene medikamentöse Therapieansätze wie Antiproteasen, Sauerstoffradikalenfänger, und Cytokin-Inhibitoren haben sich im Tierexperiment in therapeutischer Anwendung, d. h. bei Gabe einige Stunden nach Pankreatitisinduktion, zunächst als vielversprechend gezeigt. In prospektiven, randomisierten Therapiestudien hingegen konnte bisher keine der geprüften Substanzen (z. B. Cimetidin, Atropin, Calcitonin, Glukagon, Aprotinin oder Gabexatmesilat, Selen, Somatostatin/Octreotid, TNF-α oder PAF-Inhibitoren) die Letalität der akuten Pankreatitis signifikant senken. Die grundsätzliche Problematik der meisten, bislang potentiellen medikamentösen Therapieansätze liegt in deren zeitlich begrenztem therapeutischem Fenster. Erfahrungsgemäß kommt die Mehrzahl der Patienten mit akuter Pankreatitis hierfür zu spät zur stationären Aufnahme und Behandlung. Der Stellenwert der Immunmodulation bewegt sich derzeit noch auf experimentellem Niveau. Obwohl bisherige klinische und tierexperimentelle Daten belegen, daß das Immunsystem eine wichtige Rolle, vor allem in der Pathophysiologie des prognostisch relevanten Organversagens, darstellt, bleibt abzuwarten, inwieweit sich diese Ansätze im klinischen Management dieser Erkrankung umsetzen lassen.

Bradley: a) Do not use; b) might use anti-PAF if available in USA.

Klar/Schmidt: Wir konnten nachweisen, daß die Applikation von Somatostatin-Analoga bei akuter Pankreatitis zu einer weiteren Reduktion der gestörten Mikrozirkulation führt. Die Pankreasparenchymperfusion ist bei nekrotisierender Pankreatitis die Hauptdeterminante der Entwicklung von Parenchymnekrosen. Man muß somit davon ausgehen, daß Somatostatin-Analoga bei akuter Pankreatitis nicht nur unwirksam sind, wie klinisch nachgewiesen, sondern potentiell negative Auswirkungen, wie experimentell bewiesen wurde, haben könnten.

Schiessel: Da bei der hämorrhagisch-nekrotisierenden Pankreatitis mit den genannten Substanzen bisher keine beweisbaren Erfolge gelungen sind, wenden wir sie nicht an.

Függer/Huemer/Götzinger/Jakesz/Zimpfer: Diese Therapieansätze verwenden wir nicht routinemäßig. Bei Entwicklung von gastrointestinalen Fisteln ist unserer Meinung nach eine Indikation für Somatostatin-Analoga gegeben.

Rünzi: Bislang hat keine Studie zeigen können, daß Somatostatin-Analoga, Trypsin-Inhibitoren, Calcitonin usw. oder Immunmodulation einen signifikant positiven Effekt auf den Verlauf der Pankreatitis haben. In experimentellen und präliminären Phase-II-Studien mit einem rh-anti-PAF-Antikörper ist eine signifikante Reduktion der septischen Schocklunge gezeigt worden, was in einer Phase-III-Studie derzeit weiter untersucht wird. Der Effekt von Lexipafant ist zum jetzigen Zeitpunkt dagegen noch nicht überzeugend gesichert.

Dominioni: There is a definite indication to use somatostatin analogues, because of their effect of reducing splanchnic blood flow and pancreatic secretion. I think that the clinical benefit of trypsin antagonists and of immunomodulation still has to be confirmed.

Knoefel/Izbicki: Die Behandlung mit den genannten Therapeutika wird derzeit noch kontrovers diskutiert, ebenso fehlen solide Studien. Wir wenden Sie deshalb derzeit nicht an.

Malangoni: Do not use.

Roka/Sporn: Es gibt derzeit keine gesicherten Daten über den Vorteil der zusätzlichen adjuvanten Therapie bei akuter nekrotisierender Pankreatitis. Zwei Studien weisen auf gewisse Vorteile von PAF-Antagonisten hin, eine endgültige Beurteilung wird sich erst aus den Ergebnissen der Studie der British Working Group ergeben.

13. Frage: Welche therapeutische Optionen empfehlen Sie beim abdominalen Kompartmentsyndrom? Messen Sie den intraabdominalen Druck?

Beger/Rau: Wir führen keine abdominalen Druckmessungen durch. Während der langjährigen Anwendung unserer Technik der geschlossenen postoperativen Bursalavage haben wir bislang trotz vollständigen Verschlusses des Abdomens und hochvolumiger Spültherapie keine Beobachtungen hinsichtlich der klinischen Relevanz bzw. Entwicklung des sogenannten abdominalen Kompartmentsyndroms gemacht.

Bradley: a) Rare in acute pancreatitis, consider only if massive distension; b) if intracystic pressure >40 mm Hg, would consider surgical decompression.

Klar/Schmidt: Das Problem des abdominalen Kompartmentsyndroms hat keinen Stellenwert in unserem Therapieregime. Ein stark erhöhter intraabdominaler Druck hat nur klinische Relevanz bei Beeinträchtigung der Beatmungssituation und/oder der Nierenausscheidung durch venöse Kompression. Gerade bei schweren Verläufen mit ausgeprägter Darmatonie wird ein Open packing mit kompletter Druckentlastung durchgeführt.

Schiessel: Die ausgedehnte Nekrosektomie und Eröffnung des Retroperitonealraums sowie Freilegung aller Nekrosenstraßen erscheint uns als wesentlichste Maßnahme. Eine Druckmessung führen wir nicht durch.

Függer/Huemer/Götzinger/Jakesz/Zimpfer: Da wir den intraabdominalen Druck nicht messen, können wir über die Bedeutung des Kompartmentsyndroms nur spekulieren. Bei klinisch erkennbarer massiver intraabdominaler Druckerhöhung im Rahmen einer intraabdominalen Infektion konnten wir einen zumindest vorübergehend positiven Effekt durch ein breites Laparostoma beobachten.

Dominioni: I do not measure intra-abdominal pressure. I think that a reliable estimate is obtained by experienced physical examination of the abdomen and by evaluation of the available radiologic imaging. All available non-surgical therapeutic options should be instituted to prevent and treat exceeding intra-abdominal pressure resulting from ileus, edema and fluid collections.

Wittmann: Indirect measurement of intra-abdominal pressure via a bladder catheter is done in all patients with massive pancreatic necrosis. If pressure is elevated over 25 Torr for periods of more than 24 h, abdominal decompression is indicated because otherwise an abdominal compartment syndrome will ensue and negatively effect intestinal perfusion and liver function, renal function, venous return, cardiac function by affecting preload and afterload, as well as pulmonary function by decreasing intrathoracic volume. Sustained abdominal compartment syndrome has been shown to carry a high mortality [13].

Knoefel/Izbicki: Wie erwähnt, lassen wir bei massiver Volumenaufnahme des Dünndarms die abdominale Wunde primär offen. Das ist die wirksamste Prophylaxe des abdominalen Kompartmentsyndroms. Bei Patienten mit geschlossener kontinuierlicher Lavage und akuter Pankreatitis führen wir ein Monitoring des intraabdominalen Drucks über den Blasenkatheter durch.

Malangoni: I do measure intra-abdominal pressure through the urethral catheter in patients who have evidence of decreased urinary output or high-peak airway pressures on mechanical ventilation. Patients with these findings who show high intra-abdominal pressures have abdominal compartment syndrome. This is best treated by opening the original incision and closure using prosthetic mesh.

Roka/Sporn: Die Messung des intraabdominalen Drucks gehört an unserer Abteilung zum Routinemonitoring bei Patienten mit akuten Abdominalerkrankungen. Bei hohem intraabdominalem Druck (mehr als 20 mm Hg) ergibt sich eine dringliche Indikation zu abdominal drucksenkenden Maßnahmen: zunächst Periduralanästhesie, Beatmung mit niedrigerem Totalvolumen sowie selten Nekrosektomie auch bei negativem bakteriologischem Befund.

Zusammenfassung

Immer unter der Voraussetzung einer effizient gestalteten Intensivtherapie, kommt der korrekten Indikationsstellung sowie der

Strategie der operativen Sanierung eine zentrale Bedeutung zu. Zunächst ist, bezogen auf den Beginn der Erkrankung, eine frühe Operation, d. h. vor dem 10.–14. Tag ab Erkrankungsbeginn, nicht zu favorisieren, sondern eine Demarkation mit Abgrenzung des pankreatischen und peripankreatischen Gewebes von den umgebenden Strukturen abzuwarten. Eine Operationsindikation in der Frühphase ergibt sich nur selten bei gleichzeitiger intestinaler Perforation, Peritonitis, Blutung, Ileus oder, ebenfalls prognostisch ungünstig, falls das persistierende Organversagen trotz maximaler intensivmedizinischer Maßnahmen für mindestens 3–5 Tage weiterhin einen kritischen Faktor darstellt.

Auch später verbessert eine Optimierung der Operationsindikation die Ergebnisse und orientiert sich primär am klinischen Verlauf. Die infizierte Pankreasnekrose mit Fortschreiten des MOV trotz maximaler konservativer Therapie gilt als klassische Indikation. Allerdings können auch sterile Nekrosen über massive Einschwemmung von Mediatoren ein sepsisähnliches Syndrom (SIRS, pancreatic shock) hervorrufen, so daß sich bei Organkomplikationen, unabhängig von der Tatsache, ob es sich um sterile oder infizierte Nekrosen handelt, eine Operationsindikation ergeben kann.

Die CT- oder US-gesteuerte FNA mit Gramfärbung und Kultur des Aspirats, die allerdings nicht von allen Zentren durchgeführt bzw. in ihrer Wertigkeit als unverzichtbar eingestuft wird, ist die sensitivste Methode zur Sicherung einer Nekroseninfektion. Die Nekrosen müssen ein Ausmaß und eine Lokalisation besitzen, die sie einer Feinnadelpunktion und FNA zugänglich machen. Eine Indikation zur FNA ergibt sich beim Vorliegen einer nekrotisierenden Pankreatitis mit dem klinischen Bild eines sepsisähnlichen Syndroms, welches über mindestens 3 Tage persistiert oder im Verlauf der Erkrankung neu auftritt. In Anbetracht der Tatsache, daß sich eine Nekroseninfektion üblicherweise gegen Ende der 2. Krankheitswoche manifestiert, sollte die FNA frühestens ab der 2. Woche nach Beginn der Symptomatik eingesetzt werden und kann, falls erforderlich, in 3–4tägigen Intervallen wiederholt werden. Ist die FNA steril, spricht dies für weiteres Zuwarten, mit dem Ziel des Zeitgewinns. Ein positives Ergebnis gilt zum Teil als unverzügliche Operationsindikation, jedenfalls kann sich eine Änderung der therapeutischen Strategie, z. B. über einen Wechsel des Antibiotikums, ergeben.

Grundsätzlich sind die resezierenden Verfahren verlassen – sie sind nur bei sicherem Nachweis einer kompletten Parenchymnekrose mit guter Abgrenzung gegenüber den Umgebungsstrukturen indiziert – und haben der Nekrosektomie, d. h. der Entfernung von avitalem Parenchym- bzw. Fettgewebe, Platz gemacht. Nach Freilegung durchbluteter Gewebeareale wird, wegen des Blutungsrisikos, auf eine komplette Ausräumung beim Ersteingriff bewußt verzichtet. Sind die Nekrosen auf das Pankreas bzw. den peripankreatischen Bereich beschränkt, kann eine Kompartmentierung des Oberbauchs mit kontinuierlicher geschlossener Lavage durchgeführt werden. Bei Ausdehnung der Nekrosektomie nach kaudal, insbesondere retrokolisch, hat sich ein Open packing mit Bauchtucheinlage und Relaparotomie im Intervall bewährt. Als «staged abdominal repair» wurden multiple Interventionen im 24-h-Intervall angeführt, wobei das Abdomen jeweils zwischenzeitlich bis zum endgültigen Wundverschluß temporär artifiziell abgedeckt wird. In späteren Phasen der Erkrankung, nach Wundverschluß, können umschriebene Flüssigkeitsansammlungen und Abszesse auch interventionell drainiert werden.

Ein abdominales Kompartmentsyndrom, das aufgrund massiver Volumenaufnahme des Dünndarms, die Kreislauf- und Beatmungssituation sowie die intestinale Perfusion mit Leber- und Nierenfunktion verschlechtert, kann, über chirurgische Dekompression mit Open packing behandelt sowie unter Umständen über eine Periduralanästhesie positiv beeinflußt werden. Einige Autoren empfehlen, insbesondere auch bei geschlossener kontinuierlicher Lavage, eine indirekte Messung des intraabdominalen Drucks über den Blasenkatheter. Dies kann aber, wie alle anderen Meßverfahren auch, die routinierte klinische Examination nicht ersetzen. Der Stellenwert der Periduralanästhesie als fixer Bestandteil des Therapieregimes ist allerdings nicht etabliert.

Neben der Kreislauftherapie, gesteuert über Swan-Ganz-Katheter sowie an manchen Zentren über transösophageale Echokardiographie, der Atem- und Nierenersatztherapie bleiben Flüssigkeitssubstitution und künstliche Ernährung grundsätzliche intensivmedizinische Maßnahmen.

Klassisch zählt die orale Nahrungskarenz zur Basistherapie der akuten Pankreatitis, um die nahrungsinduzierte Pankreassekretion zu minimieren. Die Intaktheit der intestinalen Mukosa ist jedoch von der luminären Nährstoffversorgung mit abhängig, mit Atrophie als Konsequenz längerfristiger vollständiger parenteraler Ernährung. Dies könnte im weiteren eine höhere bakterielle Translokationsrate aus dem Intestinum und, bei schwerer akuter Pankreatitis, eine höhere Nekroseninfektionsrate begünstigen. Nach Abschluß von programmierter Nekrosektomie und Relavage sowie nach Abklingen der Darmatonie und Ausschluß einer Dünndarmperforation oder diffusen Peritonitis ist die bisherige restriktive Haltung daher nicht mehr aktueller Standard. Operativ gelegte Stomata sollten vermieden werden; die Ernährung erfolgt über eine jejunale Sonde, um eine Stimulation der Pankreasexkretion zu vermeiden.

Die Flüssigkeitstherapie richtet sich nach Kreislaufparametern. Konzeptionell verbessert eine Kristalloid-/Kolloidmischung mit längerfristiger hämodynamischer Wirkung die Mikrozirkulation und wirkt im Sinne einer Verminderung von Gefäßpermeabilität und Plättchenaggregation. Der Stellenwert kolloidaler Lösungen oder eines bestimmten Mischungsverhältnisses ist allerdings nicht definiert.

Alle Autoren sprechen sich in Abhängigkeit vom Schweregrad der Erkrankung für eine Prophylaxe mit pankreasgängigen Antibiotika aus. Typische Kombinationen sind Ciprofloxacin mit Metronidazol, Mezlocillin mit Metronidazol oder Imipenem. Obwohl der Antibiotikaeinsatz, von Resistenzentwicklungen und Änderung des Erregerspektrums abgesehen, mit einer steigenden Rate von Pilzinfektionen erkauft ist, wird ein prophylaktischer Einsatz von Antimykotika überwiegend nicht empfohlen.

Im Regelfall werden der APACHE-II- und der Ranson-Score verwendet. Ein Scoring ist jedoch generell nur sinnvoll für eine Beschreibung der Patientenkollektive, um eine Vergleichbarkeit mit

Literaturdaten herzustellen. Eine klinische Entscheidungsfindung wird durch Scores nur wenig untermauert.
Für die Therapie der akuten nekrotisierenden Pankreatitis steht schließlich kein «magic bullet» zur Verfügung. Eine diesbezügliche Problematik liegt unter anderem im zeitlich begrenzten therapeutischen Fenster. Auch sind die pathophysiologischen Entzündungsabläufe redundant und verfügen über Kompensationsmechanismen, so daß die Erarbeitung eines transparenten Verständnisses noch lange dauern kann. Erste Studien weisen auf einen Vorteil von «platelet activating factor»-Antagonisten hin, deren klinischer Einsatz allerdings, ebenso wie der der Immunmodulation, noch im experimentelle Stadium ist. Somatostatin-Analoga, die von einigen Autoren empfohlen werden, können, über eine weitere Verschlechterung der Mikrozirkulation, auch negative Auswirkungen induzieren. Schließlich sind extrarenale Indikationen von Nierenersatzverfahren oder der Plasmapherese zur Blutdetoxifikation mit Elimination von Toxinen und Zytokinen, wenngleich bei einzelnen Patienten positive Effekte beobachtet werden konnten, nicht universell akzeptiert.
Ohne daß man bei einem einzelnen Patienten oft sicher voraussagen kann, welchen Verlauf die Erkrankung nimmt, ist lokal und systemisch eine ungeheuer destruktive Kapazität der akuten nekrotisierenden Pankreatitis gegeben. Die vorliegenden Beiträge unterstreichen in weitgehend standardisiertem Vorgehen die Wichtigkeit des Zusammenspiels diagnostischer, intensivmedizinischer und operativ-interventioneller Maßnahmen, zeigen aber auch neue Trends und Unterschiedlichkeiten einzelner Behandlungsansätze.

Literatur

1 Bradley EL: A clinically based classification system for acute pancreatitis. Summary of the International Symposium on Acute Pancreatitis, Atlanta, Ga, 1992, September 11–13, 1992. Arch Surg 1993;128:586–590.
2 Wittmann DH, Schein M, Condon RE: Management of secondary peritonitis. Ann Surg 1994;224:10–18.
3 Lancaster JR, Hibbs JB: EPR demonstration of iron-nitrosyl complex formation by cytotoxic activated macrophages. Proc Natl Acad Sci 1990;87:1223–1227.
4 Palmer RMJ: The discovery of nitric oxide in the vessel wall. Arch Surg 1993;128:396–401.
5 Holzheimer RG, Schein M, Wittmann DH: Inflammatory response in peritoneal exudate and plasma of patients undergoing planned relaparotomy for severe secondary peritonitis. Arch Surg 1995;130:1314–1320.
6 Ranson JHC, Rifkind KM, Turner JW: Prognostic signs and nonoperative peritoneal lavage in acute pancreatitis. Surg Gynecol Obstet 1976; 143:209–219.
7 Ranson JHC, Balthazar E, et al: Computed tomography and the prediction Auf pancreatic abscess in acute pancreatitis. Ann Surg 1985; 201:656–663.
8 Elebute EA, Stoner HB: The grading of sepsis. Br J Surg 1983;70:29–31.
9 Dominioni L, Chiappa A, Bianchi V, et al: Infected pancreatic necrosis complicated by multiple organ failure. Hepatogastroenterology 1997; 44:968–974.
10 Nyström PO, Bax R, Dellinger EP, Dominioni L, Knaus WA, Meakins JL, Ohmann C, Solomkin JS, Wacha H, Wittmann DH: A proposed standard for trials on intra-abdominal infection. World J Surg 1990;14:148–156.
11 Sautner T, Götzinger P, Redl-Wenzl EM, Dittrich K, Felfernig M, Sporn P, Roth E, Függer R: Does reoperation of abdominal sepsis enhance the inflammatory host response? Arch Surg 1997;132:250–255.
12 Wittmann DH: Operative and nonoperative therapy of intra-abdominal infections. Infection 1998;26:335–341.
13 Wittmann DH: Compartment syndrome of the abdominal cavity; in Irwin RS, Cerra FB, Rippe JM (eds): Intensive Care Medicine, 4th ed. Lippincott, Raven, 1998, pp 1888–1904.

Teilnehmer

Prof. Dr. med. H.G. Beger, Dr. B. Rau
Chirurgische Klinik I
Universität Ulm
Steinhövelstraße 9
D-89075 Ulm
Tel. +49 731 50272–01, Fax -09
E-mail hans.beger@medizin.uni-ulm.de

E.L. Bradley, III, MD
Professor and Chairman
Department of Surgery
State University of New York at Buffalo
5065 East River Road
Grand Island, NY 14072 (USA)
Tel. +1 716 774 8806, Fax -775 0006

Prof. L. Dominioni
Chirurgia Generale 3 – Center for Thoracic Surgery
Ospedale di Circolo di Varese
V. la Borri 57
I 21100 Varese
Tel./Fax (Intl) +39 332 26 41 69
E-mail dom@skylink.it

R. Függer, P. Götzinger, R. Jakesz
Abteilung für Allgemeinchirurgie
Chirurgische Universitätsklinik
Allgemeines Krankenhaus Wien
Währinger Gürtel 18–20
A-1090 Wien
Tel. +43 1 40 400 69-16, Fax -18

Univ.-Prof. G. Huemer
Universitätsklinik für Anästhesie und Allgemeine Intensivmedizin
Allgemeines Krankenhaus
Währinger Gürtel 18–20
A-1090 Wien
Tel. +43 1 40 400 41-02, Fax -04

PD Dr. W.T. Knoefel, Prof. Dr. J.R. Izbicki
Chirurgische Klinik
Universität Hamburg
Martinistraße 52
D-20246 Hamburg
Tel. +49 40 47 17–24 01, Fax -49 95
E-mail izbicki@uke.uni-hamburg.de

Prof. Dr. E. Klar, PD Dr. J. Schmidt
Chirurgische Universitätsklinik Heidelberg
Im Neuenheimer Feld 110
D-69120 Heidelberg
Tel. +49 62 21 56-62 04, Fax -57 81
E-mail Ernst_Klar@med.uni-heidelberg.de

M.A. Malagnoni, MD
Professor and Vice Chairman
Case Western Reserve University
Chairperson, Department of Surgery
MetroHealth Center
Cleveland, OH (USA)

Univ.-Prof. Dr. G. Roka
Abteilung für Chirurgie
Univ.-Prof. Dr. P. Sporn
Abteilung für Anästhesie und Intensivmedizin
Krankenanstalt Rudolfsstiftung
Juchgasse 25
A-1030 Wien
Tel. +43 1 71 165 40-01, Fax -09

PD Dr. M. Rünzi
Abteilung für Gastroenterologie & Hepatologie
Zentrum für Innere Medizin
Universitätsklinikum Essen
Hufelandstraße 55
D-45122 Essen
Tel.+49 201 723-25 18, Fax -57 49

Univ.-Prof. Dr. R. Schiessel
Chirurgische Abteilung
Donauspital/Sozialmedzinisches Zentrum-Ost
Langobardenstraße 122
A-1220 Wien
Tel. +43 1 28 802 33-02, Fax -80

D.H. Wittmann, MD, PhD
2385 Buckingham Place
Brookfield, WI 53045 (USA)
Tel. 414 454 5837, Fax -262-7250
E-mail dhwittman@mcw.edu; dwittman@mcw.edu; dhwittmann@att.net; dwittmann@att.net

Chirurgische Gastroenterologie

Der interessante Fall · The Interesting Case Report

Chir Gastroenterol 1999;15:383–388

Pankreaspseudozysten: ein Beitrag zur Differentialtherapie

F. May[a] K. Weigand[b] H. Treugut[c] R. Roscher[a]

[a] Klinik für Visceral- und Gefäßchirurgie, [b] Abteilung Gastroenterologie, Zentrum für Innere Medizin, [c] Zentrale Radiologische Abteilung, Stauferklinik Schwäbisch Gmünd

Schlüsselwörter
Pankreaspseudozyste: chirurgische Behandlung, Gefäßkomplikationen

Key Words
Pancreatic pseudocysts: surgical treatment, vascular complications

Zusammenfassung
In zwei Fallberichten wird die Notwendigkeit einer chirurgischen Behandlung bei Patienten mit postakuter Pseudozyste bzw. mit Pseudozyste bei chronischer Pankreatitis dokumentiert. Neben anderen Komplikationen konnte in beiden Fällen der komplette Kompressionsverschluß der Pfortader beseitigt werden. Mit den Behandlungsbeispielen wird exemplarisch darauf hingewiesen, daß Pseudozysten nur Epiphänomene der Pankreaserkrankung sind. Jede Behandlungsstrategie sollte neben den Pseudozysten die zugrundeliegende Pankreasgangruptur und die weiteren Organkomplikationen der Pankreatitis berücksichtigen.

Summary
Two case reports reflecting the necessity of surgical treatment for patients with a postacute pseudocyst and a pseudocyst in chronic pancreatitis are presented. Besides other complications, in both cases complete portal vein obstruction causing portal hypertension could be relieved. The treatment protocols exemplify pseudocysts to be only an epiphenomenon of the underlying pancreatic disease. Conclusively, any treatment protocol should aim not only at the pseudocysts but predominantly at duct rupture and all concomitant complications of pancreatitis.

Einleitung

In der Literaturrecherche über Pankreaspseudozysten findet man in den letzten 10 Jahren eine gleichbleibend hohe Anzahl vorwiegend kasuistischer Beiträge. Dabei steht für die meisten Autoren die symptomatische Therapie mit interventioneller Technik im Vordergrund [1–7]. Der Leistungsstand chirurgischer Behandlungsverfahren erlaubt es aber auch, ein kausales Gesamttherapiekonzept einzuschlagen, das die zugrundeliegenden Entzündungskomplikationen der Bauchspeicheldrüse miteinbezieht.
Die beiden Kasuistiken sollen einen Beitrag zur therapeutischen Differentialindikation leisten.

Fallberichte

Fall 1: Postakute Pseudozyste
Ein 49jähriger Patient (168 cm, 70 kg) wurde wegen akuter, starker Oberbauchschmerzen und rezidivierenden Erbrechens am 07. 09. 1994 stationär aufgenommen. In der Anamnese bestanden bereits seit 4 Wochen anhaltende rechtsseitige Oberbauchbeschwerden. Bei erhöhten pankreasspezifischen Enzymwerten und Gallenblasensteinen im sonographischen Befund wurde die Diagnose einer biliären Pankreatitis gestellt. Dabei waren Bilirubin und Leberenzymwerte leicht erhöht, die alkalische Phosphatase jedoch im Normbereich. In der endoskopischen retrograden Cholangiopankreatikographie (ERCP) fanden sich ein steinfreier Gallengang und ein unauffälliger Ductus Wirsungianus. Nach schnellem Abklingen der Beschwerden und rückläufigen Laborwerten wurde nach einer Woche die Cholezystektomie mit Leberbiopsie durchgeführt.
Histologisch zeigte die Leber keine morphologisch faßbaren Veränderungen. Nach komplikationslosem postoperativem Verlauf und problemlosem Kostaufbau wurde der Patient am 21. 09. 1994 beschwerdefrei entlassen.
10 Tage nach Entlassung traten erneut Oberbauchschmerzen auf, jetzt linksseitig, die auch in die linke Schulter ausstrahlten und teilweise von kolikartigen Schmerzen im Epigastrium begleitet waren.
Nach zweiwöchiger ambulanter Therapie durch den Hausarzt mit stetiger Zunahme der Beschwerden und schließlich auch rezidivierendem Erbrechen wurde eine kontrastmittelverstärkte Computertomographie (KM-CT) veranlaßt. Dabei zeigte sich der Befund einer Pankreaspseudozyste, und es bestand der Verdacht auf peripankreatische Fettgewebsnekrosen.
Diese Befundkonstellation führte zur stationären Wiedereinweisung am

KARGER
Fax +49 761 452 07 14
E-mail kargergmbh@aol.com
www.karger.com

Accessible online at:
http://BioMedNet.com/karger

Prof. Dr. R. Roscher
Visceral- und Gefäßchirurgie
Stauferklinik Schwäbisch Gmünd
Postfach
D-53552 Schwäbisch Gmünd
Tel. +49 7171-701 252, Fax -97 97 05

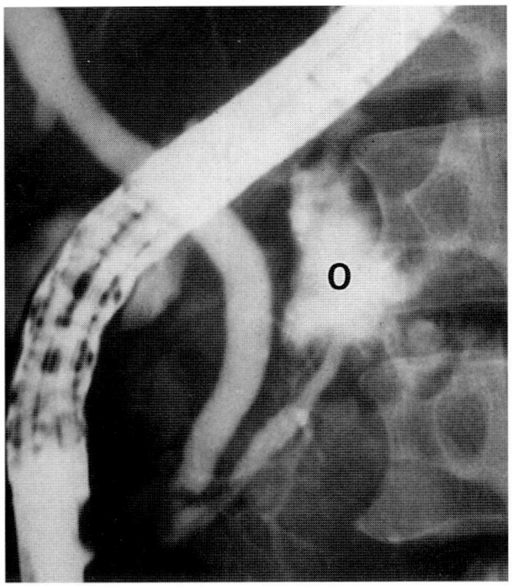

Abb. 1. Fall 1. ERCP am 21. 10. 1994: Ruptur des Pankreashauptgangs im Übergang Kopf-Korpus-Bereich mit Kontrastmittelübertritt in die Pseudozyste (Kreis).

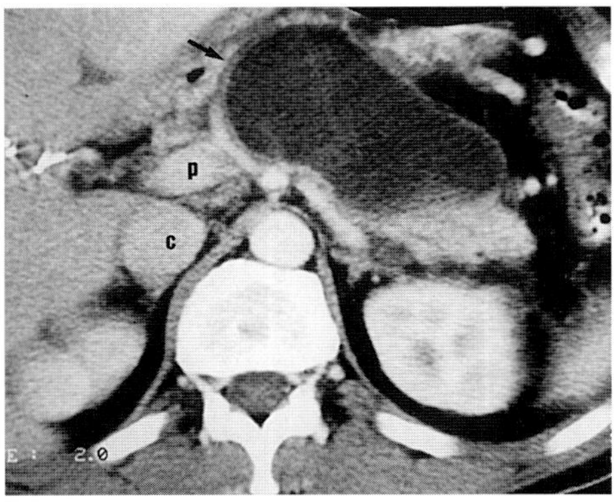

Abb. 2. Fall 1. CT nach Kontrastmittelgabe am 11. 11. 1994 große extrapankreatische Pankreaspseudozyste mit kräftiger Wand in der Bursa omentalis (Pfeil); Kompression von Magen. Duodenum und Leberhilus. c = Vena cava; p = Vena portae.

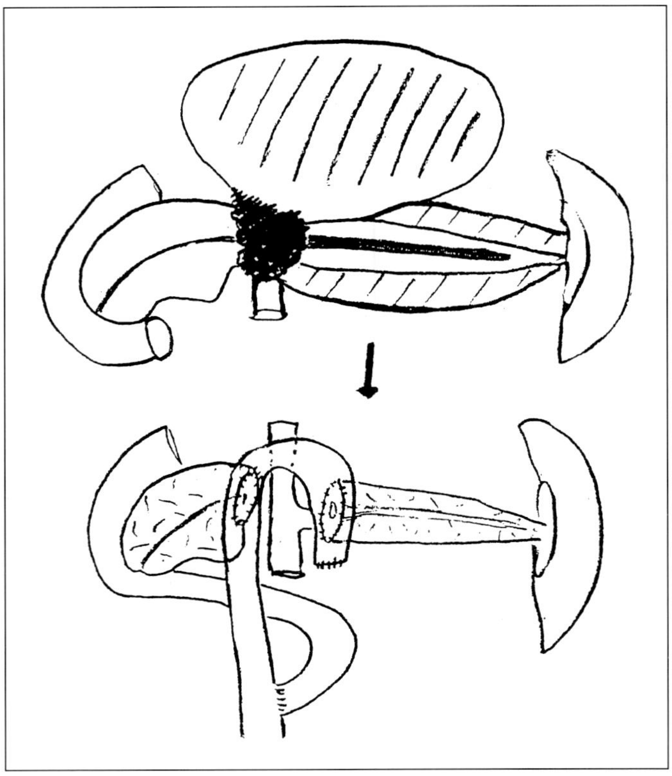

Abb. 3. Fall 1. Schema des Operationssitus: Gangruptur am Korpus-Kopf-Übergang mit exrapankreatischer Pseudozyste in der Bursa omentalis, durch eine weitere Pseudozyste Einhüllung des Pankreasschwanzes, Anastomosierung des proximalen und distalen Drüsenanteils mit einer interponierten Roux-Y-Schlinge.

11. 10. 1994. Bei der Aufnahme ergab der Untersuchungsbefund des Abdomens keine peritonitischen Zeichen. Die Laborwerte waren bis auf eine geringe Werteerhöhung von Amylase, Lipase und C-reaktivem Protein (CRP) im Normbereich. Unter parenteraler Ernährung waren die Abdominalbeschwerden rückläufig. Die ERCP vom 21. 10. 1994 zeigte jetzt eine Ruptur des Pankreashauptgangs mit Auffüllung der Pseudozyste am Kopf-Korpus-Übergang (Abb. 1).

Klinisch wies der Patient eine beständige Schmerzsymptomatik mit Übelkeit und zeitweiligem Erbrechen auf. Ein Versuch des oralen Kostaufbaus löste eine heftigere Schmerzsymptomatik aus. Dabei bestanden laborchemisch wieder nur niedrige Amylase- und Lipasewerte und geringe Entzündungszeichen. Eine KM-CT am 11. 11. 1994 (Abb. 2) zeigte eine ausgedehnte peripankreatische Flüssigkeitsansammlung mit scharfer Abgrenzung nach außen, die im Vergleich zum Vorbefund zugenommen hatte, konfluierend war und eine Beurteilung des Pankreasparenchyms unmöglich machte.

Die jetzt erforderliche Therapieentscheidung beruhte auf folgender Überlegung: Nach vorliegendem Befund bestand der Verdacht, daß in einer Nekrosezone der primären Pankreatitis der Pankreashauptgang rupturiert und der Abfluß aus der distalen Drüse obstruiert war. Immer wiederkehrende Pankreatitisschübe und Fibrosierung des distalen Drüsenanteils waren die zu erwartende Folge. Durch Zystendrainage – interventionell oder auch chirurgisch – konnte diese Pathologie nicht korrigiert werden. Die adäquate Therapie zur Ausheilung und Organerhaltung war deshalb die Anastomosierung des rupturierten Gangareals mit einer Roux-Y-Schlinge.

Die nach dieser Überlegung angestrebte chirurgische Behandlung wurde soweit vertretbar verschoben. Dabei gingen wir von der Erfahrung aus, daß nur eine entsprechende Bindegewebevermehrung durch Vernarbung ein nahtlagerfähiges Drüsengewebe erwarten läßt.

Schließlich wurde wegen starker analgetikaresistenter Beschwerden am 14. 11. 1994 operiert. Beim Eingriff fiel sofort die starke Blutungsneigung durch die venöse Stauung und die sichtbar stark erweiterten Venen im Netz und Mesenterium auf; beides Hinweise auf eine Pfortaderabflußstörung. Bei der Darstellung des Pankreas wurde zunächst die kranial gelegene Pseudozyste eröffnet, in der ausgedehnte Nekrosensequester vorhanden waren. Davon getrennt fand sich eine weitere pseudozystische Einhüllung des Pankreasschwanzes, vor allem am Unterrand der Drüse milzwärts mit stumpf entfernbaren Nekrosenauflagerungen auf der Drüse. Im Bereich des Korpus, über dem Pfortaderbett und links davon, waren stark fibrosierte Verwachsungen vorhanden. Nach zeitaufwendiger Präparation entlang der Mesenterialvene konnte die vollständig narbig komprimierte Pfortader entfesselt werden. Bei fehlender Thrombosierung wurde sie dadurch sofort rekanalisiert. Im Rahmen dieser Präparation konnte zunächst der kopfseitige Drüsenquerschnitt dargestellt werden, nach zeitaufwendiger weiterer Präparation auch der schwanzseitige Drüsenquerschnitt. Durch die abgelaufene Nekrotisierung bestand keinerlei Gewebekontext zwischen beiden Arealen. Der auf 6 mm dilatierte Gang in der distalen Drüse war bis in den Schwanzbereich frei mit der Sonde durchgängig. Proximaler und distaler Drüsenanteil wurden in eine interponierte Roux-Y-Schlinge anastomosiert (Abb. 3).

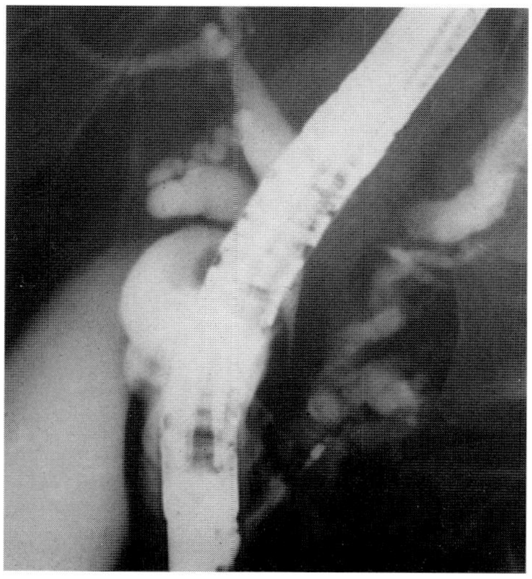

Abb. 4. Fall 2. ERCP am 13. 09. 1993: Zeichen einer ausgeprägten chronischen Pankreatitis mit massiven Kaliberschwankungen zystischer Aufweitung der Nebenäste im Kopfbereich bei einer Gangobstruktion durch multiple Konkremente, Cambridge-Klassifikation Stadium 3.

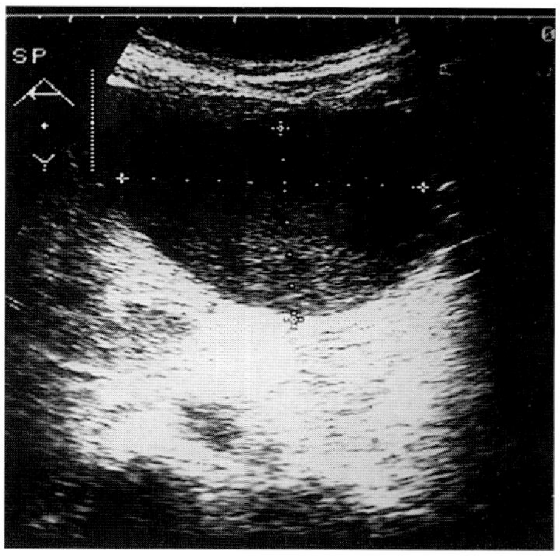

Abb. 5. Fall 2. Oberbauchsonogramm am 03. 01. 1994 mit Darstellung der Pseudozyste.

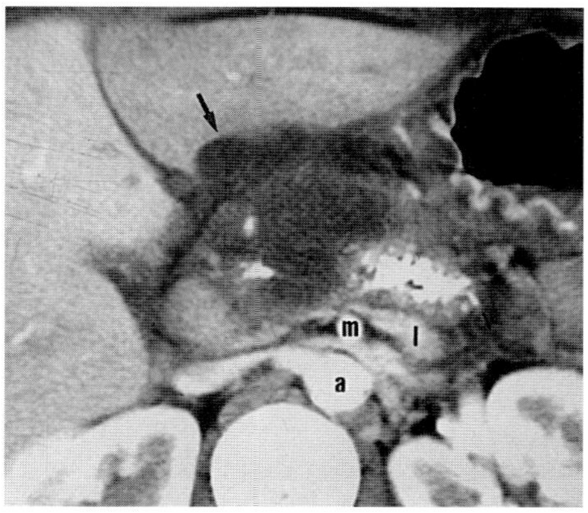

Abb. 6. Fall 2. CT nach KM-Gabe am 03. 01. 1994: Pankreaskopftumor mit Kompression des Duodenums, multiple Kalzifikationen im gesamten Pankreas, große Pseudozyste mit einer Abmessung von etwa 12×9×6 cm (Pfeil); Lokalisation am Korpus-Kopf-Übergang mit Ausdehnung bis in die Bursa omentalis. a = Aorta; m = Arteria mesenterica superior; l = Vena lienalis.

Der postoperative Verlauf war unauffällig. Die Nachbeobachtungszeit beträgt zum jetzigen Zeitpunkt 4,5 Jahre, die Kontrolluntersuchungen mit Prüfung der endokrinen und exokrinen Funktion (Glukosetoleranz und Pankreolauryltest) ergaben bei dem klinisch seit der Entlassung völlig beschwerdefreien Patienten keinen Hinweis auf eine endo- oder exokrine Pankreasinsuffizienz.

Fall 2: Pseudozyste bei chronischer Pankreatitis

Bei einer 35jährigen Patientin (156 cm, 47 kg) war seit 1990 eine rezidivierende Pankreatitis, ausgelöst wahrscheinlich durch Alkoholabusus, bekannt. Rezidivierende Schübe erforderten mehrfach eine stationäre Behandlung. Der Verlauf zur chronischen Pankreatitis ist sehr eindrucksvoll durch ERCP-Untersuchungen von 1990 bis 1993 dokumentiert. Nach dem letzten Befund (Aufstau des Pankreasgangs im Kopfbereich mit Steineinlagerungen) wurde bereits im September 1993 (Abb. 4) die Operation in Form einer duodenumerhaltenden Pankreaskopfresektion empfohlen. Die Patientin konnte sich damals jedoch noch nicht dazu entschließen. Drei Monate später, am 18. 12. 1993, erfolgte die erneute Aufnahme wegen eines Pankreatitisschubs mit starken krampfartigen Oberbauchschmerzen und Ausstrahlung in die linke Schulter. In der Diagnostik, unter anderem durch Sonographie und CT, zeigte sich ein vergrößertes Pankreas mit hypodensen Arealen im Kopf- und Korpusbereich, ausgedehnten Verkalkungen und peripankreatischem Flüssigkeitssaum.

Es wurde entsprechend konservativ behandelt. Der Versuch des Kostaufbaus nach Abklingen der Schmerzsymptomatik und Normalisierung der Laborwerte führte zu einer erneuten schweren abdominalen Schmerzsymptomatik. Gleichzeitig entwickelte sich eine Pneumonie rechts mit Pleuraergüssen beidseits. Bereits am 20. 12. 1993 war in der Sonographiekontrolle eine Pseudozystenbildung unter dem rechten Leberlappen erkennbar. Am 28. 12. 1993 war diese Pseudozyste deutlich sichtbar, am 03. 01. 1994 hatte sie sonographisch (Abb. 5) und in der CT-Kontrolle (Abb. 6) eine Größe von etwa 12×9×6 cm.

Statt einer interventionellen Zystendrainage wurde erneut die duodenumerhaltende Pankreaskopfresektion empfohlen, um sämtliche Komplikationen der chronischen Pankreatitis zu beseitigen. Geprägt von den Beschwerden stimmte die Patientin jetzt zu, und der Eingriff wurde am 12. 01. 1994 durchgeführt.

Bei bereits zu Operationsbeginn auffälliger Blutungsneigung durch Venenstauung im Sinne einer portalen Hypertension ergab die weitere zeitaufwendige Präparation am Korpus-Kopf-Übergang eine Ruptur des Pankreashauptgangs mit vollständiger narbiger Kompression der Pfortader. Nach Untertunnelung der Drüse über der Pfortader und querer Durchtrennung konnte die Pfortader in weiterer Präparation vollständig dekomprimiert werden und rekanalisierte sich spontan. Der Pankreaskopf wurde dann in typischer Weise exzidiert unter gleichzeitiger Entfernung mehrerer Pankreassteine, die zur Obstruktion und Ruptur des Hauptgangs weiter distal geführt hatten. Im distalen Anteil wurde der Pankreasgang ebenfalls mit Entfernung aller obstruierenden Gangkonkremente auf eine Strecke von etwa 5 cm gespalten, bis freie Sondierbarkeit in den Schwanzbereich möglich war.

Entsprechend der Technik der duodenumerhaltenden Pankreaskopfresektion wurde eine Roux-Y-Schlinge mit dem distalen Pankreasanteil sowie dem residuellen Pankreasanteil im Pankreaskopfbereich anastomosiert.

Der postoperative Verlauf war durch den pulmonalen Vorbefund etwas protrahiert, bezogen auf den abdominalen Heilungsverlauf aber unauffällig. Die Patientin nahm seit der Operation aus ihrem reduzierten Zustand 6 kg zu und erreichte ihr Normalgewicht von 53 kg. Sie nimmt zur Zeit keine exokrinen Substitutionspräparate zu sich und weist seit der Operation eine konstante endokrine Situation auf. Sie ist gleichbleibend mit 2×8 I. E. Depot-Insulin gut eingestellt. Bis zum aktuellen Zeitpunkt (64 Monate postoperativ) hatte die Patientin keine Oberbauchbeschwerden mehr. Sie ist voll arbeitsfähig und hat postoperativ nach komplikationslos verlaufenen Schwangerschaften 2 Kinder geboren.

Diskussion

Pankreaspseudozysten sind Bauchspeichelansammlungen nach obstruktiver (Retentionszysten) oder entzündlicher und traumatischer (postnekrotische Pseudozyste) Ruptur des Gangsystems der Drüse. Mehrere Veröffentlichungen [7–10] belegen, daß bei systematischen Untersuchungen bei 58–80% der Patienten mit Pseudozysten eine Ruptur des Drüsenhauptgangs dargestellt werden kann. Eine kausale Therapie der Zysten sollte diese Pathologie berücksichtigen.

Richtet sich die Therapie nur auf das Kriterium «Zystendrainage» aus, so reflektieren persistierende oder neu auftretende Beschwerden oder gar der Verlauf der Diabetesentwicklung nur den Verlauf der Grunderkrankung Pankreatitis. Das gilt sowohl für die Patienten, die interventionell drainiert [1–4, 6, 7, 11], als auch diejenigen, die chirurgisch mit innerer Drainage behandelt wurden [12, 13].

Die diagnostische Basis für jede Therapieentscheidung sind die ERCP als Schlüsseldiagnostik für das pankreatikobiliäre Gangsystem und die KM-CT zur Darstellung der Parenchymverhältnisse und der Ausdehnung und Lage der Zysten. Aufgrund klinischer Erfahrung ist ferner für die Behandlungsstrategie die Unterscheidung in postakute Pseudozysten (Entstehung nach Erstmanifestation einer Pankreatitis) und Pseudozysten bei chronischer Pankreatitis nützlich.

Die postakuten Zysten entstehen durch Ruptur des Gangsystems im Nekrosenareal, durch Exsudation aus der entzündeten Pankreasoberfläche oder nach Trauma. Ihr Anteil am Gesamtkrankengut beträgt nur etwa 20% [14]. Nach eigener Beobachtung ist vorzugsweise der Gang des Korpus- und des Schwanzanteils Ausgangspunkt. Der schon im sonographischen Screening auffällige Befund impliziert vor allem bei rascher Größenzunahme oder einem septischen Krankheitsbild mit Verdacht auf Zysteninfektion einen therapeutischen Entscheidungszwang.

Wegen der fragilen, frisch entzündlichen Gewebetextur kann konventionelle Chirurgie in der Frühphase bis 6 Wochen nach der Entstehung auch nur die Option einer äußeren Drainage mit entsprechender Begleitmorbidität bieten. Deshalb hat sich trotz der häufigen Nekrosensequester eine frühzeitige äußere oder innere interventionelle Katheterdrainage gerade bei infizierten Zysten als praktikabler erwiesen [15]. Die frühzeitige Drainage kann die Bildung einer definierten Pseudozystenwand verhindern und die Restitution des umgebenden Gewebes fördern. Man braucht dann nicht auf eine etwaige Spontanresorption der Flüssigkeit warten, und die Sekundärkomplikationen Blutung, Kompression von Nachbarorganen oder gar Ruptur der Zyste können weitgehend verhindert werden.

Selbst nach scheinbar erfolgreicher Zystendrainage darf aber die ERCP-Diagnostik nicht vergessen werden, um eine «upstream obstruction» wie in Kasuistik 1 auszuschließen.

Sämtliche Behandlungsoptionen dieser pathologischen Situation werden kasuistisch in einer Arbeit aus der Marseiller Klinik von Sarles [16] mit Langzeitergebnissen beschrieben.

Exspektativ behandelte Patienten erlitten ständig wiederkehrende Pankreatitisattacken, bis der Schwanzanteil nach Jahren fibrosiert war. Die endokrinen Folgen werden nicht dargelegt. Patienten mit (chirurgischer) Zystendrainage hatten das gleiche Schicksal. Patienten, bei denen das rupturierte Gangsystem mit einer Roux-Y-Schlinge anastomosiert wurde, wie im eigenen Fall, hatten einen problemlosen Früh- und Langzeitverlauf. Schließlich wird als letzter Beweis für die Wertigkeit der Therapieoption «Gangdrainage» ein Patient beschrieben, der nach operativer Zystendrainage nicht beschwerdefrei wurde, sondern erst nach Reoperation und Anastomosierung des Gangsystems.

Erstaunlicherweise wird in dieser Arbeit von 1983 trotz der eindeutigen Ergebnisse wegen des «operativen Risikos» eher dafür plädiert, viele schmerzhafte Pankreatitisschübe und die Fibrosierung der Teildrüse in Kauf zu nehmen. Vielleicht ist das aus der konservativen Sicht des Therapeuten und der Ära der Publikation zu erklären. Eine Standardisierung der Pankreaschirurgie mit niedriger Letalität und Morbidität wurde erst danach erreicht. Kasuistik 1 wurde gewählt, um auf die Notwendigkeit der ERCP in der Behandlungsplanung bei der postakuten Zyste hinzuweisen, aber auch, weil weitere lokale Komplikationen vorhanden waren, die der nichtoperativen Behandlung entgehen: die großen entfernten Nekrosensequester und die vollständige Kompression der Pfortader mit dem entsprechenden portalen Umgehungskreislauf.

Einfacher als bei postakuten Zysten ist die Therapieentscheidung über Pankreaspseudozysten bei Patienten mit chronischer Pankreatitis. Voraussetzung dafür ist die Kenntnis der Komplikationsformen der chronischen Pankreatitis. In gut belegten Behandlungsserien [14, 17] sind 70–80% der Pankreaspseudozysten bei der chronischen Pankreatitis eher intrapankreatisch gelegene Retentionszysten. Diese – meist dazu noch im Pankreaskopfbereich lokalisiert – besitzen eine oft zentimeterdicke Parenchymwand, die so starr ist, daß sie nicht schrumpfen kann und allen Dekompressionsbemühungen trotzt. Nur 20–30% sind mehr extrapankreatisch gelegene Zysten, die aus peripheren Nekrosenarealen entstanden sind.

Nach Klöppel und Maillet [18] gibt es drei Komplikationsformen im Verlauf der chronischen Pankreatitis. In der ersten Gruppe kommt es zwar zu peripankreatischen Nekrosen, signifikante Parenchymfibrosen mit entsprechenden intrapankreatischen Gangveränderungen entstehen aber nicht. Die Komplikationen bestehen in erster Linie aus peripankreatischen Pseudozysten, die einer einfachen Drainagetherapie zugänglich sind. Bei den übrigen Patienten verändern intrapankreatische Nekrosenareale den Hauptgang und benachbarte Parenchymstrukturen. Vorzugsweise sind Schwanz oder Kopf der Drüse betroffen. Bei der etwas selteneren chronischen Schwanzpankreatitis sind die Ausbreitungsmöglichkeiten des Bauchspeichels aus dem rupturierten Hauptgang ungestörter, und es entstehen große, oft multiple Zysten. Auch pleurale, mediastinale oder Zystenausdehnung in die Milz ist möglich [11].

Am häufigsten ist der sogenannte entzündliche Pankreaskopftumor mit verschiedenen Komplikationen in Form von meist intrapankreatischen Pseudozysten, Kompression des Ductus choledochus, Duodenums und der Pfortader und Obstruktion des Pankreasgangsystems in verschiedenen Ausprägungen oder Kombinationen [19–21]. Für die beiden letztgenannten Komplikationsformen kommen organsparende resezierende Behandlungen in Frage. Die Komplikationen der Grunderkrankung, die Zysten, werden automatisch mitbeseitigt. In Kasuistik 2 wurde dazu eine typische Pankreatitis mit Bevorzugung des Kopfes dargestellt, die in ihrem Verlauf durch den zunehmenden Steinaufstau des Ductus Wirsungianus charakterisiert ist. Der letzte Pankreatitisschub bei der Patientin führte schließlich zur Ruptur des Hauptgangs und zur Ausbildung der subhepatischen Pseudozyste.

Die ideale operative Lösung für alle Komplikationen der chronischen Pankreatitis im Kopfbereich ist das organsparende Verfahren der duodenumerhaltenden Pankreaskopfresektion [19, 20]. Dabei werden die Komplikationen der Grunderkrankung therapiert und die Zysten, ob intrapankreatisch oder wie im beschriebenen Fall extrapankreatisch, kausal mitbeseitigt. Als Alternative zum Therapieansatz der duodenumerhaltenden Pankreaskopfresektion können auch andere operative oder interventionelle Therapieverfahren diskutiert werden. Mit einer latero-lateralen Pankreatikojejunostomie lassen sich die Komplikationen der Pfortader nicht beseitigen.

In den Zentren endoskopischer Gastroenterologie wird über die reine Zystendrainage hinaus auch ein Ansatz zur kausalen Behandlung der Zysten und zur palliativen Therapie der chronischen Pankreatitis durch Korrektur und Drainage der pathologischen Gangverhältnisse versucht. Bei der Patientin im Fall 2 wäre möglicherweise eine Behandlungsstrategie eingeschlagen worden, die nach einer Sphinkterotomie den Versuch einer Steinextraktion mit Lithotripsie beinhaltet und anschließend mit einem transpapillären Stenting, eventuell mit einem selbstexpandierenden Metallstent, geendet hätte [7, 22, 23]. Ein Einwand dagegen ist, daß z. B. die Gefäßkomplikation vollständig der Beachtung und Therapierbarkeit entgangen wäre und Langzeitergebnisse und Komplikationen der Stentbehandlung des Pankreasgangs bisher nicht übersehbar sind [22, 24].

Die bei beiden Kasuistiken beobachtete vollständige Kompression der Pfortader mit Umgehungskreislauf tritt nach operativer Erfahrung bei 17% der Patienten mit einer chronischen Kopfpankreatitis auf [19]. Diese Komplikation wird selten präoperativ durch Ultraschall diagnostiziert; manchmal ist sie in der KM-CT durch die angeschnittenen Kollateralgefäße im Sinne einer kavernösen Transformation zu vermuten. Bei operativer Behandlung kann die Pfortaderstrombahn fast immer wieder eröffnet werden, da nach eigenen Beobachtungen meist keine Durchthrombosierung der Pfortader besteht und auch die Milzvene nicht thrombosiert ist.

Diese segmentale portale Hypertension fand bisher nur in Form der isolierten Milzvenenthrombose erweiterte klinische Beachtung [21, 25]. Die beschriebene Form des Pfortaderverschlusses und die klinische Relevanz ihrer Spätfolgen (gastrointestinale Blutungen, Verdauungsstörungen) sind bisher nicht ausreichend validiert [21]. Die Dekomprimierung der Pfortader weist indirekt auch auf die Wichtigkeit der Transsektion des klammerartig im Retroperitoneum eingemauerten Organs hin, um das retroperitoneale Kompartmentsyndrom entscheidend zu dekomprimieren.

Zusammenfassend ist zu empfehlen, die Behandlung von Pankreaspseudozysten nach einem kausalen Gesamtkonzept zu verfolgen, das die morphologischen Veränderungen des Pankreasgangsystems berücksichtigt. Nach ERCP- und CT-Diagnostik kann die für den Patienten richtige Therapieform ausgewählt werden.

Dabei ist die Chirurgie nicht generell die Therapie der zweiten Wahl [26]. Insbesondere bei den Pseudozysten bei chronischer Pankreatitis sind nur 20–30% der Patienten mit einfacher Zystendrainage ausreichend behandelt [8, 14, 17]. Bei den anderen Patienten müssen die zugrundeliegenden Komplikationen der chronischen Pankreatitis therapiert werden. Hierzu sind die modernen, organsparenden Resektionen, etwa die duodenumerhaltende Pankreaskopfresektion, bei den weit überwiegenden Veränderungen im Pankreaskopfbereich die Therapie der ersten Wahl. Diese Methode ist durch hohe Patientenzahl und durch Langzeitergebnisse wie Schmerzfreiheit, Erhaltung der endokrinen und exokrinen Funktion und berufliche Rehabilitation ausreichend validiert [19, 20]. Die Komplikations- und Letalitätsraten unterscheiden sich nicht von denen der interventionellen Therapie. Letztere ist aber bisher weder in gleich langen Nachbeobachtungszeiträumen noch mit gleich harten Nachuntersuchungskriterien validiert [1, 4, 5, 22].

Es ist nicht zu erwarten, daß der extreme Individualverlauf eine randomisierte Studie zum Vergleich zuläßt. Die Behandlungsgrundsätze müssen deshalb an gut belegten prospektiven Therapiestudien – interventionell oder chirurgisch – ausgerichtet werden.

Literatur

1 Cremer M, Deviere J, Engelhom L: Endoscopic management of cysts and pseudocysts in chronic pancreatitis. Longterm follow-up after 7 years experience. Gastrointest Endosc 1989;98:1–9.
2 Dohmoto M, Rupp KD, Hünerbein M, Schlag PM: Endoskopische Drainage von Pankreaspseudozysten. Dtsch Med Wochenschr 1995;120:1647–1651.
3 Heyder N, Günter E, Hahn EG: Katheterdrainage pankreatogener Flüssigkeitsansammlungen. Z Gastroenterol 1992;30:553–557.
4 Henriksen FW, Hancke S: Percutaneous cystogastrostomy for chronic pancreatic pseudocysts. Br J Surg 1994;81:1525–1528.
5 Sahel J: Endoscopic treat ent of pancreatic cysts and pseudocysts; in Beger HG, Büchler MW, Malfertheiner P (eds): Standards in Pancreatic Surgery. Berlin, Springer, 1993, pp 526–532.
6 Schwerk WB, Görg K, Görg CH, Richter G, Rothmund M: Perkutane Punktionen und Drainagen von Pankreaspseudozysten. Z Gastroenterol 1989;27:432–437.
7 Seifert H, Binmoeller KF, Soehendra N: Pankreaspseudozysten: Wie und wann drainieren? Bildgebung 1995;62(suppl 1):12–18.
8 Ahearne PM, Baillie JM, Cotton PB, Baker ME, Meyers WC, Pappas TN: An endoscopic retrograde cholangiopancreatography (ERCP)-based algorithm for the management of pancreatic pseudocysts. Am J Surg 1992;163:111–116.
9 Laxson LC, Fromkes JJ, Coopermann M: Endoscopic retrograde cholangiopancreatography in the management of pancreatic pseudocysts. Am J Surg 1985;150: 683–686.
10 Nealon WH, Townsend CM Jr, Thompson JC: Preoperative endoscopic retrograde pancreatocholangiography (ERCP) in patients with pancreatic pseudocysts associated with resolving acute and chronic pancreatitis. Ann Surg 1989;209:532–540.
11 Roscher R, Büchler MW, Beger HG: Indikation zur Operation bei der Pankreatitis. Z Gastroenterol 1991;29(suppl 4):16–24.
12 Böttger T, Steegmüller KW, Junginger T: Ergebnisse der chirurgischen Therapie von Pankreaspseudozysten. Langenbecks Arch Chir 1991;376:42–49.
13 Köhler H, Schafmayer A, Lüdtke FE, Lep-

sien G, Peiper HJ: Surgical treatment of pancreatic pseudocysts. Br J Surg 1987;74:813–815.
14 Roscher R: What type of pseudocyst should undergo surgery? In Beger HG, Büchler M, Ditschuneit H, Malfertheiner P (eds): Chronic Pancreatitis. Berlin, Springer, 1990, pp 438–453.
15 D'Egidio A, Schein M: Pancreatic pseudocysts: A proposed classification and its management implications. Br J Surg 1991;78:981–984.
16 Laugier R, Camatte R, Sarles H: Chronic obstructive pancreatitis after healing of a necrotic pseudocyst. Am J Surg 1983;146:551–557.
17 Reber PU, Uhl W, Büchler MW: Pankreaspseudozysten bei chronischer Pankreatitis. Differentialdiagnose und Therapie. Chirurg 1997;68:881–878.
18 Klöppel G, Maillet B: The morphologic basis for the evolution of acute pancreatitis into chronic pancreatitis; in Beger HG, Büchler M, Malfertheiner P (eds): Standards in Pancreatic Surgery. Berlin, Springer 1993, pp 290–296.
19 Beger HG, Schönberg M, Link KH, Safi F, Berger D: Die duodenumerhaltende Pankreaskopfresektion – ein Standardverfahren bei chronischer Pankreatitis. Chirurg 1997;68:874–880.
20 Büchler MW, Friess H, Bittner R, Roscher R, Krautzberger W, Müller MW, Malfertheiner P, Beger HG: Duodenum-preserving pancreatic head resection: Long-term results. J Gastrointest Surg 1997;1:13–19.
21 Izbicki JR, Bloechle C: Die Drainageoperation als Therapieprinzip der chirurgischen organerhaltenden Behandlung der chronischen Pankreatitis. Chirug 1997;68:865–873.
22 Kozarek RA, Ball TJ, Patterson DJ, Freeny PC, Ryan JA, Traverso LW: Endoscopic transpapillary therapy for disrupted pancreatic duct and peripancreatic fluid collections. Gastroenterology 1991;100:1362–1370.
23 Riemann JF, Bregenzer N, Maier M, Ben C: Interventionelle Techniken an Pankreasgangzysten. Chir Gastroenterol 1996;12:38–42.
24 Malfertheiner P, Büchler MW: Indications for endoscopic or surgical therapy in chronic pancreatitis. Endoscopy 1991;23:185–190.
25 Rattner DW, Warshaw AL: Venous, biliary and duodenal obstruction in chronic pancreatitis. Hepatogastroenterology 1990;37:301–306.
26 Rao R, Fedorak J, Prinz RA: Effect of failed computed tomography-guided and endoscopic drainage on pancreatic pseudocysts management. Surgery 1993;114:843-849.

Chirurgische Gastroenterologie

Briefe an die Herausgeber · Letters to the Editors

Chir Gastroenterol 1999;15:389–390

Kommentar zu H. D. Wittmann: Antibiotikaprophylaxe in der Gallenwegchirurgie. Chir Gastroenterol 1999;15:266–273.

In seiner Arbeit gibt Kollege Wittmann einige Behauptungen und Empfehlungen wieder, die diskutabel sind:

1. Antibiotika der Wahl sei ein Cephalosporin der 3. Generation, z. B. Cefotaxim, nicht aber das weltweit am häufigsten eingesetzte langwirkende Ceftriaxon, das als einziges der genannten Cephalosporine auch sehr hohe Antibiotikaspiegel in der Galle erreicht und deshalb vielerorts für die Gallenwegchirurgie zur Einmaldosisprophylaxe bevorzugt wird. Warum sollte eine hohe bakterizide Konzentration in der Galle kein Vorteil sein, z. B. bei der Vermeidung von biliärer Sepsis oder der Verhütung von Infektionen, die auf peroperative Kontamination mit infizierter Galle zurückzuführen sind?
2. Ceftriaxon eigne sich nur für Operationen, die länger als 8 h (!) dauern, da es wegen seiner langen Halbwertszeit nach dem Eingriff in der Wunde verbleibe und ihre Heilung verzögere (?!). Für diese schwerwiegende und eventuell geschäftsschädigende Behauptung wird kein Beweis offeriert und keine Literaturquelle angeführt – und nach neuester Literaturrecherche gibt es einen solchen z. B. beim klinischen Vergleich von Cefotaxim versus Ceftriaxon auch nicht.
3. Bei den dargelegten Prophylaxestudien in der Gallenwegchirurgie wird auf Studien verwiesen, die zwischen 1975 und 1987 publiziert wurden (mit Ausnahme einer von Wittmann selber veröffentlichten Untersuchung). Warum sind die neuen Erkenntnisse der letzten 10 Jahre nicht berücksichtigt worden? Zum Beispiel die prospektive Studie über die «Notwendigkeit einer Antibiotikaprophylaxe bei laparoskopischer und konventioneller Cholezystektomie» von Gastinger et al. [1] mit 4477 Cholezytektomien, die für Ceftriaxon im Vergleich zu anderen Antibiotika tendenziell bessere Resultate zeigte, und zwar sowohl für lokale als für Ferninfektionen (Pneumonie), wobei zur Verhütung der letzteren eine perioperative Abschirmung von 2 h wohl kaum ausreichend sein dürfte.
4. Die Beschränkung der Effizienzbeurteilung einer Antibiotikaprophylaxe auf die Verhütung von Wundinfektionen läßt die für den Patienten potentiell gefährlichsten postoperativen infektiösen Komplikationen wie (Uro-)Sepsis und Pneumonie außer acht. Aber gerade hier könnte sich eine Einmaldosisprophylaxe mit dem langwirkenden Ceftriaxon im Vergleich zu anderen Cephalosporinen von kurzer Halbwertszeit gemäß einer Metaanalyse von Bieser et al. (43 Studien mit 13 482 Patienten) vorteilhaft auswirken [2].

Literatur

1 Gastinger I, Lippert H, Brandt U, Koch A, Hell K: Notwendigkeit einer Antibiotikaprophylaxe bei laparoskopischer und konventioneller Cholezystektomie. Minimal Invas Chir 1996;5:143–149.

2 Bieser U, Dietrich ES, Frank U, Schwarzer G, Daschner F: Metaanalysis of the perioperative prophylaxis of ceftriaxone versus other cephalosporins. Amsterdam, 5th Annual Cochrane Colloquium, October 8–12, 1997.

Prof. Dr. *K. Hell*
Spezialarzt FMH für Chirurgie,
Lehrbeauftragter der Medizinischen Fakultät Universität Basel

Erwiderung

Die Diskussion belebt die Wissenschaft und damit den Wert einer Zeitschrift, die dies ermöglicht. Ich bin den Herausgebern sehr dankbar dafür. Ich bin auch dem Kollegen K. Hell, den ich persönlich kenne und schätze, dankbar, gibt mir seine Kritik doch die Möglichkeit, meinen Standpunkt zur Antibiotikaprophylaxe zu vertiefen.

1. Daß ein Antibiotikum weltweit am häufigsten eingesetzt wird, spricht nicht unbedingt für seine Qualität, sondern vielmehr für ein gutes Marketing. Cefotaxim ist bei praktisch identischem Wirkungsspektrum nicht mehr geschützt (der Patentschutz war nach 15 Jahren beendet), kann von jeder pharmazeutischen Firma hergestellt werden und ist deshalb billig und wird nur noch wenig beworben.
2. Hohe Konzentrationen in der Galle sind kein Vorteil, weil bei der erkrankten Gallenblase – und nur die operieren wir – das Antibiotikum oft, z. B. bei Zystikusverschlußstein, gar nicht in die Gallenblase gelangt. Mit Sicherheit dringt das Antibiotikum aber in hoher Konzentration in den Darm ein und schädigt die physiologische Darmflora. Warum soll man diese nachgewiesene Nebenwirkung auch bei der Prophylaxe in Kauf nehmen, wenn es billigere und wirksamere Mittel gibt, die die Darmflora kaum schädigen?
3. Solange die Operationswunde offen und kontaminierbar ist, muß die noch nicht etablierte humorale und zelluläre Abwehr durch bakterizide Antibiotika substituiert werden. Danach sind die Gefäße thrombosiert, die Antibiotikapenetration zu den Bakterien in die Wundmitte ist erschwert, und sie können ungehindert wachsen. Antibiotikagaben nach Wundverschluß erhöhen die Wundinfektionsrate, wie zahlreiche von mir zitierte Studien belegen. Ceftriaxon mit seiner hohen Eiweißbindung verbleibt ebensolange im Körper wie drei Dosierungen von Cefoxitin im 8-h-Abstand. Wenn drei Dosierungen eines Antibiotikums zur Prophylaxe höhere Infektionsraten als die Einzeldosis haben, dann muß dies auch für Ceftriaxon gelten, da seine Gewebekonzentration dreimal

KARGER
Fax +49 761 452 07 14
E-mail kargergmbh@aol.com
www.karger.com

Accessible online at:
http://BioMedNet.com/karger

so lange anhalten wie die eines Antibiotikums mit kurzer Halbwertszeit.

4. Warum sehen wir erhöhte Wundinfektionsraten bei zu lange andauernder Prophylaxe? Die einzige Erklärung, die bleibt, ist die, daß das Antibiotikum mit der Wundheilung interferiert und die dazu notwendigen immunologischen Prozesse hemmt. Die Tatsache, daß Antibiotika fast alle meßbaren Aspekte der die Wundheilung begleitenden Immunantwort hemmen, ist in sehr vielen Arbeiten belegt, und ich bitte um Nachsehen, daß ich nur eine Übersichtsarbeit zum Thema zitiert habe. Die Industrie promoviert aus verständlichen Gründen nur die immunstimulierenden Effekte der Antibiotika.

5. Ich verstehe die Bemerkung des Kollegen Hell über die geschäftsschädigende Wirkung nicht. Ich bin nach wie vor im Glauben, das wir hier eine nicht von Geschäftsinteressen geleitete Diskussion führen.

6. In der Tat habe ich wenige neuere Publikationen zitiert. Es ging in der Arbeit mehr um Grundsätzliches, und die neueren Arbeiten, insbesondere aus Zeitschriften, die ohne «peer review» alles publizieren, bringen nichts wesentlich Neues.

7. Die Bemerkung, daß eine Antibiotikaprophylaxe andere Infektionen als die Wundinfektion verhindern soll, ist nur verständlich, wenn man eine nicht geeignete Substanz für eine bestimmte, lukrative Indikation schmackhaft machen will. Es wurde immer wieder in zahlreichen Studien gezeigt, daß die Prophylaxe nicht die Pneumonie beeinflußt, wohl aber das Erregerspektrum der Pneumonie ändert. Und das will man gerade nicht – ist doch nicht nur die Behandlung einer durch multiresistente Bakterien verursachte Pneumonie schwierig, sondern diese Praxis führt außerdem zum Hospitalismus schlechthin. In einer Grundsatzarbeit der Surgical Infection Society [1] wurde auch dieses Thema wie in vielen Arbeiten zuvor, insbesondere aus dem deutschsprachigenen Raum, behandelt. Warum plagen wir uns immer noch damit, daß längst erkannte und belegte Prinzipien nicht befolgt werden? Die Antwort kann nur pharmakoökonomisch sein.

Literatur

1 Page CP, Bohnen JMA, Fletcher JR, McManus AT, Solomkin JS, Wittmann DH: Antimicrobial prophylaxis for surgical wounds. Guidelines for clinical care. Arch Surg 1993;128:79–88.

D. H. Wittmann
Professor of Surgery
Medical College of Wisconsin (USA)

Chirurgische Gastroenterologie

Chir Gastroenterol 1999;15:391–392

Neuer immunmodulatorischer Therapieansatz bei Morbus Crohn

Eine vielversprechende neue Therapieoption bei Morbus Crohn ist der erste TNFα-Antikörper Infliximab (Handelsname: REMICADE, Vertrieb: Essex Pharma GmbH), dessen Zulassung durch die europäische Arzneimittelbehörde am 13. August 1999 erfolgt ist. Der von dem amerikanischen Biotechnologieunternehmen Centocor Inc. entwickelte chimäre Antikörper bindet hochselektiv an den Tumornekrosefaktor alpha (TNFα) und blockiert dessen Funktionen. Dieses proinflammatorische Zytokin spielt eine Schlüsselrolle bei der Steuerung und Aufrechterhaltung des chronischen Entzündungsprozesses in der Darmmukosa bei Morbus-Crohn-Patienten. Durch die Infusion von REMICADE werden sowohl die durch TNFα unterstützen Prozesse blockiert als auch die Bildung des Zytokins selbst vermindert [1].

Klinische Studien beweisen hohe Wirksamkeit. In einer doppelblinden plazebokontrollierten Multicenter-Studie wurde die Wirksamkeit von REMICADE bei 108 Patienten mit *mittelschwerem bis schwerem therapierefraktären Morbus Crohn* untersucht [7]. Die Patienten erhielten entweder Plazebo oder REMICADE in unterschiedlicher Dosierung. Bereits 2–4 Wochen nach der einmaligen Gabe des TNFα-Antikörpers kam es zu einer deutlichen Reduktion der Krankheitsaktivität. Nach 4 Wochen zeigte sich bei 81% der Patienten, die REMICADE in der niedrigsten Dosis (5 mg/kg KG) erhalten hatten, ein klinisches Ansprechen. Zu einer klinischen Remission kam es bei 48% der behandelten Patienten. Der mit der einmaligen Gabe von REMICADE erzielte Therapieerfolg hielt bei den meisten Patienten nach 8 Wochen immer noch an. Zudem kam es zu einer deutlichen Verbesserung der Lebensqualität. Die klinische Besserung ging mit einer signifikanten Abnahme endoskopisch erkennbarer Läsionen im Dünn- und Dickdarm sowie einer Verbesserung der histologischen Befunde einher. Immunhistochemisch wurde eine verminderte Expression von TNFα in der Mukosa festgestellt [2, 3].

Überzeugende Erfolge konnten mit 5 mg/kg KG REMICADE auch bei *sezernierenden enterokutanen Fisteln* erzielt werden. In einer randomisierten, doppelblinden Multicenter-Studie erhielten 94 Patienten, die seit mindestens 3 Monaten unter abdominalen oder perianalen Fisteln litten, 3 Infusionen mit REMICADE oder Plazebo zu den Zeitpunkten 0 sowie Woche 2 und 6. Bei 68% der Patienten reduzierte sich die Anzahl sekretfördernder Fisteln um mindestens 50%. Zu einem völligen Verschluß aller Fisteln kam es bei 55% [4].

REMICADE wird gut vertragen. Wie die klinischen Studien und die Erfahrung mit bisher ca. 15 000 in den USA mit REMICADE behandelten Patienten zeigen, wird die Therapie gut vertragen. Unerwünschte Arzneimittelwirkungen waren gewöhnlich schwach ausgeprägt und verschwanden meist spontan.

In Deutschland wurde REMICADE für die Behandlung von

- Patienten mit einer schwerergradigen, aktiven Form des Morbus Crohn
- Morbus Crohn-Patienten mit Fistelbildung,

die auf eine konventionelle Behandlung nicht ansprachen, zugelassen.

Literatur

1 van Deventer SJ: Tumor necrosis factor and Crohn's disease. Gut 1997; 40:443–448.

2 Baert FJ, D'Haens GR, et al: Tumor necrosis factor α antibody (Infliximab) therapy profoundly downregulates the inflammation in Crohn's ileocolitis. Gastroenterology 1999;116:22–28.

3 Baert FJ, Rutgeerts PR: Anti-TNF strategies in Crohn's disease: Mechanisms, clinical effects, indications. Int J Colorect Dis 1999;14:47–51.

4 Present DH, Rutgeerts P, Targan S, et al: Infliximab for the treatment of fistulas in patients with Crohn's disease. N Engl J Med 1999;340:1398–1405.

ESSEX PHARMA GmbH
Thomas-Dehler-Straße 27
D-81737 München

Nutricomp® Bag: enterale Diäten in innovativer Beutelverpackung

In der ambulanten Pflege haben häufig andere Produkte Priorität als im Krankenhaus, weil die Versorgungssituation zu Hause eine andere ist. So auch bei der Sondennahrung. Gewicht, Beeinträchtigung des Patienten, einfacher Transport u. ä. spielen bei der Auswahl der Produkte eine große Rolle. Während in der Klinik meist noch bilanzierte Diäten in Flaschen eingesetzt werden, setzen sich in der häuslichen Pflege immer mehr die praktischen Kunststoffbehältnisse durch. Aus diesem Grund gibt es die bewährte Sondennahrung Nutricomp® für die enterale Ernährungstherapie der B. Braun Melsungen AG jetzt auch in einem leichten, sehr stabilen Doppelbeutel aus PE Laminaten. Nutricomp® Bag hat für Pflegekräfte und Patienten folgende Vorteile:

- Er ist leicht im Gewicht und dadurch besser zu handhaben.
- Er ist durch 100 ml Skalierung sehr einfach zu dosieren.
- Der Doppelbeutel bietet höchsten Schutz und Hygiene für den Patienten.
- Er läßt sich überall lagern, weil er wenig Platz wegnimmt.
- Es entsteht wenig Müll.
- Die Überleitung wird mit einfachem Luer-Lock-Anschluß befestigt.

Nutricomp® Bag gibt es in den drei gängigsten Nutricomp® Versionen:

1. Nutricomp® Standard Neutral
2. Nutricomp® Standard Fibre Neutral (mit Ballaststoffen)
3. Nutricomp® Diabetes Neutral

Nutricomp® Bag ist in Einheiten zu 12 Beuteln à 500 ml erhältlich. Für die Schwerkraftapplikation stehen die Überleitungen Nutrifix® LL und für die Pumpenapplikation mit der Enteromat® Ernährungspumpe die Pumpenüberleitungen Enteromat® Set LL in Verpackungseinheiten zu je 30 Stück zur Verfügung.

B. Braun Melsungen AG
Sparte OPM, Stichwort «Nutricomp® Bag»
Postfach 11 58
D-34201 Melsungen
Fax 0 56 61-71 36 70, E-mail: gesundheitsservice@bbraun.com und im Internet unter http://www.petzold.bbraun.com.

Nestlé Clinical Nutrition erweitert Diabetes-Programm für die enterale Ernährung

Stoffwechseladaptiertes Nährstoffangebot ist zentraler Baustein zur Förderung der gesundheitsbezogenen Lebensqualität

München, 19. August 1999 (dk). Nestlé Clinical Nutrition hat seine Produktpalette für die enterale Ernährung von Diabetikern ausgebaut. Mit Clinutren Diabetes bietet das Unternehmen neben den bereits bewährten Trink-

KARGER
Fax +49 761 452 07 14
E-mail kargergmbh@aol.com
www.karger.com

Accessible online at:
http://BioMedNet.com/karger

und Sondennahrungen salvimulsin Diabetes und Sondalis Diabetes nun auch eine orale Zusatznahrung an. Clinutren Diabetes schmeckt angenehm nach Vanille und ist vorportioniert in der anwenderfreundlichen CUP erhältlich. Eine 200-ml-Portion entspricht einer Energiezufuhr von 200 kcal und hat ca. 2 BE*. Der gute Geschmack, die anwenderfreundliche Verpackung und das stoffwechseladaptierte Nährstoffspektrum sind wichtige Bausteine, um die gesundheitsbezogene Lebensqualität der Erkrankten zu verbessern.

Die Amerikanische, die Europäische und die Deutsche Diabetesgesellschaft (ADA, EASD, DDG), haben neueste wissenschaftliche Erkenntnisse aufgegriffen und in aktuelle Ernährungsempfehlungen umgesetzt. Im vergangenen Jahr hat ein internationales Expertenkomitee diese Richtlinien, die für die Ernährung des «gesunden» Diabetikers ausgearbeitet wurden, auch für die enterale Ernährung bei Diabetes mellitus bestätigt. Schwerpunkte sind die Modifikation der Kohlenhydrat- und der Fettkomponente. Basierend auf diesen Empfehlungen hat Nestlé Clinical Nutrition Spezialdiäten für Diabetiker formuliert. Diese liefern entsprechend den neuen Richtlinien mehr als 70% der Gesamtenergie in Form von Kohlenhydraten und einfach ungesättigten Fettsäuren. Einfach ungesättigte Fettsäuren senken signifikant das Gesamt- und das LDL-Cholesterin, ohne einen negativen Einfluß auf das für den Organismus vorteilhaftere HDL-Cholesterin auszuüben.

Die Kohlenhydratkomponente der neuen Diabetiker-Nahrungen von Nestlé Clinical Nutrition besteht zu 99% aus Polysacchariden und ist frei von Fructose und anderen Zuckeraustauschstoffen. Der hohe Stärkeanteil und das ausgewogene Ballaststoffmuster ermöglichen eine gleichmäßige intestinale Glukoseresorption. Dies erleichtert die Blutzuckereinstellung mit darauf abgestimmten Insulingaben.

Die stoffwechseladaptierten Diäten können zur vollständigen, bedarfsdekkenden oder zur ergänzenden Ernährung bei Diabetes mellitus eingesetzt werden. Die Vielfalt der angebotenen Nahrungen – Trink-, Sonden- und orale Zusatznahrung – bietet die Möglichkeit, auf individuelle Bedürfnisse der Patienten einzugehen. Sie sind bei Diabetikern und Patienten mit gestörter Glucosetoleranz indiziert, die krankheitsbedingt auf eine enterale Ernährung angewiesen sind. Darüber hinaus sind sie auch für solche Patienten empfehlenswert, die eine gebrauchsfertig vorportionierte Zwischenmahlzeit mit definiertem BE-Gehalt benötigen. Sowohl akute Stoffwechselentgleisungen als auch diabetische Spätkomplikationen können durch das adaptierte Nährstoffangebot minimiert werden. Damit haben die bilanzierten Diäten auch einen positiven Einfluß auf die Lebensqualität der Betroffenen.

* BE = Broteinheit (1 BE = 12 g Kohlenhydrate).

Literatur

1 Fürst P: Clin Nutr 1988;17:suppl 2.

Nestlé Clinical Nutrition GmbH
Prinzregentenstraße 155
D-81677 München

Rabeprazol: erfolgreich in der *Helicobacter-pylori*-Eradikation

Rabeprazol ist seit dem 1. Dezember 1998 in Deutschland unter dem Warennamen Pariet® auf dem Markt. Eine Studie von Stack et al. [1] zeigt nun, daß der neue Protonenpumpenhemmer sich in Tripeltherapie mit zwei Antibiotika auch zur Eradikation von *Helicobacter pylori* eignet. Dabei war die Erfolgsrate in der Kombination Rabeprazol, Clarithromycin und Metronidazol mit 100% am höchsten. Bei keinem Patienten wurden schwere Nebenwirkungen beobachtet. Das Ergebnis muß nun in einer größeren Untersuchung bestätigt werden.

Literatur

1 Stack WA, et al: Safety and efficacy of rabeprazole in combination with four antibiotic regimens for the eradication of helicobacter pylori in patients with or without peptic ulceration. Am J Gastroenterol 1998;93:1909–1913.

JANSSEN-Cilag GmbH
Raiffeisenstraße 8
D-41470 Neuss

Valbil® jetzt bei C.H.R. Heim Arzneimittel GmbH

Das seit Jahren bewährte Cholerektikum Valbil® erweitert ab Mai 1999 die Präparatepalette von C.H.R. Heim Arzneimittel GmbH, Darmstadt.

Valbil® – durch eine 4jährige Prüfung belegt – beseitigt rasch die Beschwerden von seiten der Gallenwege, die durch Förderung der Gallenbildung und des Gallenflusses gebessert werden können: Druckgefühl im Oberbauch, Völlegefühl, Blähungen, Übelkeit nach dem Essen, gelegentliches Erbrechen und Verstopfung. Darüber hinaus senkt Valbil® erhöhte Lipidwerte.

Das Präparat steht in Packungsgrößen mit 50 Kapseln und 100 Kapseln zur Verfügung.

C.H.R. Heim Arzneimittel GmbH
Pallaswiesenstraße 172
D-64293 Darmstadt
Tel. 0 61 51-67 00 82, Fax -89 60 05

Buchbesprechungen · Book Reviews

Chir Gastroenterol 1999;15:393

Langenscheidts Fachwörterbuch
Deutsch – Englisch: 2., stark bearb. und erw. Aufl.
Englisch – Deutsch: 3., stark bearb. und erw. Aufl.
Herausgeber: *F.-J. Nöhring*
Langenscheidt, Berlin 1996 bzw. 1997
DM 198,–
Deutsch/Englisch ISBN 3-86117-078-7,
Englisch/Deutsch ISBN 3-86117-104-X

Langenscheidts Fachwörterbuch der Medizin erfreut sich sehr guter Akzeptanz; daher ist es nicht verwunderlich, daß für die englisch-deutsche Fassung eine dritte und für die deutsch-englische Fassung eine zweite Auflage notwendig geworden ist. Das Manuskript der Vorauflagen wurde neu bearbeitet. Neuere Begriffe der Gentechnologie, Molekularbiologie, Immunologie und Transplantationsmedizin wurden eingeführt. Bei der Auswertung der Fachliteratur wurden nur maßgebliche Zeitschriften, wie z.B. für deutsch/englisch «Internist», «Deutsche Medizinische Wochenschrift», «Chirurg» und Standardwerke der klinischen Medizin, wie z.B. Siegenthaler, «Klinische Pathophysiologie» berücksichtigt. Für die englische Ausgabe trifft dies z.B. für «British Journal of Surgery», «Lancet», «New England Journal of Medicine» zu. Dabei wurden sowohl der Sprachgebrauch des Spezialisten in der Klinik als auch der des Patienten in der täglichen Sprechstunde bzw. im Krankenhaus berücksichtigt. Die Orthographie der deutschen medizinischen Terminologie lehnt sich weitgehend an die aktuellste Auflage von Pschyrembels «Klinisches Wörterbuch» und Standardwerken der klinischen Medizin an. Beide Ausgaben sind hervorragend gelungen und werden jeden Mediziner, der sich heute notgedrungen fast täglich mit englischen Publikationen befassen oder solche selber verfassen muß, bei dieser Aufgabe tatkräftig unterstützen. Das Buch sollte daher in keiner Krankenhausbibliothek bzw. im Bücherschrank des kosmopolitisch orientierten Arztes fehlen. Sein Preis ist günstig.

K. J. Paquet, Hannover

Bauchchirurgie
Operationslehre mit topografischer Anatomie – Standards in der Viszeralchirurgie
2. Aufl.
Herausgeber: *J. Durst, J. W. Rohen*
Schattauer, Stuttgart 1998
370 S., DM 398,–
ISBN 3-7945-1590-0

Die vorliegende Operationslehre der Bauchchirurgie geht weit darüber hinaus, was man vom Titel her erwartet. Auf insgesamt 370 Seiten werden zunächst alle Grundlagen der Physiologie, Pathophysiologie, des Schocks, der allgemeinen und speziellen Diagnostikverfahren, adjuvanten Therapiemöglichkeiten, Infusion, Thromboseprophylaxe, Immunologie und der Notfalleingriffe in der Gastroenterologie abgehandelt. Nicht vergessen werden wichtige Hinweise zum Arzthaftpflichtrecht, wie z.B. Patienteneinwilligung und -aufklärung und die Pflicht zur ärztlichen Dokumentation in Verbindung mit dem § 810 BGB.

Danach werden systematisch alle Regionen und Organe des Bauchraums mit einleitender topographischer Anatomie abgehandelt. Die neue anatomische Nomenklatur (beschlossen auf dem Anatomiekongreß 1985) bereitet dabei kaum Schwierigkeiten, sieht man davon ab, daß der Nervus ischiadicus jetzt Nervus sciaticus heißt.

Der aktuelle Stand und die Standards zur chirurgischen Behandlung von Baucherkrankungen werden umfassend beschrieben. Bei der Besprechung des Ösophagus vermißt man operativ-taktische Hinweise bei iatrogener Perforation, die trotz aller endoskopischer Fortschritte immer noch vorkommt. Die Ausführungen über Notfälle und ihre interdisziplinäre Behandlung unterstreicht, welche Bedeutung die Autoren dieser Problematik beimessen. Teamarbeit ist nur dort durchsetzbar, wo neben Notwendigkeit und Einsicht zur Zusammenarbeit auch die organisatorischen Rahmenbedingungen erfüllt sind. Den Autoren ist es gelungen, die Bauchchirurgie nicht nur unter dem Aspekt einer Operationslehre mit vielen Abbildungen herauszugeben, sondern die gesamte Palette erforderlicher Kenntnisse zu dieser Problematik zu präsentieren. Davon profitieren angehende und ausgebildete Chirurgen und Kollegen benachbarter Fachgebiete (Gynäkologen, Urologen, Kinderchirurgen) gleichermaßen. Das Buch fördert damit die kollegiale Zusammenarbeit zum Nutzen akut gefährdeter Kranker.

R. Reding, Hannover

KARGER
Fax +49 761 452 07 14
E-mail kargergmbh@aol.com
www.karger.com

Accessible online at:
http://BioMedNet.com/karger

Chirurgische Gastroenterologie

Tagungen und Kongresse · Meetings and Conferences

Chir Gastroenterol 1999;15:394

19. 01. 2000 **Ludwigshafen** Deutschland	**Hepatologie-Seminar**	**Auskunft:** Prof. Dr. J. F. Riemann, Frau Gaby Kneissler Kongress-Sekretariat der Med. Klinik C, Klinikum Ludwigshafen gGmbH, Bremserstraße 79, D-67063 Ludwigshafen Tel. +49 621 503 41-11, Fax -12 E-mail dgim2001@t-online.de
23. 02.–25. 02. 2000 **Ludwigshafen** Deutschland	**Gastroenterologisches Seminar der Medizinischen Klinik C, Klinikum Ludwigshafen**	**Information:** Sekretariat der Medizinischen Klinik C, Frau B. Merck, Klinikum der Stadt Ludwigshafen am Rhein gGmbH, Bremserstr. 79, D-67063 Ludwigshafen Tel. 06 21/5 03 41 00, Fax -41 14, E-mail MedCLu@t-online.de
09. 03. 2000 **Saarbrücken** Deutschland	**Vorsymposium, Jahrestagung der Saarländisch-Pfälzischen Internistengesellschaft, «Diagnostik und Therapie refluxassoziierter Erkrankungen**	**Auskunft:** Prof. Dr. J. F. Riemann, Frau Gaby Kneissler Kongress-Sekretariat der Med. Klinik C, Klinikum Ludwigshafen gGmbH, Bremserstraße 79, D-67063 Ludwigshafen Tel. +49 621 503 41-11, Fax -12 E-mail dgim2001@t-online.de
15. 04. 2000 **Dresden** Deutschland	**10. Seminar Aktuelle Gastroenterologie**	**Auskunft:** Prof. Dr. J. F. Riemann, Frau Gaby Kneissler Kongress-Sekretariat der Med. Klinik C, Klinikum Ludwigshafen gGmbH, Bremserstraße 79, D-67063 Ludwigshafen Tel. +49 621 503 41-11, Fax -12 E-mail dgim2001@t-online.de
02. 05.–06. 05. 2000 **Berlin** Deutschland	**117. Kongreß der Deutschen Gesellschaft für Chirurgie**	**Information:** Prof. Dr. A. Encke, Kongreßsekretariat, Klinik für Allgemein- und Gefäßchirurgie, Univ.-Klinik Frankfurt/Main, Theodor-Stern-Kai 7, D-60590 Frankfurt/Main Tel. 0 69/63 01-61 34, Fax -58 32, http://www.dgch.de
15. 10.–20. 10. 2000 **Hannover** Deutschland	**World Congress of High-Tech Medicine, during the World Exhibition 2000**	**Information:** Prof. Dr. H.-P. Bruch, University of Lübeck, Department of Surgery, Ratzeburger Allee 160, D-23538 Lübeck Tel. 04 51/5 00-20 20, Fax -20 69
27. 10.–29. 10. 2000 **Freiburg i. Br.** Deutschland	**5. Freiburger Workshop Farbdopplersonographie «Abdomen, periphere Gefäße, ZNS»**	**Information:** Prof. Dr. M. Rössle, Dr. V. Siegerstetter, Abt. Innere Medizin II, Albert-Ludwigs-Universität, Hugstetter Str. 55, D-79106 Freiburg Tel. 07 61/2 70 32 03
22. 11.–25. 11. 2000 **Hamburg** Deutschland	**5. Deutscher Interdisziplinärer Kongreß für Intensivmedizin und Notfallmedizin**	**Information:** DIVI 2000, CCH-Congress Organisation, Postfach 30 24 80, D-20308 Hamburg Tel. 0 40/35 69 22 47, Fax -69

KARGER
Fax +49 761 452 07 14
E-mail kargergmbh@aol.com
www.karger.com

Accessible online at:
http://BioMedNet.com/karger

Autorenverzeichnis Band 15, 1999 / Author Index Vol. 15, 1999

KARGER
Fax +49 761 452 07 14
E-mail kargergmbh@aol.com
www.karger.com

Accessible online at:
http://BioMedNet.com/karger

Sachwortverzeichnis Band 15, 1999

KARGER
Fax +49 761 452 07 14
E-mail kargergmbh@aol.com
www.karger.com

Accessible online at:
http://BioMedNet.com/karger

Subject Index Vol. 15, 1999

KARGER
Fax +49 761 452 07 14
E-mail kargergmbh@aol.com
www.karger.com

Accessible online at:
http://BioMedNet.com/karger

Band/Vol. 15, 1999

Chirurgische Gastroenterologie

mit interdisziplinären Gesprächen

KARGER

Basel · Freiburg · Paris · London · New York
New Delhi · Bangkok · Singapore · Tokyo · Sydney

Bibliographische Dienste:
EMBASE / Excerpta Medica
Reference Update

S. Karger · Medical and Scientific Publishers · Basel · Freiburg · Paris · London · New York · New Delhi · Bangkok · Singapore · Tokyo · Sydney

Die Zeitschrift erscheint dreimonatlich: pro Jahr erscheint 1 Band zu je 4 Heften. Bezugspreis für Jahrgang 15, 1999: DEM 220.– / SFr 172,– einschließlich MwSt., zuzüglich Postgebühren. Der Abonnementpreis ist im voraus zahlbar. Das Abonnement der Zeitschrift läuft weiter, wenn es nicht spätestens 4 Wochen vor Abschluß eines Bandes abbestellt wird.

Abonnementbestellungen können bei jeder Buchhandlung oder direkt beim Verlag aufgegeben werden:

Deutschland:
S. Karger GmbH
Lörracher Str. 16 a
D-79115 Freiburg
Telefon +49 761 45 20 70
Telefax +49 761 4 52 07 14
E-mail kargergmbh@aol.com
Postbank München 614 40-808

Übrige Länder:
S. Karger AG
Allschwilerstr. 10
Postfach
CH-4009 Basel
Telefon +41 61 3 06 11 11
Telefax +41 61 3 06 12 34
E-mail Karger@Karger.ch

Anzeigen: S. Karger
Verlag für Medizin und Naturwissenschaften GmbH
Lörracher Str. 16 a. D-79115 Freiburg, Tel. +49 761 45 20 70
Gültig ist die Preisliste Nr. 7 vom 1. Januar 1999

Verlagsleitung und presserechtlich verantwortlich:
Sibylle Hopf
Redaktionsassistenz: Dr. Hannelore Tenckhoff
Anzeigenleitung: Susanne Meister
Produktionsleitung: Georg Brunner

Herstellung: druckhaus köthen GmbH
Friedrichstraße 11/12, D-06366 Köthen/Anhalt

KARGER

Fax +49 761 452 07 14
E-mail kargergmbh@aol.com
www.karger.com

Home Page der Zeitschrift:
www.karger.com/journals/cga

Inhalt Band 15, 1999

KARGER
Fax +49 761 452 07 14
E-mail kargergmbh@aol.com
www.karger.com

Accessible online at:
http://BioMedNet.com/karger

Chirurgische Gastroenterologie

Contents Vol. 15, 1999

Editorials

Main Theme

KARGER
Fax +49 761 452 07 14
E-mail kargergmbh@aol.com
www.karger.com

Accessible online at:
http://BioMedNet.com/karger